Frank Riehle / Hermann Scharnagl

LIFEPOWER
für
Manager

Körperlich und mental
Topform erreichen

HANSER

Bildnachweis

Fotos und Grafiken

Christian Aigner (jeweils Seitenverweise) 91, 128; Allover (Marco Stirn) 108; AMS-Archiv und AMS/Rudolf Kempf (Grafiken) 14, 52 (R. Kempf nach Quelle von Kienbaum Consultants International GmbH), 61, 63 (R. Kempf nach Peschanel), 75 und 76 (R. Kempf nach G. Frank), 99 (R. Kempf nach Keul), 190 (R. Kempf nach Kent/Rost); Archiv für Kunst und Geschichte (AKG) 93; Bavaria Bildagentur 57, 119; Christoph Bühler 188; Deutsche Presse-Agentur 172, 174; Hans Ehrhardt 113, 166; Nils Hoffmann 125; Jump (Christian Perret) 94, 111; Mauritius (Jean-Michel Foujois) 122; Odlo Sports 163; Tony Stone 195; Arne Weichardt 198

Die Deutsche Bibliothek – CIP-Einheitsaufnahme

Ein Titeldatensatz für diese Publikation
ist bei Der Deutschen Bibliothek erhältlich.

© 2002 Carl Hanser Verlag München Wien
Internet: www.hanser.de
Koordination und redaktionelle Bearbeitung: AMS Autoren- und Medienservice, Reute
Lektorat: Martin Janik
Herstellung: Ursula Barche
Umschlaggestaltung: Parzhuber & Partner GmbH, München
Layout / Satz: AMS / Rudolf Kempf
Druck und Bindung: Druckhaus „Thomas Müntzer" GmbH, Bad Langensalza
Printed in Germany

ISBN 3-446-22106-9

Inhalt

▓ Einführung

Mit Kopf und Herz auf Erfolgskurs

Führungspersönlichkeiten bewegen viel. Sie tragen Verantwortung für ein Klima, in dem Ideen wachsen, sie fördern Teamgeist und Visionen. Manager mit Gewinner-Mentalität – wir beschäftigen uns damit ausführlich im ersten Kapitel – sehen in ihren guten Mitarbeitern das wichtigste Kapital für das Unternehmen, sie gehen klug mit der eigenen Lebensenergie und der des gesamten Teams um. Mit ebenso zielgerichtetem wie emotionalem Führungsstil binden sie gute

»Der Begriff der Aufgabe ist ein Wesensbestandteil des Menschseins: Den Menschen gibt es nicht ohne die Aufgabe.« José Ortega y Gasset

Mitarbeiter langfristig an das Unternehmen, denn Menschen trennen sich in aller Regel nicht von einer Firma, sondern vorwiegend von schlechten Chefs.

Auf allen Ebenen agieren Führungspersönlichkeiten wie ihre Mitarbeiter in einer Zeit, in der mentale und physische Fähigkeiten immer mehr gefordert sind und an Bedeutung gewinnen. Unsere Zeit des Umbruchs und das damit verbundene Tempo der Veränderung bringt einer der bedeutendsten Manager, Jack Welch, exakt auf den Punkt, wenn er sagt: „Das Tempo der Veränderung in den 90er Jahren und am Beginn des 21. Jahrhunderts lässt die 80er Jahre wie ein Picknick, wie einen Spaziergang im Park erscheinen."

Eine *Management Research Group* in Portland/USA ging in einer jüngst durchgeführten Studie u. a. den zentralen Fragen nach: „Was ist das Geheimnis erfolgreicher Manager?" und „Warum sind manche Führungskräfte erfolgreicher als ihre Kollegen und Wettbewerber?" Die Antwort fiel so einfach aus, dass sie schon fast banal klingt: Erfolgreiche Manager wissen immer genau, worauf es in der jeweils eingenommenen Position und Funktion ankommt. Wer diese Maxime beherrscht, ist effizient.

Was ist das Geheimnis erfolgreicher Manager?

Vor diesem Hintergrund verstehen wir unsere praktische Philosophie „LifePower für Manager" als *Macht und Einfluss* auf die eigene Lebensgestaltung von Führungspersönlichkeiten und daraus resultierend Vorbildfunktion den Mitarbeitern gegenüber. Das kann nur in dem Maß gelingen, in dem eine *Work-Life-Balance* zur tragenden Basis im beruflichen und persönlichen Alltag wird. Dieses Buch ist demnach eine Art Leitfaden für ganzheitliches Lebensmanagement. Das heißt: Eine Führungspersönlichkeit, die erfolgreich im „Management-Viereck" – strategisches Management, Management der Märkte (Kunden, Wettbewerber, globale Partner usw.), Management der Mitarbeiter sowie Management der eigenen Person und Tätigkeit – agiert, muss trotz hoher Anforderungen nicht automatisch mit dem Beruf verheiratet sein, was manche Führungskräfte glauben, und dann in der Mitte des Lebens, in ihren besten Jahren, über Burnout und andere psychosomatische Störungen klagen.

In immer mehr Unternehmen wird das Thema „Work-Life-Balance" aktuell: erfolgreich arbeiten, erfüllt leben!

Beruflicher Erfolg und ein harmonisches Miteinander in der Familie, mit der Partnerin/dem Partner schließen sich keineswegs aus, sondern sollen sich durch bewusstes Lebensmanagement gegenseitig bedingen und optimale Lebenserfüllung bewirken. Wir verstehen daher unser Buch auch als Anstiftung zur *Lebenskunst* – ähnlich wie es der Heidelberger Wissenschaftler und Berater von namhaften Unternehmerpersönlichkeiten, Prof. Dr. med. Dipl.-Psych. Rolf Verres, jüngst in einem Vortrag sagte: „Ich möchte mit meiner Arbeit dazu beitragen, dass der Begriff ‚Lebenskunst' offiziell Eingang in die Wissenschaftssprache der Heilkunst findet, und ich habe sogar den unbescheidenen Wunsch, dass Lebenskunst zu einem der Hauptthemen künftiger medizinischer Forschung werden sollte. Gesundheitsorientiert zu leben bedeutet in dieser Sicht nicht einfach, bekannte Risikofaktoren für die Entstehung von Krankheiten zu reduzieren, sondern weit darüber hinaus die eigene Lebensführung aktiv forschend und mit ärztlicher Beratung als ein Gesamtkunstwerk zu gestalten." Und er fügte hinzu: „Wenn wir unserem Leben Gestalt geben wollen, ist es notwendig, unsere Lebenskräfte umfassend zu aktivieren und ebenso unsere Bewusstseinsaktivitäten konsequent in Zeit und Raum auszudehnen. Vergangenheit, Gegen-

»Die wahre Lebenskunst besteht darin, im Alltäglichen das Wunderbare zu sehen.« Pearl S. Buck

wart und Zukunft bilden eine zeitliche Einheit, und hinsichtlich des Raums wird uns sinnlich immer klarer, dass unser *Lebensraum* nicht allein von den Wänden unseres Arbeitsplatzes definiert ist, sondern dass es ein *Klima* gibt, das auf uns einwirkt und zu dem wir auch selbst beitragen." Man könnte diesen Appell von Professor Verres verkürzt ebenso als Aufruf zu „bewusst organisiertem Wohlbefinden im Lebensunternehmen" formulieren.

Dazu wollen auch wir mit unseren Erfahrungen im Beruf und im Sport, dessen Erfolgsgeheimnisse im modernen Geschäftsleben ebenso anwendbar sind wie im persönlichen Alltag, einen Beitrag mit diesem Buch leisten und die Diskussion einer „Work-Life-Balance" weiter anstoßen. Das kann für Führungskräfte und ihre Mitarbeiter den wunderbaren „Nebeneffekt" haben, verborgene Energien und Kreativitätspotenziale zu entdecken, zu aktivieren und ganzheitlich zu nutzen. Die Nutzung dieser Potenziale wäre dann zugleich der Gegenbeweis bzw. die Widerlegung der Behauptung Albert Einsteins, dass wir nur 10 % unseres tatsächlichen Energiepotenzials nutzen. Die Sentenz „Mens sana in corpore sano", die ursprünglich in der Antike als Anrufung der Götter diente, sie mögen einem Kind sowohl einen gesunden Körper als auch eine gesunde, d. h. tapfere Gesinnung schenken, hat für unsere heute neu gewonnene Erkenntnis der Einheit von Körper, Seele, Geist, und dass somit einem gesunden Körper ein gesunder Geist, eine gesunde Seele entsprechen müsse, nichts an Bedeutung verloren. Unserem Buch liegen daher noch folgende Gedanken zugrunde:

Ein glückliches Leben kann im Sinne von *Lebenskunst im Lebensunternehmen* wundervoll befähigende Vorteile haben. Ebenso, wie wir uns entschließen können, glücklich zu sein oder anderen die Hand zu reichen, können wir uns auch dafür entscheiden, fit und gesund zu sein und es zu bleiben. Früher wurde Gesundheit als die Abwesenheit von Krankheit definiert, also waren Leute, die sich nicht über Symptome beschwerten, „gesund". Doch nur wenige Menschen beschreiben das Leben ausschließlich als eine wunderbare, reizvolle Reise. Die meisten Krankheiten, mit denen Ärzte konfrontiert werden, haben eine riesige Lebensstilkomponente. Das frustriert

Mehr Lebensfreude durch Entdeckung, Aktivierung und Nutzung verborgener Energien und Kreativitätspotenziale.

Lebenskunst im Lebensunternehmen hält viele Vorteile bereit.

gute Ärzte, denn viele Krankheiten könnten mit Selbstfürsorge verhütet werden. Gesundheit ist daher weitaus mehr als ein krankheitsfreies Zwischenspiel. Gesund sein bedeutet, einen Körper zu besitzen, der auf ein maximales Leistungspotenzial eingestellt ist, einen klaren Kopf, der zum Staunen befähigt, Wissen und Imagination ideal verbindet, und eine Seele, die mit sich und der Welt im Einklang ist.

Zu viele Menschen befinden sich in der Grauzone zwischen Gesundheit und Krankheit, einem Bereich, in dem sie, wenn sie nach ihrem Befinden gefragt werden, antworten: „Danke gut". Dieses Wort „gut" kann alle möglichen Krankheitssymptome verdecken: die Ermüdungserscheinungen und Durchhänger, die von Menschen erlebt werden, die empfindlich auf Schwankungen im Blutzucker reagieren, als Ergebnis einer Nahrung, die einen hohen Zuckergehalt hat; Fußprobleme, die vom Tragen von Schuhen kommen, die der Mode und nicht der Fitness angepasst sind; mangelnde Konzentration und der Ärger, die bei einer armseligen Kommunikation mit dem Umfeld nachklingen. Es gibt in der Tat Hunderte von Möglichkeiten, die uns zwar nicht ständig bewusst sind, die aber negativen Einfluss auf unseren Lebensstil haben und zu ernsthaften Erkrankungen führen können.

Man muss kein Prophet sein, um voraussagen zu können, dass es in Zukunft für den Gesunden nicht mehr zufriedenstellend sein wird, wenn das Leben nichts weiter als erträglich ist, und es einem einfach nur „gut" geht. Innerhalb der Heilkünste und Erziehung ist eine Bewegung mit dem Ziel im Kommen, die großen Lücken der Gesundheitsfürsorge auszufüllen, denn das Leben ist äußerst komplex und die Art, in der wir es erfahren, ist eng mit unserem Lebensstil verbunden. Es klingt zwar banal, ist aber dennoch zutreffend: Wie gesund wir sind, hängt davon ab, wie wir leben. In der Lebensweisheit „Wie man gelebt hat, erlebt man im Alter" kommt dies deutlich zum Ausdruck. Viele Faktoren der Lebensweise sind so gewaltig, dass wir die Wogen der Gesundheit spüren, wenn wir uns nur ein paar von ihnen bewusst machen und konsequent danach leben. Der Begriff *Wohlbefinden* umfasst alles, das sich darauf auswirkt, wie wir fühlen, die Verbindung dieser Faktoren untereinander und alle Bemühungen, sie in die Tat umzusetzen.

Lebensmanagement mit besseren Gewinnaussichten

Wohlbefinden ist die Summe von allen Dingen, die uns gesünder machen. Im Gesundheitsmanagement muss sich daher die Rolle eines gesundheitsfürsorglichen *Betreuers* von der eines *Mechanikers* verschieben, der einen Zusammenbruch repariert, zu der eines *Gärtners*, der das Wachstum pflegt, weil sich Wohlbefinden aus aktiver Teilnahme ergibt, die nur das eigene Ich geben kann.

Wohlbefinden ist eine Investition mit vielen Gewinnaussichten. Eine langfristige Verpflichtung zu guter Gesundheit führt zu einer hohen Lebensqualität für den Kapitalanleger, und zwar ein Leben lang. Wer körperlich in Form ist und ein normales Gewicht hat, kann jeder beliebigen Aktivität uneingeschränkt nachgehen. Doch die Vorteile des Wohlbefindens gehen weit über das eigene Ich hinaus und wirken sich auf Beruf und Familie ebenso wohltuend aus. Das Familienleben kann kreativ, kommunikativ und kooperativ bereichert werden. Menschen, die auf dem Höhepunkt ihrer Gesundheit sind, können glücklicher und in all ihren Beziehungen liebevoller sein. Der Arbeitsplatz kann ebenfalls erfreulicher werden, wenn Fürsorglichkeit und Einfühlungsvermögen dazu beitragen, dass jeder Mitarbeiter durch kooperativen Führungsstil zu einem Teamkollegen und jede Aufgabe mit Enthusiasmus angegangen wird. Führungskräfte, die danach streben, gesund zu sein, bringen emotionales Management und Kreativität an den Arbeitsplatz. Untersuchungen haben ergeben, dass dort die Abwesenheitsquote zurückgeht und die Produktivität steigt, wo Menschen in den Mittelpunkt gestellt werden, betont auf Gesundheit geachtet wird und Raum und Zeit für sportliche Aktivitäten vorgesehen sind. Es ist also sogar wirtschaftlich profitabel gesund zu sein.

Leider gehört es zur Ironie des Lebens, dass Weisheit meist erst mit dem Alter kommt. Wenn wir feststellen, dass uns eine Lebensgewohnheit gründlich geschadet hat, fühlen wir uns zu hilflos, um sie zu ändern. Vielleicht rechtfertigen wir sie sogar als Teil unserer wahren Natur. Glücklicherweise ist der menschliche Körper so angelegt, dass er zu bemerkenswerter Gesundheit genesen kann; genau gesagt beginnt er sich sogar

Wohlbefinden ist eine Investition mit vielen Gewinnaussichten. Der Kapitalanleger kann mit einer hohen Lebensqualität – ein Leben lang – rechnen.

selbst zu reparieren, sobald wir eine ungesunde Angewohnheit wie alte Kleider ablegen.

Das Leben ist eine Kaskade von Entscheidungen, und wir sind sowohl Ausdruck unserer kurzfristigen als auch unserer langfristigen Entscheidungen. Um die Anzahl der täglichen Entscheidungen einzuschränken, verfallen wir auf Gewohnheiten, wobei die Routine die Auswahl ersetzt. Doch eine Gewohnheit kann ein zweischneidiges Schwert sein, denn wenn sie erst einmal eingefahren ist, wird es unglaublich schwierig, sie zu ändern, besonders, wenn sie ungesund ist. Wohlbefinden ist gewissermaßen ein System, um Menschen zu helfen, ihre Gewohnheiten mit dem Ziel eines gesünderen Lebensstils neu zu strukturieren, und zwar nicht mit einem großartigen Aufwand, sondern einfach dadurch, dass sie positive, beabsichtigte Gewohnheiten annehmen.

»Die besten Ärzte der Welt sind Dr. Essen, Dr. Ruhe und Dr. Fröhlich.« Jonathan Swift

Nehmen wir zum Beispiel die *Ernährung*. Grob vereinfacht gesehen ist unsere menschliche Physiologie ein großer Wassersack, der Chemikalien in gelöster Form enthält. Was wir sind, wird dadurch bestimmt, wie diese Chemikalien aufeinander einwirken. Doch bei vielen Interaktionen werden Chemikalien aufgebraucht oder verändert und müssen wieder ergänzt werden. Unsere Ernährung setzt sich aus dem angemessenen Verzehr und der geeigneten Aufnahme von Lebensmitteln zusammen, die die Chemikalien enthalten, die der Körper braucht. Da nur wenige Nahrungsmittel alle oder fast alle Nährstoffe enthalten, müssen wir sie uns durch eine bewusste und ausgewogene Ernährung verschaffen.

Wer sich bewusst und ausgewogen ernährt, ist leistungsfähig, tut etwas für seine Ausstrahlung, bleibt geistig in Form, beugt vielen Krankheiten vor und nimmt das Tempo aus dem Alterungsprozess.

Da sich die Menschen von den Quellen der Nahrung entfernt haben, und die Lebensmittelfirmen ihre Produkte Verfahrensweisen unterziehen, die die Haltbarkeit verlängern, hat sich unsere Ernährung dramatisch verändert. In den letzten hundert Jahren sind viele natürliche Nahrungsmittel, die unsere Vorfahren verzehrten, durch synthetische Chemikalien, konservierte Kost, raffinierten Zucker und Speisesalz ersetzt worden. Laborratten, die mit dem schweren Schwarzbrot unserer Vorfahren gedeihen würden, sterben jetzt, wenn sie mit dem kommerziellen Brot gefüttert werden. Schlichter raffinierter Zucker ist in unserem täglichen Leben allgegenwärtig. Um die Wende vom 19. zum 20. Jahrhundert verbrauchten wir z. B. drei Pfund Zucker pro Kopf und Jahr. Jetzt verbrauchen wir jährlich mehr als 125 Pfund pro Kopf. Viele Wissenschaftler gehen davon aus, dass sich der Zuckerverbrauch ganz wesentlich auf unsere Gesundheit ausgewirkt hat; mit Sicherheit spielt er eine Hauptrolle bei einer der verheerendsten Zivilisationskrankheiten: Fettleibigkeit. Es kann gar nicht häufig genug darauf hingewiesen werden, alles zu unternehmen, um neue Ernährungsgewohnheiten anzuregen, die drastische Einschränkungen bei Zucker und Salz, mehr Lebensmittel, die Pflanzenfaserstoffe enthalten, und starke Verminderung tierischer Fette in der Nahrungsaufnahme vorsehen. Wir haben in diesem Buch daher auch einen wichtigen Abschnitt über richtige Ernährung für mehr Power vorgesehen.

Während wir Ernährung als Treibstoff verstehen, dient *Bewegung* der Einstimmung des Körpers. Die moderne Zivilisation hat nur wenige Dinge so drastisch verändert wie das Maß an Bewegung, das wir haben. Niemals haben wir uns weniger bewegt als heute! Dieser Umstand – in Kombination mit der kalorienreichen Zucker- und Fettaufnahme – verursacht schon bei jedem vierten Kind und bei vielen Erwachsenen in fast allen Bevölkerungsschichten Übergewicht und Schlaffheit. Ein biologisches Gesetz lautet sinngemäß: „Nutze es und schüttle es in seinem Übermaß ab." Das Zusammenspiel von Muskeln, Knochen, Sehnen, Bändern und Gelenken erfordert ständige Anregung, um aufeinander abgestimmt zu bleiben. In Form zu sein bedeutet nicht einfach nur schlank zu sein, sondern insgesamt eine durchtrainierte Muskulatur zu besitzen.

Ähnlich wie wir unseren Körper trimmen, um fit zu bleiben, muss auch der Kopf trainiert werden, um wissbegierig, neugierig und angeregt zu bleiben. Die besten Mittel zur geistigen Anregung sind *Staunen* und *Neugier*. Staunen und Neugier sind Werkzeuge, die jedes Kind besitzt. Genau genommen sind sie das, was Kinder so lebendig erscheinen lässt. Für viele Erwachsene sind Sonnenuntergänge eine Routine und der Lebensrhythmus zu hektisch geworden. Doch Staunen und Neugier können wiedergewonnen werden! Kein Anregungsmittel kann einen Menschen besser wachrütteln als ein neues und

Die Welt bewegt sich – bewegen Sie sich mit! Laufen Sie, und Sie werden feststellen: Alles läuft gleich viel besser.

Erhalten Sie sich Ihr Staunen und Ihre Neugier bis ins hohe Alter, und Sie werden Ihre Jugendlichkeit bewahren.

packendes Interesse oder eine bereits in Gang gekommene
Erkundung. Erhalten Sie sich Ihr Staunen und Ihre Neugier
bis ins hohe Alter, und Sie werden Ihre Jugendlichkeit bewahren. Oft ist ein sprühendes Interesse das Hauptmotiv, um gesund und fit zu bleiben, weil eine gute Gesundheit ebenso gute
Voraussetzung für ein möglichst spannendes und langes Lebensunternehmen ist.

Hingabe, Begeiste-
rung, Liebe und
Leidenschaft sind
die besten Brenn-
stoffe für erfolg-
reiches Handeln.

Hingabe und *Leidenschaft* sind ein weiteres tragendes Elixier
für Lebenskraft. Manager erfüllen ihre Aufgaben mit Leidenschaft, getragen von gegenseitigem Respekt der Mitarbeiter
und Achtung im persönlichen Bereich. Diese leidenschaftliche
Versunkenheit hat auch viele Künstler ergriffen, die versucht
haben, Liebe im Sinne der Agape, der schenkenden Liebe, zu
deuten und zu definieren. Wie selbstverständlich bringen wir
Liebe unserer Familie, unseren Freunden, Geliebten, Gott, uns
selbst, Tieren, der Natur entgegen oder pflegen liebevoll unsere Hobbys. Liebe ist die bedingungslose Kapitulation vor dem
überwältigenden Gefühl, das wir erfahren, wenn wir sie schenken oder sie erhalten. Mit Kapitulation meinen wir, dass wir
uns selbst in Ehrfurcht, Vertrauen, Achtung und Freude gegenüber dem Objekt der Hingabe verlieren. Je mehr man sich
der bedingungslosen Liebe gegenüber einem Objekt unter-
wirft, desto leichter wird es, andere Menschen bedingungslos
zu lieben. Voraussetzung dafür ist ein bestimmtes Maß an
Selbstliebe, denn ein Manager, der sich selbst nicht mag, wird
auch seine Mitarbeiter nicht sonderlich mögen und kaum in
der Lage sein, ein Umfeld zu schaffen, in dem Wertschöpfung
und Wachstum – auch in schwieriger Zeit – möglich bleiben.
Der bedingungslose Aspekt ist lebenswichtig: Ohne ihn wird
die Liebe oft von Erwartungen, Zweifeln und Befürchtungen
getötet.

Wandel von Unter-
nehmen zu „Sinn-
Agenturen" mit
Leadern als „Sinn-
Machern", die den
Menschen Halt,
Zuversicht und
Freude geben.

Unternehmen und Institutionen sollten sich daher zu gut
behüteten „Sinn-Agenturen" wandeln mit Leadern als „Sinn-
Machern", wie es Gertrud Höhler formuliert, die den Menschen Halt, Zuversicht und Freude geben, um die glaubwür-
dige Balance zwischen Arbeit und Leben wiederzufinden. Wissenschaftler haben nicht erst seit heute schlüssige Beweise,
dass Liebe die wichtigste Kraft für Abbau von Stress ist, die wir
kennen. Ebenso ist der Verlust von Liebe oder der Liebesent-

zug die mächtigste Kraft, die Krankheiten hervorrufen kann. Im Verzicht auf Intrigen und Mobbing spiegelt sich daher auch die Größe einer Führungspersönlichkeit.

Während Einfühlungsvermögen und Liebe die Grundlagen zum Glücklichsein sind, verleihen ihnen Spaß, Spiel und Lachen Ausdruck. Der Pionier der renommierten Freiburger Sportmedizin, Prof. Dr. med. Dr. h. c. Joseph Keul, dem wir Autoren stets ein ehrendes Andenken bewahren werden, weil wir ihm und seinem Team viel verdanken, sagte gerne: „Lachen ist die Musik des Lebens." Der erfahrene Arzt und Menschenfreund wusste nur zu genau, dass eine der wichtigsten Funktionen der Lebensfreude darin besteht, alte Gewohnheiten in neue Perspektiven und Verhaltensweisen umzuformen. Das macht ihn nicht nur als erfolgreichen Sport-, sondern auch als Präventivmediziner (siehe dazu auch Seite 14) unvergesslich.

Lachen ist die Musik des Lebens.

Glaube fördert ebenso unsere Lebenskraft. Er ist der Grundstein innerer Stärke – ein persönlicher, leidenschaftlicher Glaube an eine unerschöpfliche, geheimnisvolle Kraft. Immer, wenn wir uns einer umwerfenden Veränderung ohne einen soliden Glauben stellen müssen, werden wir von Verwirrung, Angst und Panik ergriffen. Oft werden durch diese Krisen Fragen aufgeworfen, auf die es keine Antworten gibt. Der 11. September 2001 führt dies drastisch vor Augen. Der Schmerz, der in dieser und ähnlichen Katastrophen aufsteigt, findet Trost im Glauben. Für Glauben gibt es keine körperlichen Voraussetzungen und keine äußeren Erfordernisse. Er ist keine Ware. Um zum Glauben zu gelangen, muss man einfach nur das Interesse und die Bereitschaft haben, sich seinem Geheimnis zu unterwerfen. Da alle großen Weltreligionen eine gemeinsame Interpretation des Glaubens fördern, wollen wir keiner bestimmten Religion das Wort reden. Glaube äußert sich in tätiger Liebe, Dialogfähigkeit und Achtung anderer. Glaube ist auch kein Aushängeschild, sondern eine innere Erfahrung der Kraft, die Tag für Tag in jedem Menschen lebendig ist. Er kann Berge versetzen und uns Willensstärke geben, die Körper und Geist zu Höchstleistungen inspiriert und bringt.

Glaube fördert ebenso unsere Lebenskraft und ist Basis innerer Stärke.

Während Glaube sich nicht greifen lässt, ist die *Natur* körperlich und sinnlich fassbar. Unsere Beziehung zur Natur war die gesamte Menschheitsgeschichte hindurch an einem ge-

Unsere Beziehung zur Natur war schon immer an einem gesunden und ausgeglichenen Leben beteiligt.

sunden und ausgeglichenen Leben beteiligt. So ist es auch kein Wunder, dass die meisten Symbole früherer Religionen aus der Natur kamen. Unsere Gemütsverfassung wird häufig mit Begriffen aus der Natur beschrieben. „Sonnig" ist ein anderes Wort für „glücklich". Der erste warme, helle Tag nach dem Winter richtet unseren Geist in einer Weise auf, wie es nur wenige andere Tage tun können. Entsprechend hat die Liebe eine metaphorische Verbindung zum Mond. Die meisten unserer frühgeschichtlichen Festlichkeiten entstanden im Zusammenhang mit den Jahreszeiten. Wir haben ein derart starkes Bedürfnis, uns mit der Natur zu verbinden, dass wir viel Geld ausgeben, um sie in Form von Haustieren und Zimmerpflanzen zu uns nach Hause zu bringen. Die Liste medizinischer Literatur wird immer länger, die den therapeutischen Nutzen von Haustieren für ältere und geistig kranke Menschen darlegt. Blumen sind eine universelle Art von Liebesbezeugungen am Krankenbett, beim Tod, bei Hochzeiten, Geburtstagen und anderen besonderen Ereignissen. Unsere wenigen Urlaubswochen in jedem Jahr verbringen wir vorzugsweise am Strand, in den Bergen oder anderswo in der Natur. Schließlich ist die Natur die Mutter machbarer Wunder. Wenn wir erfolgreich arbeiten und erfüllt leben wollen, brauchen wir eine enge Verbindung mit dem Schauspiel des Sonnenuntergangs oder dem verwegenen Grashalm, der durch den Asphalt emporschießt.

»Die Natur ist ein unendlich geteilter Gott.« Friedrich Schiller

Kreativität: Wir erfahren das Leben als eine prächtige Reise, wenn unsere Fantasie, unsere Hände und unsere Sinne Werkzeuge des Schaffens sind.

Ein weiterer Hauptfaktor von LifePower ist *Kreativität*. Wir erfahren das Leben als eine prächtige Reise, wenn unsere Fantasie, unsere Hände und unsere Sinne Werkzeuge des Schaffens sind. Kreativität kommt nicht nur durch Hobbys und Kunst zum Ausdruck, sondern vor allem durch unsere Arbeit, unsere Familien und sogar durch die Art und Weise, wie wir in einer Warteschlange stehen. Der Vorgang selbst ist oft wichtiger als das Endprodukt. Kreativität arbeitet ebenso wie die Muskeln: Je mehr sie geübt wird, desto stärker ist ihr Tonus. Ähnlich wie tagelanges Hocken vor dem Fernsehgerät die geistigen und körperlichen Muskeln verkümmern lässt, töten passive Unterhaltung und Monotonie die Kreativität. Der Passivität lässt sich begegnen, indem man neue Ideen und

Aktivitäten ausprobiert und sich nie auf einen einzigen Aspekt festlegt. Der Schlüssel dafür sind Offenheit und Spontaneität. Ein eigenes Kapitel beschäftigt sich deshalb auch mit dem Feuer der Kreativität und Begeisterungsfähigkeit, denn in Leadern muss brennen, was sie in ihren Mitarbeitern entzünden wollen! Nur die Meister des Beziehungsmanagements, die kreativen und optimistischen Chefs, deren Kreativität und Begeisterung für die Sache auf ihre Mitarbeiter überspringen, werden mit ihrem Team langfristig gute Ergebnisse erwirtschaften. Es ist wirklich fast simpel: Stimmt die Beziehung zwischen Chef und Mitarbeitern, stimmen auch die Ergebnisse.

Stimmt die Beziehung zwischen Chef und Mitarbeitern, stimmen auch die Ergebnisse.

Mit diesem Buch wollen wir daher auch pessimistischem Denken und der Ratlosigkeit gegensteuern, die sich wie ansteckende Krankheiten seit dem 11. September ausbreiten. Viele „Rezepte" greifen heute einfach nicht mehr, weil sie nicht ausreichend berücksichtigen, dass im Wandel nur bestehen kann, wer sich auch verändert. Wenn aber echt aufbauende Perspektiven fehlen, hat dies zur Folge, dass die Freude am Leben und am eigenen Tun nachlässt. Diese Lücke nutzen geschickt Scharlatane und falsche Propheten. Sie versprechen viel, haben aber in der Regel nur den schnellen Rubel und nicht das Wohl der Menschen im Auge. Der Fall des Jürgen Höller ist nur einer von vielen, der zeigt, dass unrealistische Erfolgsversprechen letztlich ins Leere führen und sogar der Pleitegeier zur dominierenden Figur in einem schwammigen Gebilde werden kann.

Nachdenklich macht uns, dass ein erheblicher Teil unserer Intellektuellen sich nicht in der Lage sieht, ihre Fragmentierung – hier Geisteswissenschaftler, dort Naturwissenschaftler, da Techniker – zu überwinden und endlich ihren unverbrüchlichen Glauben aufzugeben, dass alle Probleme dieser Welt ausschließlich rational und mit der Kälte ihres Computers lösbar seien. Statt wirkungsvolle Hilfen anzubieten und nicht nur der analytischen, sondern auch der emotionalen, kreativen Erfolgsintelligenz Rechnung zu tragen, werden so von jenen „Denkern", die ihre narzistische Selbstzelebration als bahnbrechende Klarsichtigkeit verstanden wissen wollen, entweder nur theoretische Konzepte vorgelegt oder Szenarien an die

Unsere Welt – ein vernetztes System. In ihm ist lineares Denken und Handeln ebenso fehl am Platz wie die Aufteilung von Wissenschaft und Technik in eng umgrenzte Gärtchen.

Wand gemalt, die linearem Denken und Handeln im eng umgrenzten Gärtchen des Fachgebiets verhaftet sind, statt praxisorientierte Vernetzungen zu berücksichtigen. Obwohl der groß-
artige Querdenker und Pionier des „vernetzten Denkens",
Frederic Vester, Leiter der „Studiengruppe für Biologie und
Umwelt" in München, seine wissenschaftlich gesicherten Erkenntnisse in zwei Bestsellern darlegte und in einer Ausstel-
lung mit dem Titel „Unsere Welt – ein vernetzes System" prä-
sentierte, haben diese Linear-Analytiker bisher wenig oder
nichts daraus gelernt.

Doch mit Denken und Handeln in eng umgrenzten Gärtchen
verbunden mit falschen Einsparungen auf staatlicher Seite ist
aufgestauten Aggressionen und Frust, die u. a. auf der Straße
über das Gaspedal abreagiert werden, ebenso wenig beizu-
kommen wie dem Tabletten-, Alkohol- und Drogenkonsum,
Sozialmedizinisches der in den letzten Jahren enorm gestiegen ist. Allein durch
Problem Nr. 1: Alkohol sterben in Deutschland im Jahr mehr als 42 000 (!)
Alkoholismus. Er Menschen. Dass dies unser sozialmedizinisches Problem Nr. 1
ist klassenlos und ist, wird konkret fassbar, wenn man sich klar macht, dass die
breitet sich zuneh- Krankheit Alkoholismus knapp fünf Jahre braucht, um die
mend auch auf gesamte Bevölkerung einer Stadt so groß wie Freiburg i. Br.
Führungsetagen aus. komplett zu vernichten! Wir bedauern, dass in unseren Medien
Doch es gibt viele darüber und über Wege aus der Trunksucht oder Drogenab-
Mut machende Bei- hängigkeit viel zu wenig berichtet wird. Man könnte eine gan-
spiele für den Weg ze Fernsehfilm- und Buchreihe allein damit auf die Beine stel-
aus dem Labyrinth len, indem man anhand von Fallbeispielen zeigt, wie mit Hilfe
der Sucht. des Lebenselixiers Sport viele Menschen – Frauen wie Männer – von der Flasche und/oder der Nadel losgekommen sind.
Ihre Berichte über eine neu erworbene Freiheit, über ihre heutige LifePower und eine damit verbundene ungeahnte Qualität des Lebens könnten vielen Tausenden Menschen, die noch
leiden, Hoffnung geben und Mut machen.

Wenn wir in diesem Buch große Probleme wie Alkoholismus nicht einfach unter den Teppich kehren, weil Alkoholismus klassenlos ist – er trifft Vorstandsvorsitzende und Fabrikarbeiter, Nobelpreisträger und Sonderschüler –, so ermutigen
wir andererseits, verbreiten Optimismus, denn für jedes Problem gibt es auch eine Lösung, und es besteht kein Anlass, der
Versuchung zur Verzweiflung nachzugeben.

In diesem Sinne sollten Führungspersönlichkeiten sich und ihren Mitarbeitern verstärkt bewusst machen, dass Entspannung als Ausgleich der Anspannung dringend erforderlich ist, die widerstandsfähig und energiegeladen macht. Immer mehr Menschen finden diesen Ausgleich erfreulicherweise im Freizeitsport. Inzwischen liegen auch wissenschaftlich gesicherte Erkenntnisse vor, dass Fitnesstraining, insbesondere die Ausdauersportarten Radfahren, Laufen, Schwimmen, aber auch Walking, Nordic Walking und Wandern u. a. unser Immunsystem positiv stimulieren und die Funktionen der Körperzellen anregen.

Diese Sportarten und körperlichen Aktivitäten steigern das allgemeine Wohlbefinden, erneuern den Körper und erfrischen den Geist. Immer mehr Ärzte empfehlen daher ihren Patienten, sich sportlich zu betätigen. So gewinnt der Freizeitsport eine ständig größere Resonanz und Breitenwirkung in der Bevölkerung. Bemerkenswert und durchaus ermutigend ist daher, dass stressgeplagte Menschen mehr und mehr die wohltuende Wirkung des Sports erkennen.

Aktiver Lebensstil verbunden mit regelmäßigem Sport steigert das Wohlbefinden, erneuert den Körper und erfrischt den Geist.

Mentale Stärke ist ebenfalls ein wichtiges Mittel, um belastende sichtbare und unsichtbare Einflüsse in uns und um uns zu reduzieren. Unsere Wahrnehmungs-, Leistungs- und Freudefähigkeit ist im Wesentlichen davon abhängig, in welcher mentalen Verfassung wir uns befinden – ganz gleich ob im Beruf, im privaten Bereich oder im Sport. Mentales Training ist daher in der heutigen Zeit unverzichtbarer denn je und von unschätzbarem Wert. Psychologen und Mediziner bestätigen immer wieder, dass Menschen, die gezielt und regelmäßig mentales Training anwenden und Entspannungsübungen durchführen, leistungsfähiger sind als diejenigen, die behaupten, dafür keine Zeit zu haben. Der Oberstufe mentalen Trainings für Manager will dieses Buch daher ebenfalls ausreichend Rechnung tragen.

Nicht erst seit heute ist bekannt, dass durch gezielte körperliche Aktivitäten körperchemische Substanzen erzeugt und freigesetzt werden, die zu einem Stimmungshoch führen und das Leistungsniveau steigern. Wie aus vielen Rückmeldungen hervorgeht, fühlen sich freizeitaktive Sportlerinnen und Sportler nach dem Training körperlich, geistig und seelisch einfach

Gut drauf sein voller Vitalität und Lebensfreude – Steigerung des Leistungsniveaus.

Ein eindrucksvolles
Beispiel für Team-
erfolg durch Team-
geist und Team-
verbundenheit:
Prof. Dr. med.
Joseph Keul (Mitte)
beim Empfang
durch Bundespräsi-
dent Richard von
Weizsäcker nach
dem Finalsieg im
Daviscup 1987.

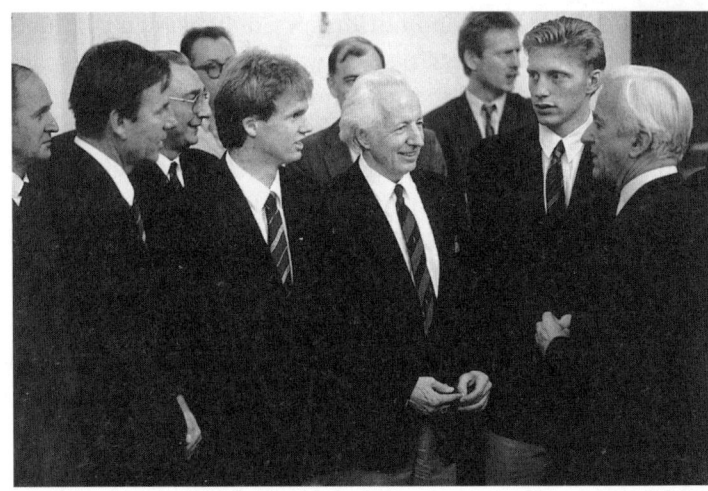

„gut drauf". Körperliche Aktivität ist also auch die eine wichtige Komponente, um Stress abzubauen und mögliche Folgen
schon im Keim zu ersticken. Lassen wir an dieser Stelle noch
einmal Professor Keul zu Wort kommen:

„Auch der Gesunde bedarf der Anleitung, um Sport und
Gesundheit in angemessener Weise miteinander zu verbinden
und die körperliche Mehraktivität für eine positive Persönlich-
keitsentwicklung zu nutzen. Deshalb bedeutet die konsequente Forderung eben mehr als nur Freizeitaktivität, sondern auch
eine Änderung der oft negativen eingefahrenen Alltagsge-
wohnheiten ... Erst die Kombination von physischem und psy-
chischem Training bietet die Basis einer verbesserten Belastbarkeit."

Physische und psychische Gesundheit kann man nicht voneinander trennen. Sie sind vielmehr eng miteinander verwo-
ben. Ein gesunder Körper begünstigt ein frohes Gemüt – und
umgekehrt. „LifePower für Manager" enthält daher Frohbot-
schaften für erfolgreiche Führung durch optimale Lebenskunst, denn bewusstes Leben macht Sie bewusster. Sie selbst
sind der wichtigste Trumpf, den Sie in der Hand haben: Es ist
Ihr Leben! Wir wünschen Ihnen eine anregende Lektüre.

*Sie selbst sind der
wichtigste Trumpf,
den Sie in der
Hand halten:
Es ist Ihr Leben!*

Reute im Breisgau   Freiburg im Breisgau
Hermann Scharnagl   Frank Riehle

Erfolgsgeheimnis Lebenskunst –
Werte und Ziele

Gewinner statt Sieger – Hirte statt Herrscher

An der Universität St. Gallen und dort an der renommierten Hochschule für Wirtschaftswissenschaften wurde jüngst eine sehr aussagefähige und praxisorientierte Studie über erfolgreiche Führungspersönlichkeiten von Alexander Schieffer abgeschlossen (siehe dazu auch Seite 206 im Serviceteil). Da die zentralen Ergebnisse für unser Thema interessant sind, fassen wir sie im Folgenden kurz zusammen:

Generelle Aspekte zur besseren Fundierung und Steigerung der Führungseffektivität in der Praxis.

▶ Glaubwürdigkeit und Authentizität als zentrale und übergeordnete Merkmale der Persönlichkeit erfolgreicher Führungskräfte

Die theoretische Analyse des „New Leadership-Approach" ergab, dass die Glaubwürdigkeit das zentrale und übergeordnete Merkmal innerhalb der Persönlichkeitsstruktur erfolgreicher Führungskräfte ist. Die Erzeugung und Vermittlung von Glaubwürdigkeit wird gleichzeitig als wichtige „Funktion" der obersten Führungskraft innerhalb des Unternehmens gewertet. Sie ist zudem entscheidende Voraussetzung für die Entfaltung ihres Wirkungspotenzials.

Glaubwürdigkeit und Authentizität einer Führungskraft müssen sich im Führungsverhalten, in der Einwirkung der Führungskraft auf Mitarbeiter und auf das Unternehmen durch Entscheidungen und Handlungen täglich bestätigen.

Die praktische Analyse bestätigte dieses Ergebnis im Rahmen vieler Interviews mit Führungspersönlichkeiten, wobei als zweites übergeordnetes Merkmal die Authentizität der Persönlichkeit der Führungskraft erkannt wurde. Der Begriff der Authentizität steht dem der Glaubwürdigkeit inhaltlich sehr nahe, zieht jedoch eine stärkere Verbindung zur Persönlichkeit des Führenden und deren Entwicklungs- und Reifegrad. Weitere Ergebnisse im Rahmen umfänglicher Interviews anlässlich dieser Studie mit Eigentümer-Unternehmern, obersten Führungskräften und Personalentwicklern:

▶ Eigentum versus Nichteigentum

Persönlichkeitsunterschiede, die durch den Faktor *Eigentum* bestimmt sind, wurden – bezogen auf überdurchschnittlich erfolgreiche Führungskräfte – von den Gesprächspartnern nicht gesehen. Allerdings zeigte sich, dass die Gesprächspartner die Merkmale Gelassenheit/Bescheidenheit, Identifikation und Verantwortungsgefühl bei Eigentümer-Unternehmern als tendenziell stärker ausgeprägt wahrnehmen als bei angestellten Führungspersönlichkeiten.

▶ „Bescheidenheit" und „die eigene Person hinter die Aufgabe stellen"

Diese Merkmale haben bei Eigentümer-Unternehmern andere Wurzeln als bei angestellten Führungspersönlichkeiten. Es zeigte sich in der Einschätzung der Gesprächspartner, dass bei angestellten Führungskräften während ihrer beruflichen Entwicklung ihre Fähigkeit, sich als Person gegen Mitarbeiter und gleichgestellte Führungskräfte durchzusetzen, stärker belohnt wurde als ihr Beitrag zum Erfolg des Unternehmens. Die Belohnung einer ichzentrierten Verhaltensweise verhinderte vielfach das Erkennen von Gefahren, die in einer ausgeprägten Egozentriertheit liegen. Häufig gelang es erst in einem späten Stadium der Laufbahn, die innere Einstellung in Richtung einer zunehmenden Rücknahme der eigenen Person zu verändern. Eigentümer-Unternehmer müssen sich diesem Prozess häufig nicht aussetzen, insbesondere dann nicht, wenn die Unternehmensführung von der vorigen Generation übernommen wurde. In diesen Fällen liegt der Ursprung des Wertes „Bescheidenheit" stärker in der Tradierung innerhalb der Eigentümer-Generationen als in einem Erkenntnisprozess, der aus den Schwierigkeiten einer übermäßigen Ego-Gewichtung resultiert. Eigentümer können sich von Beginn an eine größere Bescheidenheit „leisten", weil sie ihre Führungsrolle nicht verteidigen müssen.

▶ Sehr hohes Wirkungspotenzial der Führungspersönlichkeit

Wirkungspotenzial erkennen und das eigene Verhalten danach ausrichten.

Entgegen der in der bisherigen Führungsforschung vorherrschenden Ablehnung gegenüber eigenschaftstheoretischen Ansätzen kommt diese praxisorientierte Untersuchung zu dem Ergebnis, dass der Führungspersönlichkeit ein sehr hohes Wirkungspotenzial zugesprochen wird. Viele Gesprächspartner gaben an, dass sie selbst im Verlauf ihrer eigenen beruflichen Entwicklung bzw. durch das „Erleben" einer obersten Führungskraft, die ihr Wirkungspotenzial in hohem Maße nutzte, zu dieser Überzeugung gekommen seien. Es ergab sich, dass sich

»Alle großen Männer sind bescheiden.« Gotthold Ephraim Lessing

die Mehrheit der befragten Führungskräfte dieser Wirkung bewusst war und ihr eigenes Verhalten danach ausrichtete.

▶ **Große Bedeutung des obersten Führungsteams**

Als entscheidend für die Ausschöpfung ihres Wirkungspotenzials erachteten alle interviewten Führungskräfte, ein weit überdurchschnittliches oberstes Führungsteam aufzubauen und kontinuierlich zu „pflegen". Die Mehrzahl führt ihr Unternehmen ausgesprochen personenbezogen und nutzt das oberste Führungsteam als Multiplikator.

▶ **Wirkung der Führungspersönlichkeit auf der personalen Ebene**

Die Wirkung der Führungspersönlichkeit auf der personalen Ebene wird über die eher unbewussten charismatischen Prozesse hinaus, die als sehr förderlich anerkannt werden, durch zielgerichtete Wirkungen bestimmt. Bezüglich der Führungskräfte in dieser Untersuchung kann festgehalten werden, dass sich fast alle intensiv persönlich mit den für sie wichtigsten Mitarbeitern – so genannten *Schlüsselpersonen* – auseinander setzen. Zudem sehen sie es als eine ihrer persönlichen Aufgaben an, Führungsnachwuchs für ihr Unternehmen zu rekrutieren und sich um diesen Führungsnachwuchs auch aktiv zu kümmern. Coaching wird von vielen Führungspersönlichkeiten als wichtiger Teil der Führungsaufgabe verstanden. Im Zusammenhang mit Coaching wird die Vorbildfunktion der Führungspersönlichkeit unterstrichen.

▶ **Prozess des Wandels als Hauptwirkung**

Die Hauptwirkung erfolgreicher Führungskräfte besteht darin, innerhalb des Unternehmens einen kontinuierlichen Transformationsprozess auszulösen und aufrechtzuerhalten. Das eher „starre" Struktur-Wirkungs-Gefüge löst sich auf in einen Prozess des Wandels. Als kennzeichnend für diesen Prozess sind die folgenden sechs Merkmale ermittelt worden:

1. Ebene Führungspersönlichkeit: Leitwert Wandel
2. Ebene Führungsteam: Multiplikation
3. Ebene Mitarbeiter: Dialog
4. Ebene Unternehmenskultur: Etablierung einer Kultur des Wandels
5. Auf allen Ebenen: kontinuierliches Hinterfragen von Kundenbedürfnissen

Nur durch effizientes Teamwork gelingt es im Sport wie auch in Unternehmen, ständig Qualitätsverbesserungen und dadurch Wettbewerbsvorteile zu schaffen. Es empfiehlt sich daher, in Unternehmen ein oberstes Führungsteam zu etablieren und zu pflegen, das für effizientes Teamwork auf allen Ebenen im Unternehmen die erforderlichen Rahmenbedingungen schafft, um auf die jeweiligen Marktgegebenheiten schnell und flexibel reagieren zu können.

6. Ebene Gesamtunternehmen: institutionalisierter Wandel

▶ Selbstentwicklung und Selbstführung

»Jeder Tag, jede Stunde kann eine neue Möglichkeit sein, unserem Weg eine andere, bessere Richtung zu geben.«

Ruth Nöther

Die befragten internen und externen Personalentwickler betrachten *Self Development* als die wichtigste Entwicklungsanforderung an Führungskräfte. Ein Großteil der erwähnten Merkmale erfolgreicher Führungskräfte wird in engem Zusammenhang zu *Selbstentwicklung* und *Self-Leadership*, dem Führen der eigenen Person, gesehen.

Um prägende Entwicklungseinflüsse hervorzuheben und Defizite von Führungskräften zu minimieren, schuf Abraham Zaleznik, Professor für Führungsfragen an der Harvard Business School, das Leadership-Konzept. Leadership ist mehr als die Anwendung bewährter Managementtechniken – es fordert die ganze Persönlichkeit, Leadership muss gelebt und vorgelebt werden.

▶ Prägende Entwicklungseinflüsse

Im Rahmen ihrer eigenen Entwicklung messen die interviewten Führungskräfte erstens Krisen, Leiden, schwierigen Situationen, zweitens Personen, drittens der Summe ihrer Erfahrungen und viertens Glück einen besonders prägenden Einfluss bei. Dem ersten Punkt wurde ein besonderes Wirkungspotenzial bei der Auslösung von effektiven Verhaltensänderungen zugesprochen. Auffallend ist, dass fast alle Führungskräfte die enge Beziehung zu einer fördernden Person (meist der Vorgesetzte, oft der Erstvorgesetzte) als wichtig für die eigene berufliche wie persönliche Entwicklung erachteten.

▶ Defizite der Führungspersönlichkeit

Übereinstimmend wurden ein Mangel an Leadership-Qualitäten und die hohe Diskrepanz zwischen verbalen Äußerungen und effektivem Verhalten kritisiert. Als Einzeldefizite wurden herausgehoben: mangelnde Bereitschaft zu Entwicklung und Veränderung, Egozentriertheit, Macht- und Statussymbolik, „Distanz"/„Abgerücktheit" und mangelnde Kommunikationsfähigkeit.

▶ Mangelnde Bereitschaft zu Entwicklung und Veränderung

Dieses Defizit spiegelt sowohl die fehlende Bereitschaft, Veränderungen im Unternehmen auszulösen, als auch die mangelnde Bereitschaft zur Entwicklung der eigenen Person. Hinsichtlich der Auslösung von Veränderungen in Unternehmen wurde kritisiert, dass viele Führungskräfte in Zeiten positiver Entwicklung des Unternehmens es versäumen, die bestehenden Prozesse zu hinterfragen und Veränderungen zu bewirken. Bei Mangel an Entwicklungsbereitschaft der eigenen Person wurden vor allem eine geringe intellektuelle Neugier – insbesondere hinsichtlich verschiedener Wissensgebiete, die nicht unmittelbar die Ausübung der eigenen Aufgabe tangieren – sowie das Nichterkennen des Stellenwerts der Entwicklung der Gesamtpersönlichkeit genannt. In enger Verbindung zur mangelnden Bereitschaft zu Veränderung äußerten die Interviewpartner, sie nähmen bei vielen Führungspersönlichkeiten ein ausgesprochenes Sicherheitsdenken sowie eine Risikovermeidungshaltung wahr. Dies würde gefördert durch „fehlende Konsequenzen für oberste Führungskräfte bei Fehlleistungen" sowie durch eine sowohl in Deutschland als auch in den Nachbarländern Österreich und Schweiz ausgeprägte „Konsensgesellschaft".

> *»Gerade wer das Bewahrenswerte bewahren will, muss verändern, was der Erneuerung bedarf.«* Willy Brandt

▶ **Egozentriertheit**

Als Ursache für den Mangel an Veränderungsbereitschaft wurde die „Egozentriertheit" genannt. Es wurde kritisiert, dass viele Führungskräfte ihrer eigenen Person eine „übertriebene" Bedeutung beimessen. Häufige Verwendung fand in diesem Zusammenhang der Begriff der *Selbstverliebtheit*. Diese verhindere die Auseinandersetzung mit der eigenen Person und ihrer Umgebung, wodurch das Erkennen von Notwendigkeiten zur Veränderung erschwert werde.

Egozentriertheit und Selbstverliebtheit verhindern die Auseinandersetzung mit der eigenen Person und ihrer Umgebung. Vernünftiger Altruismus hingegen hat größeren Wert. Er unterscheidet den teamverbundenen Gewinner vom egozentrierten „Sieger".

▶ **Weiterentwicklung der eigenen Person als Notwendigkeit**

Alle befragten Führungskräfte betonten die Notwendigkeit der Weiterentwicklung ihrer Person, wobei die Mehrzahl davon ausgeht, dass ihr Lern- und Entwicklungsbedarf in den kommenden Jahren noch deutlich zunehmen wird. Sie beziehen die Notwendigkeit zur Entwicklung vor allem auf zwischenmenschliche und kommunikative Aspekte sowie auf unternehmensgestalterische Prozesse (Kultur, Vision, Wandel/Veränderung usw.).

▶ **Im Zentrum persönlichkeitsorientierter Entwicklungsansätze: Reflexion**

Alle von den Interviewpartnern als wirksam erachteten persönlichkeitsorientierten Entwicklungsansätze gehen von der Eigeninitiative der obersten Führungskraft aus. Im Mittelpunkt sämtlicher Ansätze steht der Aspekt der Reflexion.

▶ Entwicklungsansätze auf der „Selbst-Ebene"

Auf der Selbst-Ebene stehen der Führungspersönlichkeit die *Reflexion der eigenen Person* sowie die kritische Betrachtung der Übereinstimmung von Führungsverständnis und der Führungswirklichkeit als Entwicklungsansätze zur Verfügung. Hervorgehoben wurde der hohe Stellenwert der kritischen Distanz zur eigenen Person.

▶ Entwicklungsansätze auf der „interpersonalen Ebene"

Entscheidend für die Erschließung von hilfreichen Feedbackquellen ist ein kontinuierliches Wahrnehmungstraining.

Ein Großteil der Gesprächspartner unterstrich die Reihe von *Feedbackquellen* innerhalb des Unternehmens, auch für die Führungspersönlichkeit. Entscheidend für ihre Erschließung sei ein kontinuierliches Wahrnehmungstraining. Die Notwendigkeit des Erkennens und Nutzens dieser *Feedbackquellen* wurde hervorgehoben. Einem möglichst unmittelbaren Umgang mit Mitarbeitern sämtlicher Hierarchiestufen wurde dabei hohe Bedeutung beigemessen.

▶ Zunehmende Bedeutung von Coaching

Coaching wird von Führungskräften zunehmend als wirksames Instrument zur Förderung der eigenen Fähigkeiten verstanden. Sowohl externes als auch internes Coaching wurden als geeignete Ansätze erkannt, wobei der Schwerpunkt der Führungskräfte in der oberen und obersten Ebene beim externen Coaching liegt.

Bewegen Sie sich, und Sie bewegen etwas, was Sie zuvor für unmöglich hielten.

Unser Motto für das Coaching von Führungspersönlichkeiten (siehe dazu Näheres Seite 137 ff.) lautet daher: „Bewegen Sie sich, und Sie bewegen etwas, was Sie zuvor für unmöglich hielten!" Machen Sie sich stets bewusst, dass Managementpraxis ein Doppelgesicht hat, vergleichbar der Vorder- und Rückseite einer Münze: Die Vorderseite – um im Bild zu bleiben – spiegelt erfolgreiche Führungspraxis. Konzentrieren Sie sich zu sehr auf die Vorderseite und übersehen dabei Ihre Work-Life-Balance, kann es leicht passieren, dass Sie in der Hektik des beruflichen Alltags, am Schreibtisch, in schwierigen Sitzungen, in Situationen, die chronischen Stress auslösen, die Rückseite der Münze, die Risikofaktoren, völlig aus dem Blick verlieren. Hauptrisikofaktoren aber sind Herz-Kreislauf-Erkrankungen als häufigste Todesursachen, die auch bei Frauen im mittleren und höheren Lebensalter stark zugenommen haben, und

Schlaganfall ist beispielsweise ein weiterer Risikofaktor für Behinderungen. Wer aber beide Seiten der Münze aufmerksam im Auge behält und im Sinne der alten Kardinaltugend *temperantia* das richtige Maß findet, hat gute Chancen, erfolgreich zu arbeiten, erfüllt zu leben und fit alt zu werden, denn Krankheit findet in einem gesunden und ausgeglichenen Menschen nur schwer einen Nährboden.

Werden Sie daher ganzheitlicher Manager, werden Sie zum Lebensunternehmer! Treffen Sie dafür die wirklich wichtigen Entscheidungen so, dass sie Ihnen persönlich und nicht ausschließlich dem Ihnen vorgegebenen Anforderungsprofil entsprechen. Dann werden Sie erfolgreich arbeiten und erfüllt

> *»Wer nur um Gewinn kämpft, erntet nichts, wofür es sich lohnt zu leben.«* Antoine de Saint-Exupéry

leben. Lebensunternehmer haben Gewinner-Mentalität als Basis und Katalysator und schaffen ein Umfeld, in dem Wertschöpfung und Wachstum möglich bleiben. Sie lassen sich nicht von der Vorderseite der Münze blenden, dem egozentrierten Sieg um jeden Preis.

Kein Wunder, dass das Vorbild des *pastor bonus*, wie wir es aus der christlichen Tradition für den „Guten Hirten" kennen, mehr und mehr zum Leitbild für Führungspersönlichkeiten und zum zentralen Coachingthema wird (siehe dazu auch Gertrud Höhler in ihrer jüngsten Publikation „Die Sinn-Macher" Seite 205). Das ist sehr einleuchtend, denn nicht die egozentrierten Herrscher, sondern die „Hirten" sind die besseren „Leader". Sie geben als Sinn-Stifter mit Macherqualitäten den Menschen Halt, Zuversicht und Freude. Sie sind Persönlichkeiten, die in ihrer Fürsorgepflicht ihr Team „hüten", dabei emsig und immer hellwach „wie Hirtenhunde um die Menschenherde kreisen" (siehe G. Höhler a. a. O.), um ihr Richtung zu weisen.

Nicht die egozentrierten Herrscher, sondern die „Hirten" sind die besseren Führungskräfte. Als Macher „hüten" sie ihr Team und geben den Mitarbeitern Sinn, Zuversicht und Freude für ihr Tun.

Dafür brauchen sie mentale Stärke und ein großes Energiepotenzial. Wer klug mit seiner Lebensenergie umgeht, ist auf der Gewinnerseite. Wer klug mit seinem Energiepotenzial umgeht, wird immer wieder neue Reserven entdecken, die er noch ausschöpfen kann, bleibt auf der Gewinnerseite und nimmt – ganz nebenbei – spürbar das Tempo auch aus dem Alterungsprozess.

Mit der Lebensenergie klug umgehen

In der Menschheitsgeschichte hat es immer wieder Ansätze gegeben, die die Lebensenergie und die Ganzheitlichkeit des Menschen auf dem Weg zu mehr Gesundheit, Leistungsfähigkeit und Lebensfreude in den Mittelpunkt stellten. Für Epikur war das maßvolle Genießen eine wesentliche Grundlage für die Lebensgestaltung, die Stoiker sahen im Einklang mit der Natur, in Leidenschaftslosigkeit, Gerechtigkeit und Tugend die Säulen für ein glückliches Leben. Hippokrates schuf mit seinen sechs Regelkreisen ein Modell, das den Menschen in seiner psychophysischen Einheit und in seinem natürlichen und sozialen Umfeld gerecht wird. Im Mittelalter war es Hildegard von Bingen, die ganzheitliche Lebensprinzipien für die Gestaltung der Lebensweise in den Mittelpunkt ihrer Überlegungen stellte. Bei Immanuel Kant führt die Fähigkeit zum Umgang mit sich selbst zur sinnerfüllten Lebensgestaltung. Pfarrer Sebastian Kneipp gab den Menschen nicht nur die Regeln für die Kneipp'schen Wasserkuren, er propagierte auch die bewusste, naturverbundene Lebensweise als Voraussetzung für Gesundheit und Wohlbefinden.

»Wer nicht genießt, wird ungenießbar.« Konstantin Wecker

Ähnlich wie das Rad nicht mehr neu erfunden werden muss, aber Optimierungen oder Ergänzungen durchaus möglich sind, sehen auch wir unser „LifePower"-Konzept, in dem die stabile Orientierung der Führungspersönlichkeit in Bezug auf ihr Umfeld und das eigene Leben als Grundlage für Gesundheit und Lebensfreude eine entscheidende Rolle spielt. Dieses Konzept zur Verbesserung von Gesundheit, Leistungsfähigkeit und Wohlbefinden hat folgende Basis:

Auf einen Blick: Vorschläge zur Verbesserung von Leistungsfähigkeit, Gesundheit und Wohlbefinden.

▶ Zunehmend setzt sich die Erkenntnis durch, dass viele gesundheitliche Probleme in unzweckmäßigen Verhaltensweisen begründet liegen und durch eine aktive, gesundheitsfördernde Lebensweise reduziert werden können. Gefährdeten früher vorrangig Mangelerscheinungen, Seuchen und akute Erkrankungen die Gesundheit, so sind es heute eher der Überfluss und die Schnelllebigkeit unserer Zeit, die unsere Lebensweise und damit unsere Lebensenergie maßgeblich beeinflussen. So sind z. B. im Lauf der letzten hundert Jahre die chronischen Erkrankungen beängstigend gestiegen, um über das Doppelte vom Vergleichsjahr 1900 mit 45 % auf über 90 % am Beginn des 21. Jahrhunderts.

▶ Immer deutlicher wird erkannt und auch wissenschaftlich akzeptiert, dass der Umgang mit sich selbst, spezifische Denk- und Verhaltensweisen sowie die bewusste mentale und körperliche Entspannung von eminenter Bedeutung sind. Ein einfaches Beispiel bringt dies sofort nahe: Denken Sie ganz intensiv an eine Situation, in der Sie sich so richtig wohl fühlen, entspannt und glücklich. Spüren Sie Ihr Lächeln und Ihr gutes Gefühl? Jetzt verlassen Sie gedanklich die Situation und stellen sich ein Ereignis vor, über das Sie sich sehr geärgert haben. Wenn Sie jetzt in den Spiegel sehen, werden Sie eine Veränderung in Ihrem Gesicht durch Anspannung feststellen. Wir werden daher auf Seite 72 ff. ausführlich darauf eingehen, wie Sie mit psychodynamischer Imagination Ihre Ausstrahlung verbessern können.

Wer anspannt, muss entspannen, wer beschleunigt, muss „entschleunigen".

▶ Die Anforderungen unserer Zeit haben sich gegenüber denen in der Vergangenheit dramatisch verändert. Die Belastung durch körperlich schwere Arbeit in Beruf und Alltag wurde ersetzt durch zunehmend hohe geistige und seelische Beanspruchung. Die in den letzten 40 Jahren vorrangig auf körperliche Aspekte orientierte Fitnessbewegung hat zwar ihre Berechtigung als Ausgleich für den zunehmenden Bewegungsmangel, wird aber den Anforderungen unserer Zeit nicht mehr ausreichend gerecht und muss durch Programme wie das „LifePower"-Konzept zur Stabilisierung der psychischen und mentalen Belastbarkeit ergänzt werden. Mit dem „LifePower"-Konzept wird so den veränderten Lebensbedingungen und Erwartungen an das Leben ausreichend Rechnung getragen. Dazu zählt auch der Appell, mit der Lebensenergie klug umzugehen.

Die Ressourcen, aus denen wir unsere Kräfte regenerieren, werden bereits in der Kindheit angelegt: *Selbstvertrauen* und *Selbstaufmerksamkeit*. Beides sind Eigenschaften, die unverzichtbar sind, um die

»Selbstvertrauen ist die Quelle des Vertrauens zu anderen.« François de La Rochefoucauld

unterschiedlichen Anforderungen, Brüche und Neuorientierungen im Lauf eines Lebens zu bewältigen. Die Bedeutung der inneren Stabilität belegen Studien, die der Frage nachgehen, durch welche Faktoren sich *weitgehend gesunde* Menschen mit einer langen Lebenserwartung auszeichnen. Dies sind vor allem die Merkmale der Selbstachtung und Wertschätzung. Als Basis für klugen Umgang mit der Lebensenergie seien sie im Folgenden hervorgehoben und kurz kommentiert:

Garantien für ein sinnerfülltes und langes Leben bei guter Gesundheit: Selbstachtung, Lebenssinnstreben und innere Balance. Deshalb sind wir aufgefordert, alle Energien zu entfalten, zu bündeln, unsere inneren Kräfte zu mobilisieren, um eine Work-Life-Balance zu finden.

▶ Hohe Selbstachtung. Sie geht Hand in Hand mit dem inneren Vertrauen darauf, dass man fähig ist, angemessene Entscheidungen zu fällen, und dass diese Entscheidungen weitgehend den Gang des eigenen Lebens bestimmen. In der Stressforschung spricht man auch von einer inneren Kontrollüberzeugung und Zuversicht, das Leben selbst gestalten zu können.

▶ Die meisten lang lebenden Gesunden haben sich die Fähigkeit erhalten, mühelos soziale Kontakte zu knüpfen und dauerhafte Bindungen mit anderen Menschen einzugehen.

▶ Für ein langes Leben in innerer Balance ist die Suche nach einem Sinnzusammenhang entscheidend, verbunden mit dem Wunsch, die Welt in ihrem Inneren zu verstehen. Die Bedeutung der Sinnerfülltheit bestätigt sich auch in der Stressforschung, die die Herstellung eines Sinns zur Bewältigung von Belastungen als wichtigen Schutzfaktor immer wieder hervorhebt.

▶ Für lang lebende Gesunde hat das eigene körperliche Wohlbefinden meist einen hohen Stellenwert – mit wenig Alkohol, ausgewogener Ernährung und körperlichem Training. Dieser hohe Stellenwert individuellen Wohlergehens hat seine Entsprechung in einer Persönlichkeit, die in innerer Balance lebt.

Im Gegensatz zu anderen Konzepten im Managementbereich rückt das „LifePower"-Konzept bewusst von allgemeinen Appellen und der Aufforderung nach mehr Disziplin ab. Ziel ist nicht länger der Abschied von den eigenen Bedürfnissen und Sehnsüchten, sondern die Stabilisierung einer bewussten Grundhaltung jenseits asketischer Regeln: Was ist individuell so wichtig, dass – nach eigener Entscheidung – kaum darauf

verzichtet werden kann, obwohl gewisse Risiken damit verbunden sind? Welche Bereiche oder Gewohnheiten sollen
tatsächlich – auf lange Sicht gesehen – geändert werden, z. B.
der Zigarettenkonsum? Entscheidend sind die Quantität –
wie oft geschehen „Fehltritte"? – und die Qualität der Risiken
ebenso wie die Frage, ob sie über lange Zeit und/oder in Summe wirken. Wer Veränderungen anstrebt, sollte vorher seine
persönliche Risikobilanz erstellen und dann in kleinen Schritten den Alltag verändern. Dafür empfehlen wir folgende Vorgehensweise:

▶ Wenn Sie sich um eine bewusste Lebensführung im Sinne
der Work-Life-Balance bemühen, versuchen Sie vorerst zu
prüfen, in welchen Bereichen Sie sich selbst ein „schlechtes"
Zeugnis ausstellen: in den Ernährungs- und Konsumgewohn-
heiten? Im Entspannungs- oder Bewegungsverhalten?

▶ Versuchen Sie abzuwägen, wo Sie mit Veränderungen beginnen wollen, was in Ihrer aktuellen Situation überhaupt
möglich und für Sie persönlich lebbar ist.

▶ Suchen Sie sich Verbündete, Familienmitglieder und Freunde. Jede Veränderung fällt leichter, wenn nahe stehende Menschen die Umstellung unterstützen oder fördern.

▶ Belohnen Sie sich schon auf dem Weg der Veränderung.
Erspartes Zigarettengeld kann lustbringend eingesetzt wer-
den, mit der Umstellung vom Auto aufs Fahrrad können neue
Bücher oder CDs zur Entspannung erworben werden.

▶ Allzu starre Tagesregeln können zum schnellen Scheitern
führen. So ist z. B. tägliches Joggen meist schwieriger durchzuhalten als der Versuch, im körperlichen Training mit anderen Sportarten abzuwechseln.

▶ Oft beginnt der erste Schritt zur Veränderung beim Stabilisieren der bestehenden Situation, d. h. im Verhindern einer
Verschlechterung. So kann es bei Übergewicht sinnvoller
sein, vorerst das Gewicht zu halten – und nicht weiter zuzu-
nehmen. Wer das einige Monate durchhält, kann meist leichter die Ernährung allmählich umstellen.

▶ Grundsätzliche Veränderungen in der Lebensführung benötigen meist mehr als ein Jahr, bis sie vollständig mit den
Alltagsmustern verknüpft sind und sich der erstrebenswerte
kluge Umgang mit der Lebensenergie einstellt.

*Auch im Lebens-
unternehmen ist
Inventur angesagt.
Nehmen Sie noch
heute dort gezielt
Veränderungen vor,
wo Sie Defizite
feststellen oder Sie
sich schon viel zu
lange auf eingefah-
renen Gleisen be-
wegen. Belohnen
Sie sich für jeden
erfolgreichen Kurs-
wechsel selbst!*

Lebensfreude und Abenteuer ins Leben lassen

Immer mehr Manager – Männer und Frauen – im Alter von plus/minus 50 fühlen sich ausgebrannt, leiden unter dem Burnout-Syndrom. Im Beruf sind sie nach jahrzehntelanger Hochleistung nicht mehr steigerungsfähig, bauen gar ab. Ihre physischen und mentalen Reserven sind erschöpft. Daraus können sich verschiedene krankhafte Reaktionen des Körpers ergeben: von Herz-Kreislauf-Beschwerden über Verdauungsstörungen und chronische Müdigkeit bis hin zu einer höheren Anfälligkeit für Infektionen und Hautveränderungen. Die Frage, die sich diese Menschen stellen und die uns leider nur zu gut bekannt ist, lautet: War das wirklich schon alles?

»Lebensfreude ist eine Eigenschaft, durch die wir besser werden.« Heinrich von Stein

Spannung, Überraschung und Abenteuer, die Farbe ins Leben bringen, sind verschwunden, geblieben sind allenfalls kleine Abenteuerchen. Doch es liegt bei uns, ob wir Abenteuer ins Leben lassen oder nicht. Dafür ist nicht so sehr entscheidend, die Grenzen zu fernen Ländern zu überschreiten, sondern vielmehr die Grenzen in uns selbst. Wir können immer wieder etwas angehen, vor dem wir uns fürchten, das wir nicht zu erreichen glauben oder das wir noch nie versucht haben. Zu Menschen, die uns zu kennen meinen, können wir uns plötzlich anders verhalten, wir können die Welt durch eine andere Brille betrachten oder uns durch Eingebungen und Zufälle leiten lassen. Ähnlich wie „Der Würfler" von Luke Rhinehart z. B., der zunächst ein eintöniges Leben führte – in Routine erstarrt und vielen Zwängen unterworfen. Es ist das typische Leben eines erfolgreichen, verheirateten Mannes, der schon alles kennt. Er sehnt sich nach der Zeit, in der er alles zum ersten Mal erlebte:

Indem Sie Träume wahr werden lassen, befreien Sie sich aus erstarrter Routine und von Zwängen, die Sie belasten.

„... Der erste Luftballon, eine Reise in ein fremdes Land. Eine herrliche, stürmische Beziehung zu einer Frau. Das erste Gehalt und die Überraschung, das erste Mal am Pokertisch und auf der Rennbahn richtig abzuräumen ... Die aufregende Isolation, sich als Anhalter in den Wind zu lehnen, darauf warten, dass jemand anhält und mich mitnimmt, vielleicht fünf

Kilometer zur nächsten Stadt, vielleicht zu einer neuen Freundschaft. Die tiefe Glut, die ich fühlte, als ich wusste, dass ich endlich einen guten Artikel geschrieben, eine brillante Analyse vollbracht oder einen

»Aktivität ist der einfache, Abenteuer der besondere Weg zum Glück.« Bertrand Russell

perfekten Rückhand-Lob geschlagen hatte. Das Aufregende einer neuen Lebensphilosophie. Oder ein neues Haus. Oder mein erstes Kind. Das ist es, was wir aus dem Leben herausholen wollen, und jetzt scheint es verschwunden zu sein, und offenbar können weder Zen noch Psychoanalyse es zurückbringen ...‟

Dann entdeckt er, dass sein Leben zum Abenteuer wird, wenn er sein Geschick vom Würfelglück bestimmen lässt. Wirft er z. B. eine Eins, verlebt er den Tag in der ihm vertrauten Manier. Bei einer Zwei aber hört er auf, seine stumpfsinnigen psychoanalytischen Artikel zu verfassen, bei einer Drei verkauft er seine Aktien, bei einer Vier gibt er seine psychiatrische Praxis auf, bei einer Fünf fängt er eine Affäre mit der Nachbarin an und bei Sechs unternimmt er einen Ausflug nach San Francisco.

Es ist sicher etwas bizarr, auf diese Weise Abenteuer in sein Leben zu lassen, aber dennoch schwingt eine Grundwahrheit hier mit, denn wir können sehr wohl unsere Grenzen überschreiten, Herausforderungen annehmen, andere Rollen spielen, tun, was wir sonst nie tun, Ängste überwinden, uns selbst übertreffen und unser Leben hin und wieder in ein Märchen verwandeln. Nicht so sehr, um Spannung um der Spannung willen in unser Leben zu bringen, sondern um die Fähigkeiten, mit denen wir ausgestattet sind, zu erforschen und zu nutzen. *Das Abenteuer sind wir selbst!*

Ein weiteres Hauptproblem ist heute, dass wir verlernt haben, uns von innen heraus richtig zu freuen. Materiell geht es Managern besser, als es ihnen jemals in der Vergangenheit ging. Dennoch sieht es nicht so aus, dass sie das allein besonders glücklich macht. Fast die Hälfte von ihnen durchlebt zeitweise extreme Situationen und greift deshalb zu Alkohol, Aufputschmitteln oder Beruhigungstabletten – je nach Situation. Die meisten Probleme haben tiefere Ursachen, dazu zählen in aller Regel tiefe Niedergeschlagenheit, mangelhaft aus-

Wer Abenteuer in sein Leben lässt, ändert die Perspektive für Probleme. Sie werden weniger belastend. Wer Abenteuer in sein Leben lässt, trägt wesentlich zur Selbsterforschung bei und lernt eigene Fähigkeiten besser kennen.

geprägtes Selbstwertgefühl und seelische Leere. An der alten Redensart, dass Geld allein nicht glücklich mache, scheint etwas dran zu sein. Denn Glücksgefühle hängen nicht von den Umständen ab, sondern wie sie empfunden werden. Zu den überraschenden Entdeckungen von Psychologen zählt, dass sich Lottogewinner ein Jahr nach dem großen Gewinn nicht glücklicher fühlen als davor. Es wird meist verglichen zwischen der Erwartungshaltung und dem tatsächlich eintretenden Gefühl.

Lebensfreude und Glücksgefühle hängen nicht von den Umständen ab, sondern wie sie empfunden werden.

Wissenschaftler haben außerdem herausgefunden, dass echtes Vergnügen und die damit verbundene Lebensfreude dann am größten sind, je öfter man *kleine Freuden* genießt. In einer neuen Studie über sechs Wochen an mehreren hundert Testpersonen wurde im Abstand von wenigen Stunden jeweils festgestellt, wie glücklich sich die Getesteten fühlten. Am glücklichsten fühlten sich jene, die sich an den kleinen Dingen des Lebens erfreuen konnten, dem Duft frischen Brotes, einer schönen Blume, dem Sonnenuntergang, einer Melodie aus dem Radio oder einem Freund, der lacht. Was wir brauchen, um froh und glücklich zu leben, ist weitaus weniger, als wir häufig annehmen.

»Das wahre Glück ist die Genügsamkeit.« Johann Wolfgang von Goethe

Ein Ausdauersportler, den wir besonders schätzen und der vor Lebensfreude strotzt, bringt die richtige Einstellung auf den Punkt, wenn er sagt: „Wenn die Sonne scheint, freue ich mich nach zehn bis zwölf Stunden Arbeit am Schreibtisch aufs Radfahren oder Laufen, und wenn es regnet, freue ich mich, dass ich im Garten nicht gießen muss und im Freibad ungehindert trainieren kann." Eine schlichte Erkenntnis, die mancher vielleicht belächeln mag, aber sie ist lebensrichtig und mit Gewinn verbunden für jeden Tag.

Die Kunst der Lebensfreude ist die Kunst der Lebenskünstler. Wir alle können von ihnen lernen.

Die Kunst der Lebensfreude war schon immer die Kunst der Lebenskünstler. Von den Lebenskünstlern und -künstlerinnen können wir alle lernen – *wenn wir nur könnten!*

Wir sind aber fest davon überzeugt, dass man eine gewohnheitsmäßig negative Einstellung zu vielen Dingen – *wenn man nur will* – ablegen und loswerden kann. Wenn dies nicht auf Anhieb gelingt, die Umwelt so wahrzunehmen, wie sie wirklich ist, sondern nur so, wie sie uns subjektiv aufgrund unserer momentanen Aufmerksamkeit, unserer Befürchtungen und Wünsche oder auch unserer Erziehung erscheint, wenn es also unmöglich ist, die äußeren Ereignisse objektiv wahrzunehmen, dann kann der Trick mit der so genannten „rosaroten Brille" wahre Wunder wirken. Was hindert Sie z. B. daran, der eigenen Wahrnehmung und Lagebeurteilung einen Hauch von Lebensfreude zu geben? Warum also nicht wenigstens im Geist hin und wieder die „rosarote Brille" aufsetzen? Was hätten Sie schon zu verlieren? Ihre schlechte Laune, Ihr Misstrauen den Mitarbeitern gegenüber oder Ihren Pessimismus? Darauf pfeifen Sie ganz einfach ab heute und lassen Lebensfreude und Abenteuer in Ihr Leben!

Lebenskraft aus Lebenskrisen

Sie kennen das Bild: Wenn gesagt wird, dass sich jemand oder etwas wie ein Phönix aus der Asche erhebe oder daraus aufsteige, dann wird durch dieses Bild ausgedrückt, dass nach scheinbarer Vernichtung, nach völligem Zusammenbruch eine kaum erwartete Wiedererstehung oder Neubelebung stattgefunden hat. Der Phönix war ein Fabelwesen der Antike. Die Ägypter verehrten ihn als Verkörperung des Sonnengottes; bei den Griechen war er Sinnbild des Lebens, das nach dem Tod neu entsteht. Nach der römischen Sage verbrennt sich der Phönix in gewissen Abständen immer wieder selbst und steigt dann aus der Asche wieder auf.

Wie Phönix aus der Asche aufsteigen heißt: neue Lebenskraft aus dem ziehen, was uns zu vernichten scheint. Dies gelingt mit der richtigen Einstellung und den geeigneten Schritten.

Das Sinnbild der Erneuerung ist eine geeignete Metapher für diesen Abschnitt. Sind unsere Lebenskrisen nicht auch Feuerproben, ja Scheiterhaufen, aus denen wir uns immer aufs Neue auf den Flügeln der Hoffnung mit frischer Lebenskraft erheben? Wir wollen allen in ausweglos erscheinenden Situationen Mut anhand der Lebensgeschichte von zwei Sportlern machen, die uns sehr nahe stehen.

Wie Phönix aus der Asche – um in diesem Bild zu bleiben – hat sich z. B. der Radsportler Lance Armstrong erhoben, der über Triathlon erfolgreicher Radprofi und zum Inbegriff von Lebenskraft, Seelenstärke und der Kraft des Willens wurde. Im Oktober 1996 schien seine Karriere beendet: Krebs wurde

Mut machende Beispiele aus der Welt des Sports: Lance Armstrong und Andreas Niedrig.

Ein Glaube, der Berge versetzen kann, ist auch ein unerschütterlicher Glaube an die eigene Kraft. Diesen unerschütterlichen Glauben an die eigene Kraft wünschen wir an dieser Stelle auch Jan Ullrich. Er kann diesen Glauben neu gewinnen, wenn er sich im Sinne des „LifePower"-Konzepts bewusst macht, dass nur er sich etwas beweisen muss, dass er im Sport wie im Leben nur zu gewinnen braucht, aber nicht siegen muss um jeden Preis! Jeder Mensch durchlebt Krisen: Entwicklungskrisen, Verlustkrisen, Beziehungskrisen, Sinnkrisen. Doch Krisen können nicht nur überwunden werden, sondern gleichzeitig den Eintritt in eine neue glückliche Lebensphase bedeuten.

diagnostiziert. Von den meisten schon abgeschrieben kämpfte Lance gegen die Zeit und den Krebs. Er besiegte die schreckliche Krankheit und startete bereits 1998 sein unglaubliches Comeback: Sieger der Luxemburg-Rundfahrt, der Rheinland-Pfalz-Rundfahrt und – Krönung seiner unbeugsamen Willensstärke – mehrfacher Sieger der Tour de France. Ein Todgeweihter, der sich nicht fallen ließ, dessen Lebensgeschichte gekennzeichnet ist von Zusammenbruch und Durchhaltewillen, von Verrat und Freundschaft, von Verzweiflung und Liebe, von der Hölle der Chemotherapie und der Zerstörung aller Lebenspläne. Das alles hat aus ihm einen *Leader voller Lebenskraft* gemacht, vor dem wir uns bewundernd verneigen.

Auch die Lebensgeschichte von Andreas Niedrig – wenn auch etwas anders gelagert – ist ein eindrucksvoller Beweis für die Richtigkeit der „LifePower"-Philosophie: „Du kannst über deinen Schatten springen und Grenzen überschreiten. Denn ein Glaube, der Berge versetzen kann, ist auch ein unerschütterlicher Glaube an die eigene Kraft."

Noch vor wenigen Jahren ein Junkie, ist Andreas heute ein Weltklasse-Triathlet, der sportliche Höchstleistungen liefert, Alkohol, Drogenhandel und Beschaffungskriminalität hinter sich gelassen hat. Ein toller Sportler und Mutmacher für viele Betroffene und ihre Angehörigen, der heute in seiner neu erworbenen Freiheit von einer ungeahnten Qualität des Lebens spricht und der zeigt, dass Alkoholismus und Drogenabhängigkeit kein unabänderliches Schicksal sind und es für jeden eine Chance gibt, den Weg aus dem Labyrinth der Sucht zu finden.

Jeder Mensch durchlebt Krisen, in denen sich sein Leben verändert, und er muss sich damit auseinander setzen. Der Schock, beraubt zu werden, Scheidung, Verlust des Arbeitsplatzes oder der Wohnung, ernsthafte Krankheiten können große Lebenskrisen auslösen, in denen man glaubt, sich nie mehr davon erholen zu können.

Manchmal trifft uns ein schwerer Schicksalsschlag, und kaum dass man damit fertig geworden ist, kommt der nächste Schock. Es kann sein, dass Sie in derselben Woche, in der Sie geschieden wurden, umziehen müssen, Ihr Kind krank wird oder Ihr neuer Partner den Job verliert.

Jeder erträgt solche Dinge bis zu einem bestimmten Punkt, bevor sich erste Risse zeigen. Es kann auch ein erfreuliches Ereignis sein, das einen umwirft, wenn es mit einem persönlichen Verlust zusammentrifft. Sie können nahezu im selben Augenblick von einer Beförderung erfahren und die Nachricht erhalten, dass ein lieber Angehöriger gestorben ist. Was immer die Ursachen für eine Krise sind und wie sie zusammentreffen – es kommt darauf an, sich selbst, seiner Familie und Freunden nicht zu verbergen, dass man leidet.

Krisen dürfen nicht verdrängt werden, sondern bedürfen der intensiven Auseinandersetzung. In schweren Fällen sollte dies mit professioneller Hilfe geschehen.

Eine Krise kann großen Einfluss auf die körperliche und geistige Gesundheit haben. Man muss sich daher mit ihr intensiv auseinander setzen und darf sie nicht verdrängen, damit Körper und Geist eine Chance haben, sich darauf einzustellen und die Balance wiederzugewinnen.

Obwohl Frauen eher in eine Lebenskrise zu geraten scheinen, weil sie oft zu geringes Selbstwertgefühl besitzen, haben auch Männer erheblich unter Krisen zu leiden. Sehr hohe Ansprüche auf der Managementebene verlangen stets gute Ergebnisse und damit verbunden hohen Zeitaufwand. Das kann Selbstvertrauen zerstören, Gesundheit und Sicherheitsgefühl ruinieren und zu der Erkenntnis führen, dass man nicht länger mithalten kann. Wenn Sie dem Druck allein nicht länger standhalten können, sollten Sie professionelle Hilfe suchen und auch mit Menschen Ihres Vertrauens offen über Ihr Problem reden.

»Die wahren Lebenskünstler sind bereits glücklich, wenn sie nicht unglücklich sind.« Jean Anouilh

Manchmal kann eine kleinere Krise schnell bewältigt werden, indem man ein paar Tage lang darüber nachdenkt und mit guten Freunden darüber spricht. Nach einem klärenden Gespräch sieht man die Dinge mit anderen Augen und findet eine neue Perspektive. Ein anderes Mal kann professionelle Hilfe notwendig sein, um einen Ausweg zu finden.

Unfall oder Krankheit, Attentat oder Verfolgung, Diskriminierung oder der Verlust des Jobs durch üble Intrigen – Schicksalsschläge dieser Art können uns vernichten, können aber auch Kräfte in uns wachrufen, von denen wir ohne diese Schicksalsschläge nichts erfahren, von denen wir vielleicht nicht einmal etwas geahnt hätten. Hier werden Krisen zur Basis kreativen Neubeginns. Hermann Hesse, der schwere Lebenskri-

Krisen und ihre Überwindung schaffen die Basis für kreativen Neubeginn.

„Und jedem Anfang
wohnt ein
Zauber inne."

sen durchlitten hat, fasst diesen Neubeginn in die schönen
Dichterworte:

„Es muss das Herz bei jedem Lebensruf
Bereit zum Abschied sein und Neubeginn,
Um sich in Tapferkeit und ohne Trauern
In andere, neue Bindungen zu geben.
Und jedem Anfang wohnt ein Zauber inne,
Der uns beschützt und der uns hilft, zu leben.
Wir sollen heiter Raum um Raum durchschreiten,
An keinem wie an einer Heimat hängen ..."

Selbstvertrauen – der Motor für den Erfolg

Nur wer sich selbst
bejaht, kann erfolg-
reich führen. Wer
sich selbst nicht
traut, kann anderen
nicht trauen.
Vertrauen ist die
Grundlage jeder
Beziehung – auch
der zu uns selbst.

Wer sich selbst nicht traut, kann anderen nicht trauen. Nur
wer sich selbst bejaht, kann erfolgreich führen. Wer von sich
eine schlechte Meinung hat, überträgt diese völlig unkritisch
auch auf andere. Vertrauen ist die Grundlage jeder Beziehung –
auch der zu uns selbst. Selbstvertrauen ist der Motor für den
Erfolg. Charaktere, die diese Lebensqualität besitzen, umsegeln
unversehrt alle Klippen, führen unmöglich erscheinende Pläne
aus und bleiben unbeschadet, wenn etwas nicht geklappt hat.
Wie kommen sie zu dieser Selbstsicherheit?

Die Auswertung psychologischer Fragebögen zeigt, dass
Selbstvertrauen je nach Situation unterschiedlich stark sein
kann. Menschen, die offensichtlich vor Selbstvertrauen strotzen,
antworten häufig: „Auf einer Party stehe ich gerne im Mittelpunkt, aber wenn ich singen soll, kriege ich keinen Ton heraus."

Es ist eine bekannte Tatsache: Jeder Mensch hat seine starken
und schwachen Seiten. Einige Manager haben uns z. B. erzählt,
dass sie völlig unsicher seien, wenn sie in wichtigen Meetings,
bei denen es um viel geht, auf Entscheidungsträger treffen,
die sie bisher noch nie gesehen haben und die sie strategisch
nicht ausreichend genug einschätzen können. Am einfachsten
ist es in solchen Situationen wohl, mehr Selbstsicherheit vor-
zutäuschen. Wissenschaftliche Untersuchungen haben außerdem ergeben, dass es meist schon hilft, nur so zu tun, als berste
man vor Selbstsicherheit. Wer sicher auftritt, dem glauben die

Menschen. Und dieser Glaube ist der stärkste Auftrieb für das Selbstvertrauen. So kann aus vorgetäuschter Zuversicht tatsächlich Stärke wachsen. Um Ihr Selbstvertrauen zu steigern, sollten Sie sich Situationen vorstellen, in denen Sie sich sicher fühlen. Wenn Sie spüren, wie gut es tut, sich selbst zu vertrauen, können Sie darauf aufbauen. Sie gewinnen mehr Sicherheit.

> *»Es gibt keine Grenzen. Nicht für den Gedanken, nicht für die Gefühle. Die Angst setzt die Grenzen.«*
>
> Ingmar Bergman

Suchen Sie sich dazu am besten Gebiete aus, auf denen Sie unsicher sind, etwa vor sehr großem Publikum zu reden. Versuchen Sie herauszufinden, was Sie daran erschreckt. Haben Sie Minderwertigkeitsgefühle? Dann sagen Sie sich einfach immer wieder, was für ein toller Typ Sie sind.

Versuchen Sie auch, sich eine Situation vor Augen zu führen, in der Sie viel Selbstvertrauen brauchen. Nehmen Sie beispielsweise an, Sie müssten vor einem internationalen Kongress eine größere Rede über Ihre Zukunftsvisionen halten und haben für die Vorbereitung ganze 24 Stunden Zeit. Jetzt stellen Sie sich vor, wie gelassen und überlegen Sie Ihre Rede halten, wie perfekt Sie aussehen und wie gut Sie sich fühlen. So wird die Angst vor möglichem Versagen in Selbstvertrauen verwandelt, und Sie werden erfolgreich sein. Im Selbstvertrauen kann man leben wie in gesunder Atemluft. Wir empfehlen zur Affirmation (siehe auch Seite 70) folgenden Monolog:

Durch Affirmation geben Sie Ihren Gedanken eine positive Richtung und verwandeln die Angst vor möglichem Versagen in Selbstvertrauen.

▶ Eventuelle Rückschläge und Misserfolge stecke ich weg und gehe neue Herausforderungen selbstbewusst an.

▶ Ich lasse mich nie durch andere entmutigen und übernehme keine negativen Urteile. Vielmehr baue ich darauf, dass gesundes Selbstvertrauen von der ständigen Regeneration lebt.

▶ Ich mache mir stets aufs Neue bewusst, welche Fähigkeiten und Chancen, Qualitäten und Erfolge ich habe. Trotz meiner Grenzen richte ich immer wieder den Blick auf die Stärken, stütze mich und baue darauf.

▶ Mein Selbstvertrauen will ich nie vom Urteil anderer abhängig machen, aber mich doch mit Kollegen auf der Führungsebene austauschen, um so die Gefahr der Selbstüberschätzung zu vermeiden, zugleich auch den anderen Selbstvertrauen zu vermitteln und ihr Selbstvertrauen zu respektieren.

▸ Als Gewinner mache ich Selbstvertrauen zu einem maßgeblichen Teil meiner Lebenskunst. Ich bleibe dabei selbstkritisch, stehe aber immer zu mir, wie ich bin.

Wissenschaftliche Studien belegen: Das positive Selbstbild ist eine wesentliche Eigenschaft von Gewinnern.

Das positive Selbstbild ist eine wesentliche Eigenschaft von Gewinnern. Das belegen auch detailliert wissenschaftliche Ergebnisse aus psychologischen Studien. Diese Erkenntnisse gelten auf der Führungsebene ebenso wie im Sport und in anderen Lebensbereichen. Man sollte sich daher immer bewusst machen: Karriere macht in erster Linie, wer unbeirrbar auf seinen Erfolg vertraut, Zweifel erst gar nicht zulässt und aus seiner Lebensfreude schöpft.

Werden Sie Unternehmer für LifePower und Lebensqualität

Ein weiterer Schritt, um erfolgreich im Beruf und persönlichen Leben zu sein, ist der, dass man eine Aufgabe, die keine Herausforderung darstellt und keine Abwechslung bietet, in etwas verwandelt, was unsere Ansprüche nach Neuem und Erfolg befriedigt. Auch hier muss man zusätzlich Energie aufwenden, will man die ersehnten Früchte der Arbeit ernten. Es liegt außerdem auf der Hand: Wer sich nicht anstrengt, für den bleibt ein langweiliger Job eben ein langweiliger Job. Die Lösung ist also im Grunde ganz einfach. Dazu gehört, dass man zunächst auf jeden einzelnen, mit der Arbeit verbundenen Schritt achtet und dann überlegt: Ist dieser Schritt wirklich notwendig? Wer braucht ihn? Und wenn er wirklich nötig ist – kann man ihn besser, schneller, effizienter ausführen? Welche zusätzlichen Maßnahmen können meinen Beitrag wertvoller machen?

Unsere Einstellung zur Arbeit schließt normalerweise ein, dass wir erhebliche Anstrengungen darauf verwenden, „Abkürzungen" zu nehmen oder möglichst in der „Komfortzone" zu verharren. Aber das ist eine kurzsichtige Strategie. Setzte man dasselbe Maß an Aufmerksamkeit in dem Bemühen ein, Wege zu finden, wie man am Arbeitsplatz und für die Familie mehr leisten kann, dann hätte man im Lebensunternehmen Beruf/persönlicher Alltag mehr Freude sowohl am Beruf als auch im privaten Bereich – und vermutlich auch mehr Erfolg. Werfen wir zur Veranschaulichung einen kurzen Blick auf bedeutende Entdecker.

Einige der bedeutendsten Entdeckungen stellen sich ein, wenn der Forscher, der einem Routinevorgang Aufmerksamkeit schenkt, etwas Neues und Ungewöhnliches bemerkt, das der Erklärung bedarf. Wilhelm C. Röntgen entdeckte in Würzburg die radioaktive Strahlung, als ihm auffiel, dass einige der fotografischen Negative Anzeichen einer Entwicklung zeigten, obwohl sie keinem Licht ausgesetzt waren; Alexander Fleming entdeckte das Penicillin, als er bemerkte, dass die Bakterienkulturen weniger dicht auf jenen Petrischalen wuchsen, die man nicht gesäubert hatte und die schimmelig waren; Rosalyn Yellow entdeckte die Radioimmunanalyse, nachdem ihr aufgefallen war, dass Zuckerkranke Insulin langsamer resorbieren als gesunde Patienten, anstatt schneller, wie man angenommen hatte.

In allen diesen Fallbeispielen – und die Annalen der Wissenschaft sind voll von vergleichbaren Beispielen – verwandelte sich ein uninteressantes Ereignis in eine bedeutende Entdeckung, die unser Leben veränderte, weil ihm niemand mehr Aufmerksamkeit schenkte, als die Situation zu verdienen schien. Hätte Archimedes, als er sich in die Badewanne setzte, lediglich gedacht: „Verflixt, ich habe den Fußboden wieder unter Wasser gesetzt, was wird bloß meine Frau dazu sagen?", hätte die Menschheit vielleicht einige weitere Jahrhunderte warten müssen, bis sie das Prinzip der Verdrängung von Flüssigkeiten verstanden hätte. Und Rosalyn Yellow schildert ihre Erfahrung mit den Worten: „Etwas steigt auf, und dann erkennt man, dass es geschehen ist." Das klingt etwas schlicht, aber die meisten Menschen sind normalerweise zu zerstreut, um zu erkennen, wann etwas wirklich Wichtiges geschieht. Das gilt für alle Bereiche im Leben, für die ganzheitliche LifePower die Zauberformel ist: im Beruf, im Sport und in allen anderen Lebensbereichen.

Ebenso wie winzige Veränderungen große Entdeckungen zur Folge haben können, so können auch kleine Änderungen

„Leben macht die Arbeit süß – Arbeit macht das Leben süß", ist ein zutreffender Slogan für Work-Life-Balance von Sabine Asgodom, dem wir uns gerne anschließen. Zur Präzisierung fügen wir aber hinzu, was Hesiod schon vor über 2700 Jahren erkannt hat: „Vor den Erfolg haben die Götter den Schweiß gesetzt." Diese Lebensweisheit hat sich im Grundsätzlichen bis auf den heutigen Tag als richtig erwiesen – auch unsere Spaßgesellschaft kann daran nichts ändern, wenn sie langfristig auf echte Lebensfreude nicht verzichten will.

»Für zwei einander ganz
entgegengesetzte Dinge sind
wir gleich sehr eingenommen:
für die Routine und
das Neue.«   Jean de la Bruyère

einen gefürchteten Routinejob in eine berufliche Leistung umwandeln, auf die man sich jeden Morgen aufs Neue freut. Erstens muss man der Aufgabe Aufmerksamkeit schenken, damit man ein tiefes Verständnis dafür entwickelt, was und warum etwas geschieht. Zweitens ist entscheidend, dass man nicht einfach passiv hinnimmt, dass sich eine Arbeit nur auf die bisherige Weise ausführen lässt. Und drittens muss man über verschiedene Alternativen verfügen und so lange mit ihnen experimentieren, bis man die bestmögliche Methode gefunden hat. Wenn ein Angestellter in eine gehobene Position befördert wird, dann liegt dies überwiegend daran, dass er sich so verhält, wie hier skizziert ist. Aber auch dann, wenn niemand davon Notiz nimmt, wird der Berufstätige, der seine LifePower auf diese Weise einsetzt, mehr Befriedigung in seiner Arbeit und in seinem Privatleben finden.

Der Appell
„Prioritäten setzen"
gilt Managern als
Selbstverständlich-
keit, die aber nicht
selten im Alltags-
stress auf der Strecke
bleibt, wenn dieser
Appell nicht jeden
Tag aufs Neue
im Bewusstsein
verankert wird.

Am Arbeitsplatz gibt es ebenso viele Quellen der Überlastung wie im Leben selbst: unerwartete Krisen, hohe Erwartungen, unlösbare Probleme aller Art. Wie erreicht man, dass sie nicht zu schädlichem Stress führen? Ein möglicher erster Schritt könnte sein, dass man unter den Anforderungen, die ins Bewusstsein dringen, Prioritäten setzt. Je mehr Verpflichtungen man hat, desto wichtiger wird es zu erkennen, was wirklich wesentlich ist und was nicht. Erfolgreiche Menschen erstellen häufig Listen oder zeichnen Flussdiagramme der Dinge, die zu erledigen sind; sie entscheiden rasch, welche Aufgaben sie delegieren oder „vergessen" können und welche sie selber angehen müssen, und in welcher Reihenfolge. Manchmal nimmt diese Tätigkeit die Form eines Rituals an, das – wie alle Rituale – zum Teil die Funktion hat, sich davon zu überzeugen, dass man die Dinge unter Kontrolle hat.

So nimmt sich ein Manager, den wir besonders schätzen, z. B. jeden Morgen Zeit, seine Prioritäten festzulegen: „Ich erstelle sehr gerne Listen. Ständig führe ich mehrere Listen der Dinge, die ich erledigen muss. Immer wenn ich fünf freie Minuten habe, setze ich mich hin und fertige Listen der Dinge an, um die ich mich kümmern muss ..."

Aber man muss gar nicht so systematisch vorgehen; manche Menschen vertrauen ihrem Gedächtnis und ihrer Erfahrung und treffen ihre Entscheidungen eher intuitiv. Wichtig ist, dass man seine eigene Strategie entwickelt, mit der man irgendeine Form von Ordnung schafft. Nach der Festlegung der Prioritäten befassen sich manche zuerst mit den einfachsten Aufgaben auf der Liste und schaffen so Raum für die schwierigeren. Andere gehen in umgekehrter Reihenfolge vor, weil sie meinen, dass sich die leichteren Dinge automatisch erledigen, sobald sie die komplizierten Punkte auf der Liste abgehakt haben. Beide Strategien funktionieren, aber bei unterschiedlichen Menschen. Entscheidend ist, dass jeder herausfindet, welches Vorgehen am besten zu ihm passt.

Dass man unter den unterschiedlichen Anforderungen, die sich dem Bewusstsein aufdrängen, eine Ordnung herstellt, spielt bei der Vorbeugung gegen Stress ebenfalls eine entscheidende Rolle. Die nächste Maßnahme besteht also darin, die eigenen Fähigkeiten mit den Anforderungen, die man vor Augen hat, zu vergleichen. Es wird Aufgaben geben, die man glaubt, nicht bewältigen zu können. Kann man sie also an jemand anderen delegieren? Kann man die erforderlichen Fähigkeiten rechtzeitig erwerben? Kann man Hilfe erhalten? Kann man die Aufgabe umwandeln oder in einfachere Teilaufgaben zerlegen?

Normalerweise liefert die Antwort auf eine dieser Fragen eine Lösung, die eine potenziell stressauslösende Situation in eine anspornende Herausforderung umwandelt. Nichts davon wird aber geschehen, wenn man auf die Überlastung, auf Druck passiv reagiert – wie ein Reh, das wie angewurzelt im Scheinwerferlicht eines herannahenden Autos stehen bleibt. Man muss Aufmerksamkeit in die Strukturierung von Aufgaben investieren, in die Analyse dessen, was erforderlich ist, um sie zum Abschluss zu bringen, ebenso in die Lösungsstrategien. Stress (siehe Näheres dazu Seite 79 ff.) lässt sich nur durch die Ausübung von Kontrolle minimieren. Aber obwohl wir alle über die für die Bewältigung von Belastung und Druck benötigte Energie verfügen, schaffen es nur wenige, diese Effizienz einzusetzen.

Der berufliche Werdegang kreativer Menschen liefert einige besonders erhellende Beispiele dafür, wie man die Arbeit den

Es lohnt sich, Aufmerksamkeit auch in die Strukturierung von Aufgaben zu investieren, ebenso in die Lösungsstrategien. Der berufliche Werdegang kreativer Menschen liefert anschauliche Beispiele dafür, wie man die Arbeit den eigenen Erfordernissen optimal anpassen kann.

Auch Unternehmen durchleben Krisen. Doch wo Krisen sind und scheinbar nicht enden wollen, gibt es auch Retter. Das Beispiel Porsche sollte Schule machen! Vor zehn Jahren noch in einer fast ausweglosen Situation, zählt die Firma Porsche heute zu den erfolgreichsten Unternehmen im deutschsprachigen Raum.

eigenen Erfordernissen anpassen kann. Die meisten kreativen Menschen folgen keiner Laufbahn, die man für sie festgelegt hat, sondern „erfinden" ihren Beruf neu im Zuge ihrer Arbeit. Künstler entwickeln ihren eigenen Stil zu malen, Komponisten ihren eigenen Musikstil. Kreative Wissenschaftler begründen neue wissenschaftliche Arbeitsgebiete und ermöglichen so ihren Nachfolgern, sich auf diesen Feldern auszuzeichnen. Vor Röntgen gab es keine Radiologen, ebenso wie es erst eine Nuklearmedizin gab, als Rosalyn Yellow und ihre Kollegen auf diesem Gebiet Pionierarbeit leisteten. Oder denken Sie, um in unsere unmittelbare Gegenwart zu führen – an die Automobilindustrie, wo es in schwierigen Krisen auch Retter gab, Beispiel Porsche. Im Jahr 1992 waren dort von 8000 Arbeitsplätzen 1500 akut gefährdet. Doch ein neuer, energiegeladener und kreativer Chef riss das Ruder herum. Sein Name: Dr. Wendelin Wiedeking. Der Fertigungsspezialist ging gründlich zur Sache und entrümpelte u. a. die Fertigung, indem er mit seinen Beschäftigten deren Arbeitsplätze und den Produktionsablauf reformierte. Wiedekings Maßnahmen griffen schnell, und schon bald brachte er die schwer angeschlagene Firma auf Erfolgskurs. Heute, nur zehn Jahre später, zählt die Firma Porsche zu den erfolgreichsten Unternehmen Deutschlands und muss auch international in der Automobilbranche keinen Vergleich scheuen.

Offensichtlich können aber nur sehr wenige Menschen völlig neue Formen der Arbeit auf den Weg bringen; zu viele Manager befinden sich auf eingefahrenen Gleisen und orientieren sich an herkömmlichen Karrieren. Doch selbst Routineaufgaben können von der Art, Energie anders einzusetzen, profitieren, die kreative Menschen in ihr Tun einbringen. Statt z. B. zermürbendes Warten auf Flughäfen in Kauf zu nehmen, kann diese Zeit sinnvoll genutzt werden, Routineangelegenheiten mit Hilfe des Diktafons zu erledigen. Auch manche spontane Idee in solchen oder ähnlichen Situationen ins Aufnahmegerät diktiert, wurde so zur Basis für die spätere Realisierung eines marktfähigen Produkts.

Neben der Arbeit gibt es noch einen zweiten wichtigen Bereich, der Auswirkungen auf die Lebensqualität hat: die zwischenmenschlichen Beziehungen. Allerdings stehen diese beiden Bereiche oft im Widerstreit miteinander, sodass ein Manager, der übermäßig viel arbeitet, möglicherweise seine Familie und Freunde vernachlässigt. Ein Manager, der sogar mehrere Patente hat und dessen Ehefrau sich häufig vernachlässigt fühlt, bringt zum Ausdruck, was wohl viele mit ihrer Arbeit tief verbundenen Menschen denken: „Wenn ich mich sehr intensiv mit einer Idee beschäftige, an der ich arbeite, verliere ich so sehr jegliches Zeitgefühl, dass ich ganz bei mir selbst bin. Was andere Leute sagen, höre ich überhaupt nicht. Man achtet auf keinen anderen Menschen. Und dann tendiert man dazu, sich von den Menschen langsam zu entfernen. Wäre ich ein normaler Mensch in einem normalen Beruf, dann würde ich vielleicht mehr Zeit zu Hause verbringen und mich stärker meiner Familie widmen. Vielleicht wäre also jemand, der seine Arbeit nicht so liebt, häufiger zu Hause."

> *»Auch im übertragenen Sinn ist der Mensch in seiner eigenen Haut nackt geboren und bedarf fremder bekleidender Stoffe, um sich genau in seiner eigenen Nähe zu wärmen, ja zu betonen.«* Ernst Bloch

An dieser Äußerung ist viel Wahres, und das hat einen einfachen Grund. Vorausgesetzt, dass die Aufmerksamkeit eine knappe Ressource ist, bleibt nicht mehr viel davon übrig, wenn unsere ganze Energie von einem einzigen Ziel in Anspruch genommen wird.

Es gibt auch hier einen Weg: Man kann dafür sorgen, dass sich die Belohnungen, die man aus dem Beruf und dem Privatleben bezieht, die Waage halten. Denn obwohl fast alle Menschen behaupten, sie würden ihrer Familie den höchsten Rang in ihrem Leben einräumen, halten sich nur sehr wenige – vor allem nur sehr wenige Manager – an dieses Bekenntnis. Gewiss, die meisten Manager sind überzeugt, dass sie ihr Leben ihrer Familie widmen, und von einem materiellen Standpunkt aus gesehen mag das sogar zutreffen. Um ein funktionierendes Familienleben zu garantieren, reicht es aber nicht, immer etwas im Kühlschrank, reichlich Wertgegenstände, stattliche Beträge auf dem Konto und mehrere Autos in der Garage zu haben. Jede soziale Gruppe wird durch zweierlei Formen von Energie zusammengehalten: durch die materielle Energie, die Essen, Wärme, Sorge um die körperlichen Bedürfnisse und Geld liefert und durch die seelische Energie der Menschen,

Wenn wir Führungskräfte nach konfliktlösenden Faktoren fragen, stellen wir fest, dass Wunsch und Wirklichkeit nicht übereinstimmen. Das trifft vor allem auf die Familie und Familienkontakte zu. Die Lösung des Problems heißt: Karriere und Leben – Familienleben gehören zusammen.

die den Zielen des anderen ihre Aufmerksamkeit widmet. Wenn Eltern und Kinder Gedanken, Gefühle, Aktivitäten, Erinnerungen und Träume nicht miteinander teilen, überdauert die Beziehung nur deshalb, weil sie materielle Wünsche und Bedürfnisse befriedigt. Als seelische Einheit wird sie dann nur auf sehr niedriger, primitiver Ebene existieren.

Erstaunlicherweise weigern sich viele Menschen, dieses Argument anzuerkennen. Besonders verbreitet ist offenbar die Einstellung, dass eine Familie von ganz allein funktionieren und es allen Mitgliedern gut gehen werde, wenn für die materiellen Bedürfnisse gesorgt ist. Dann gilt sie als warmer, harmonischer, ständiger Zufluchtsort in einer kalten und gefährlichen Welt. Z. B. trifft man nicht selten auf erfolgreiche Männer im Alter zwischen Ende 40 und Mitte 50, die total verblüfft sind, wenn sie plötzlich von ihrer Frau verlassen werden oder die Kinder in ernsthafte Schwierigkeiten geraten. Haben sie denn ihre Familie nicht immer geliebt? Haben sie nicht ihre ganze Kraft und Energie aufgewendet, um sie glücklich zu machen? Gewiss, man redete jeden Tag nur ein paar Minuten miteinander, aber was hätte man denn machen sollen, bei all den enormen Anforderungen im Beruf ... Es stimmt traurig, wenn man sieht, wie oft eine Beziehung auseinander bricht, weil sich die Beteiligten weigern anzuerkennen, dass sie den eigenen Interessen am ehesten dienen, indem sie dem Partner helfen, dass auch er eigene Interessen verwirklichen kann.

Falsche Vorstellungen vom Manager in der Unternehmenskultur westlicher Industrieländer verabschieden. Wir teilen die Auffassung von Gertrud Höhler, dass nicht gierigen Egoisten, sondern Sinnmachern, nicht dem Herrscher, sondern den Hirten, die sorgsam hüten, was ihnen anvertraut ist, die Zukunft gehört. Sie sind die besten Führungskräfte.

In der Unternehmenskultur westlicher Industrieländer ist der Held ein rücksichtsloser, von Konkurrenzdenken geprägter Mann mit einem riesigen Ego. Leider entsprechen einige Spitzenunternehmer, Manager und oberste Führungskräfte großer Konzerne tatsächlich dieser Vorstellung. Doch es ist auch beruhigend zu wissen, dass man nicht nur mit aggressivem Egoismus zum Erfolg kommt. Vielmehr versuchen Führungskräfte in den meisten stabilen und gut geführten Unternehmen, jene Arbeitnehmer zu fördern, die ihre ganze seelische Energie nicht in das eigene Vorwärtskommen investieren, sondern einen Teil für die Förderung der Unternehmensziele aufwenden. Diesen Führungskräften ist bewusst, dass das Unternehmen am Ende darunter leiden wird, wenn die oberste

Geschäftsleitung ausschließlich aus gierigen Egoisten besteht.

Jürgen ist einer der Manager, mit denen wir gesprochen haben, der zehn Jahre lang verzweifelt versucht hatte, seine Vorgesetzten zu beeindrucken, um befördert zu werden. Jürgen arbeitete 70 Stunden und mehr die Woche, selbst wenn das, wie er wusste, nicht nötig war, und vernachlässigte seine Familie und seine persönliche Weiterentwicklung. Um seine Wettbewerbsvorteile zu steigern, versuchte er, so viel Anerkennung wie möglich für seine Leistungen zu erhalten – selbst wenn dies bedeutete, Kollegen und Untergebene in einem ungünstigen Licht erscheinen zu lassen. Doch trotz aller Bemühungen wurde er bei wichtigen Beförderungen übergangen. Schließlich fand er sich damit ab, dass er nicht weiter aufsteigen würde, und beschloss, seine Belohnungen anderswo zu suchen. Er verbrachte mehr Zeit mit der Familie, fing an zu laufen und engagierte sich in unterschiedlichen Projekten innerhalb der Gemeinde. Weil er sich nicht mehr so sehr anstrengte, verhielt er sich am Arbeitsplatz entspannter, weniger egoistisch und objektiver. Allmählich handelte er sogar eher wie eine Führungskraft, die ihre persönlichen Interessen zum Wohl des Unternehmens hintanstellt. Nun hatte er dem Firmenchef endlich imponiert. Solche Leute brauche man an der Unternehmensspitze, hieß es. Nachdem Jürgen seinen übertriebenen Ehrgeiz aufgegeben hatte, wurde er bald befördert.

So etwas geschieht gar nicht selten: Wem man eine Führungsposition anvertraut, für den ist es hilfreich, nicht nur die eigenen Ziele zu verfolgen, sondern auch die der anderen zu fördern.

Kollegiale Verhältnisse am Arbeitsplatz sind wichtig, aber unsere Lebensqualität hängt auch von den Begegnungen mit anderen Menschen außerhalb des Berufslebens ab. Wenn sich

> »Alles wirkliche Leben ist Begegnung.« Martin Buber

daher im Beruf und in zwischenmenschlichen Beziehungen eine Work-Life-Balance einstellt, dann wird sich die Qualität unseres Alltagslebens verbessern. Aber dies erreicht man weder durch Tricks und Kniffe noch durch mühelose Abkürzungen. Um ein Leben zu führen, das all seine Möglichkeiten des Erlebens ausschöpft, bedarf es eines großen Engagements, bei

Ganzheitliche Manager sind Lebensunternehmer mit ausgeprägtem Sinn für Lebensqualität. Sie sehen eine Tabellenkalkulation mit denselben Augen wie einen Berggipfel, sie behandeln den Hausmeister wie ihren wichtigsten Kunden.

dem keine Gelegenheit unerkundet bleiben und jede Möglichkeit für Lebensqualität ausgeschöpft werden sollte. Die Frauen und Männer, die Kopf, Herz und Seele zu gleichen Teilen nutzen und die wir als ganzheitliche Manager gerne Lebensunternehmer nennen, haben es geschafft, eine Verbindung zwischen ihrem eigenen seelisch-geistigen Kern und dem ihrer Mitarbeiter und der Welt, in der wir leben, herzustellen und zu bewahren. Dazu erzählte uns ein Manager, der seine Fragmentierung überwand, zur ganzheitlichen Führungspersönlichkeit gereift ist und heute sehr erfolgreich als oberste Führungskraft wirkt, folgende Begebenheit:

„Nachdem ich mein Studium abgeschlossen hatte und etwa zehn Jahre berufstätig gewesen war, fühlte ich mich ziemlich elend. Obwohl ich mit gesundem Ehrgeiz in diesen zehn Jahren ziemlich erfolgreich gewesen war, frustrierte mich mehr und mehr die Befürchtung, dass ich es nie bis ganz oben schaffen würde. Mein Büro war in der sechsten Etage eines 13-stöckigen Gebäudes, und ich erinnere mich noch gut daran, wie ich aus dem Fenster sah und dachte, dass der sechste Stock die Etage meines Lebens sei. Ich saß hier irgendwie fest – auf knapp halbem Weg nach oben. Da ich ebenso fleißig, erfolgreich und nicht weniger intelligent als die andern zu sein schien, hatte ich für diese Stagnation zunächst keine Erklärung. Plötzlich hatte ich die Antwort – ich war fragmentiert, ich führte als gespaltener Mensch eine Art Doppelleben. Während der Arbeit gab ich vor, der rasende ICE von einem Menschen zu sein, der sich *nur* auf Leistung und Zahlen konzentrierte. Außerhalb der Arbeit aber faszinierten mich Menschen, die Wert auf Lebensqualität legten, und ich verbrachte in meiner Freizeit viele Stunden in Buchhandlungen und dort in Abteilungen mit Büchern über Psychologie, Geist und Psyche, Publikationen über Lebenssinn. Schließlich warf ich mein bisheriges Konzept weg, schrieb ein neues, überwand meine Spaltung und fand zur Ganzheitlichkeit. Auf diesem Weg spürte ich, wie sich in meinem Körper etwas bewegte – so, als ob ich erneut zusammengesetzt würde. Ich habe meine Fragmentierung überwunden, ich bin *ganz* so, wie ich tatsächlich mit *Kopf, Herz* und *Seele* bin – und zwar in allen Lebensbereichen. Was ich zuvor für unmöglich hielt, ist fast ‚nebenbei'

eingetreten: Ich sitze heute als Mitglied des Vorstands in der
13. Etage, erzähle meinen Mitarbeitern gerne diese Begebenheit, um so auch ihnen möglichst anschaulich Ganzheitlichkeit zu vermitteln." Ein weiteres gutes Beispiel für mentales
Erwachen, das die Karriere *und* das Leben des Betreffenden
nachhaltig positiv beeinflusste.

Die richtige Motivation

Wir verstehen unter *Motivation* die Bezeichnung für alle Prozesse, die körperliche und seelisch-geistige Vorgänge auslösen,
steuern oder aufrechterhalten. Der Begriff der Motivation wird
verwendet, um die Bevorzugung ganz bestimmter Handlungen,
die Intensität von Reaktionen und das Durchhaltevermögen
bei der Verfolgung von Zielen zu erklären. Artspezifisches und
individuelles Verhalten kann durch Motivation erklärt werden.
Das wird deutlich, wenn wir die Antworten auf Fragen wie die
beiden folgenden suchen:

Warum sind manche Menschen erfolgreich und andere nicht? Warum z. B. sind
manche Menschen in der Lage, den Bodensee zu durchschwimmen und andere
stehen nur hilflos winkend am Ufer? Sie
führen wahrscheinlich die Unterschiede
zwischen den Menschen teilweise auf genetische Faktoren wie z. B. auf den Körper-
bau zurück, und das ist auch richtig. Aber

> *»Die meisten Führungskräfte
> zögern, ihre Leute mit dem Ball
> laufen zu lassen. Aber es ist
> erstaunlich, wie schnell ein
> informierter und motivierter
> Mensch laufen kann.«* Lee Iacocca

Sie wissen auch, dass manchen Menschen einfach weit mehr
als anderen daran gelegen ist, den Bodensee zu durchschwimmen. Damit sind wir schon beim Kern der Antwort: Diese
Menschen haben eine Imagination, einen Traum, den sie unbedingt realisieren wollen.

Gönnen Sie sich täglich einen Traum. Wenn Sie sich z. B.
auf Ihren ersten Marathon vorbereiten – laufen Sie im Geist
überglücklich durchs Ziel, ernten Sie für die viele Mühe, die
Sie am Arbeitsplatz für die Lösung eines größeren Problems
aufbringen, in Gedanken die Anerkennung des Firmenchefs
und Ihrer Mitarbeiter. Aber Vorsicht: Stecken Sie die Ziele in

Realisieren Sie Ihre Imaginationen und Träume! Was Sie sich nicht vorstellen können, erreichen Sie in aller Regel auch nicht: im Beruf, im Sport und im persönlichen Alltag.

Ihren Träumen nicht zu hoch und bleiben Sie realistisch – sonst bleiben es unrealistische Träume!

Machen Sie sich Ihre eigenen Fähigkeiten bewusst, indem Sie sich in Erinnerung rufen, wie Sie etwas Herausragendes geleistet oder eine besonders schwierige Situation gemeistert haben. Vergegenwärtigen Sie sich stets, wenn ähnliche scheinbar unlösbare Fälle anstehen. Rufen Sie sich immer wieder ins Gedächtnis, dass Sie ja bereits ausreichend Vorarbeit geleistet haben und dass auch eine jetzt anstehende Bewährungsprobe auf Ihrem Weg zum beruflichen oder sportlichen Ziel dazu gehört. Es ist kein Zufall, dass schon der lebensweise Goethe schrieb: „Gott gibt die Nüsse, aber er beißt sie nicht auf." Es führt zu einem gewaltigen Motivationsschub, wenn Sie sich daher klar machen, dass Sie die Bewältigung einer bestimmten Aufgabe dem Gesamterfolg ein ganzes Stück näher bringt. Belohnen Sie sich mit Vorstellungen, die veranschaulichen, was Sie Schönes nach den unangenehmen Dingen erwartet. Schmieden Sie Pläne für die Zeit nach der Bewährungsprobe. Vergessen Sie aber nicht, dass auch diese Pläne von der Lösung der bevorstehenden schwierigen Aufgabe abhängig sind. Dazu am besten wieder ein konkretes Beispiel aus dem Sport: Wenn Ihnen manchmal die Überwindung zum Training sehr schwer fällt, die Motivation ohnehin schon aufgrund körperlicher Belastungen sinkt, und jetzt auch noch die Angst vor dem Versagen im Wettkampf hinzukommt, dann malen Sie sich doch einfach die Vorstellung aus, sich selbst besiegt und Ihr Ziel erreicht zu haben.

Leistungsmotivation ist trainierbar wie das Üben in Sportdisziplinen. Zielvorstellungen verbunden mit klaren Vorstellungen über den Nutzen sind die besten Voraussetzungen.

Damit Sie dies gerne in Ihrem Bewusstsein halten und auch an solchen Tagen etwas für sich tun, an denen Sie am liebsten gar nichts machen möchten, empfehlen wir nach unseren eigenen Erfahrungen die Orientierung an diesen und ähnlich positiven Konzepten bzw. Zielvorstellungen. Z. B.: Ich tue etwas für meine geistige und ebenso für meine körperliche Fitness, weil ich

▸ den ganzen Tag über gelassen sein möchte (Psyche),
▸ mein Leben besser im Griff haben will (Geist),
▸ überflüssige Pfunde loswerden (Körper) und mein Wohlfühlgewicht halten will.

Leistungsmotivation ist also erlernbar. Bei vielen Menschen liefert das Bedürfnis, etwas zu leisten, die Energie für das Ingangsetzen und Steuern vieler Verhaltensweisen. Das Bedürfnis nach Leistung entsteht zuerst in unserer Fantasie, die in Reaktion auf bestimmte Bilder entwickelt und verstärkt werden kann. Umgekehrt zeigt sich, dass Sie das, was Sie sich nicht vorstellen können, kaum erreichen werden.

Immer wieder ist die Forschung auch der Frage nachgegangen, wo die Ursachen für die Fähigkeit bzw. Unfähigkeit liegen, Misserfolge zu vermeiden. Es stellte sich dabei heraus, dass das ganze Geheimnis offensichtlich im Gegensatz *Optimismus-Pessimismus* liegt. Diese beiden Lebensauffassungen beinflussen Motivation, Stimmung und Verhalten auf bemerkenswerte Weise. Die Grundlage für die Bestimmung dieser Erklärungsstile bildeten Beschreibungen in Selbstbeurteilungsfragebögen und in bestimmten Aussagen (in Zeitungen, Pressekonferenzen und Therapieprotokollen). Jede Äußerung über die Ursachen eines bestimmten Lebensereignisses wurde von Experten auf den Dimensionen intern-extern, stabil-variabel und global-spezifisch beurteilt. Danach wurde ein Profil der Ursachenzuschreibungen einer Person erstellt, anhand dessen sie als *Pessimist, Optimist* oder *anderer* (Restkategorie) klassifiziert wurde:

Vermeidung von Misserfolgen und was die Forschung dazu herausgefunden hat.

> »Für den Optimisten ist das Leben kein Problem, sondern bereits die Lösung.«
>
> Marcel Pagnol

▶ Der Pessimist ist dadurch gekennzeichnet, dass er die Ursache des Misserfolgs auf Faktoren bezieht, die er nach seiner Meinung nicht beeinflussen kann. Darüber hinaus wird die ungünstige Situation wie ein unabänderliches Schicksal als stabil und global angesehen: „Es wird sich nie ändern und es wird sich auf alles andere auswirken."

▶ Ein Optimist sieht einen Misserfolg als Resultat von Ursachen, die er nicht beeinflussen kann: „Die Erwartungshaltung des Aufsichtsrats und der Aktionäre ist völlig unrealistisch" – und als Resultat von variablen und spezifischen Ereignissen: „Wenn ich das nächste Mal strategisch besser vorgehe, werde ich mein Ziel erreichen, und dieser eine Rückschlag wird keinen Einfluss darauf haben, wie ich mit anderen, mir wichtigen Aufgaben fertig werde."

Sehen Sie also nach vorn, als Optimist werden Sie auch nie Probleme mit der richtigen Motivation haben.

◼ Leistung und Erfolg beginnen im Kopf

»Es ist der Geist, der sich den Körper baut.« Friedrich Schiller Neben dem Wunsch, erfüllt und glücklich zu leben, gesund und fit alt zu werden, zählt verständlicherweise ebenso sehr die Hoffnung, vital und leistungsfähig zu sein bzw. zu bleiben – nicht nur in jungen Jahren, sondern auch im mittleren und höheren Lebensalter.

Sehen wir uns um: Ungeachtet des Jugendkultes in den Medien sind es Menschen im mittleren und höheren Lebensalter, also um die 40/50 und darüber, die überall im Zentrum wirken. Ob in der Regierung, in den Vorständen großer Unternehmen oder in der Wissenschaft – es sind die Menschen im reiferen Alter, die das Steuer in der Hand halten und viel bewegen. Sie bringen reiche Erfahrung mit, souveränes Wissen und Leistungsfähigkeit – sofern sie mental und körperlich fit sind.

Leistungsfähigkeit und geistige Beweglichkeit durch mentales Training

Wer mental fit ist, spürt die Ausstrahlung auf seinen Körper. Und wer physisch auf der Höhe ist, hat sehr gute Voraussetzungen, auch im Kopf fit zu bleiben. Viele Menschen altern beispielsweise vorzeitig, weil sie sich innerlich und oft unbewusst für das Altsein entschieden haben. Sie haben als Ziel die Pensionierung vor Augen, sehen überall ein Haar in der Suppe und verkennen, dass das Leben die Arbeit und umgekehrt die Arbeit das Leben süß machen kann. Andere dagegen – und dazu zählen sicher auch Sie – wählen einen besseren Weg. Sie denken sich fit, sie denken positiv. Das Glas ist für sie nicht halb leer, sondern noch halb voll.

Wer mental fit ist, spürt auch die Ausstrahlung auf seinen Körper. Diese Wechselwirkung gibt es ebenso umgekehrt: Wer physisch auf der Höhe ist, hat sehr gute Voraussetzungen, auch im Kopf fit zu bleiben.

Wer als Führungspersönlichkeit in einem fordernden, interessanten Beruf steht und ein ebenso erfüllendes Privatleben führt, hat in aller Regel wenig Anlass, sich über nachlassende Fitness im Kopf Gedanken zu machen. Wer Kinder hat, weiß, dass ihre unerschöpfliche Neugier und die Beantwortung ihrer bohrenden Fragen den Kopf ebenfalls in Schwung halten. Generell gilt: Man kann nicht früh genug beginnen, auch das Gehirn zu trainieren. Denn: Wie jeder Teil unseres Organsystems altert auch das Gehirn.

Mentale Stärke ist Voraussetzung dafür, die geistigen Energiequellen umfassend nutzen zu können. Es besteht ein enger Zusammenhang zwischen geistiger Beweglichkeit, Leistungsfähigkeit und körperlichem Wohlbefinden.

Ab dem 25. Lebensjahr verlieren wir täglich im Durchschnitt 100 000 bis 170 000 Gehirnzellen. Vor allem Alkoholmissbrauch und Rauchen greifen zusätzlich die Hirnsubstanz an. Wir verfügen allerdings über rund hundert Milliarden Hirnzellen, und die meisten Menschen kommen im Lauf ihres Lebens gar nicht dazu, ihr kreatives und intellektuelles Potenzial auch nur annähernd auszuschöpfen. Wer aber lebenslang neugierig bleibt, soziale Kontakte pflegt und gezielt etwas für sich tut, schneidet besser ab als der Durchschnitt.

Die beste Zeit für rasches, intensives Lernen ist natürlich die Jugend. Bahnbrechende Spitzenleistungen des menschlichen Denkens wie etwa in der Informatik oder in der Physik sind nur bis etwa 30, 35 möglich. So brachte z. B. Albert Einstein in jungen Jahren das herkömmliche Weltbild zum Einsturz, später kam von ihm nichts vergleichbar Bahnbrechendes mehr. Ab etwa 45 Jahren nehmen beim Menschen einige Hirnleistungen ab: So gehen die Konzentrations- und Reaktionsfähigkeit zurück, das Kopfrechnen und der rasch aktivierbare Wortschatz.

Der ältere Mensch kann dies aber mit seiner Kompetenz und Lebenserfahrung weitgehend ausgleichen. In vielem hat er sehr viel mehr Routine und Umsicht. Und wenn er sich geistig fit gehalten hat, nimmt er es auch noch im höheren Alter mit den Jüngeren auf.

Die schnell abrufbare Leistung des Gehirns mag in späteren Lebensjahren geringer sein, der Kreativität – *»Fange nie an aufzuhören, höre nie auf anzufangen.«* Prof. Dr. Ursula Lehr

verbunden mit Professionalität, Souveränität, Enthusiasmus, intellektueller Neugier und Leistungsbereitschaft – sind kaum Altersgrenzen gesetzt. Dies dürfte der Grund sein, weshalb z. B. ein größeres Ingenieur-Büro in Baden-Württemberg für Projektmanagement verstärkt erfahrene und verhandlungs-

Der Geist ist
demselben Gesetz
unterworfen wie
der Körper. Beide
können durch be-
ständige Nahrung
bis ins hohe Alter
wertvolle Dienste
leisten.

sichere „alte Hasen" ab 50 engagiert. Auch dieses Beispiel sollte Schule machen.

Bei geistig aktiven Menschen lässt die Gehirnleistung auch bis ins hohe Alter nicht nach. Vergegenwärtigen wir uns nur, wie viele Wissenschaftler, Unternehmer, Politiker, Schriftsteller und Schauspieler mit 70, 80 und älter noch geistig völlig präsent sind. Wir bewundern beispielsweise Leistungen eines über 90 Jahre jung gebliebenen Johannes Heesters. Auch Königin Elisabeth I., „Queen Mum", die noch im Alter von 100 ihre Frau stand, ist ein gutes Beispiel für geistige Präsenz und Ausstrahlung im hohen Alter.

Dennoch dürfen wir nicht übersehen: Im Lauf der Jahre lässt das Gedächtnis nach, das Lernen fällt nicht mehr so leicht, wir haben Probleme damit, uns auf Neues einzulassen. Im Gehirn verfallen manche Verbindungen zwischen den Nervenzellen, in den Blutgefäßen gibt es hemmende Ablagerungen, die Sauerstoffzufuhr wird schlechter. Das führt dazu, dass heute in den Industrienationen jeder Zehnte über 65 unter Hirnleistungsstörungen leidet. Die gute Nachricht lautet: Das müsste nicht sein, wenn rechtzeitig vorgebeugt und regelmäßig mentales Training durchgeführt würde, denn durch frühzeitiges Training lässt sich der schleichende Verfall des Gehirns aufhalten und kompensieren und lassen sich die Leistungsgrenzen bis ins hohe Alter deutlich verschieben.

Wir verstehen unter mentalem Training alle Strategien und Übungen, die auf einem grundlegenden und ganzheitlichen Prinzip beruhen – der Tatsache nämlich, dass man Geist und Psyche genauso trainieren kann wie den Körper.

Obwohl wir alle bestimmte angeborene Merkmale besitzen und individuellen Beschränkungen unterworfen sind, können doch die meisten Menschen durch eifriges Üben und Trainieren ihre körperlichen Leistungen verbessern. Inzwischen ist auch wissenschaftlich erforscht und belegt, dass das Gleiche für geistige Fähigkeiten gilt (siehe dazu Serviceteil Seite 205 f.). Das Ziel ist ebenso klar: mentale Stärke erreichen und dauerhaft stabil halten.

Mentale Stärke entscheidet also nicht nur im Sport über Sieg oder Niederlage, denn wir kennen auch aus anderen Lebensbereichen das Problem, dass unser tatsächliches Können nicht voll zur Geltung gebracht werden kann, wenn mentale Stärke fehlt.

Diese Fähigkeit zu völliger Konzentration, zum Abschalten unter Stress, ebenso Selbstbewusstsein und Motivation können mit speziellen Übungen erwiesenermaßen trainiert bzw. erlernt werden. Dies gelingt einerseits mit rein mentalen Techniken und andererseits, indem man diese Techniken und Übungen durch bestimmte Körperbewegungen und -positionen verstärkt. Beide Methoden sind sehr erfolgreich. Im letzten Abschnitt dieses Kapitels (siehe Seite 87 ff.) halten wir empfehlenswerte Übungen für Sie bereit.

Entscheidend für mentale Fitness ist, dass durch geistige Tätigkeit das neuronale Netz unseres Gehirns gestärkt wird. Je intensiver dieses Netz verästelt ist, umso besser ist dies für unsere geistige Leistungsfähigkeit. Wir können zwar nicht die Zahl der Gehirnzellen vergrößern, aber die Verbindungen zwischen ihnen pflegen und erhalten. Unser Gehirn lässt sich also trainieren – wie ein Muskel. Wir gehen darauf in den Abschnitten Seite 53 ff. und Seite 62 ff. näher ein.

Aus unserer Lebenspraxis und aus wissenschaftlichen Untersuchungen über die Leistungsfähigkeit wissen wir, welch entscheidenden Einfluss unsere Gedanken und Gefühle darauf haben. Dazu zählt vor allem, dass es möglich ist, unbewusste und nach eigener Gesetzmäßigkeit ablaufende Körperfunktionen wie Herzschlag, Hauttemperatur, Muskelspannung und emotionale Reaktionen auf Stresszustände mit unserem Willen zu kontrollieren (siehe dazu Seite 87).

Immer mehr Menschen wissen heute zwar, dass die seelisch-geistige Verfassung und damit ihre Gedanken und Gefühle die Energiebereitstellung, die Leistung und den Erfolg entscheidend beeinflussen, andererseits glauben aber noch zu viele, dass die Fähigkeit zu Anspannung, Entspannung und Konzentration ein individuelles Persönlichkeitsmerkmal sei. Richtig ist jedoch, dass sich jeder Mensch diese Grundvoraussetzungen aneignen oder sie noch verbessern kann. Die Tricks, Tipps, Übungen und Techniken, die wir für Sie bereithalten und mit konkreten Beispielen untermauern, führen zur Steigerung Ihrer Leistungsfähigkeit und bewirken, dass Leistung generell effektiver wird und sogar mehr Spaß macht.

Menschen, die richtig denken, lassen sich durch Gemütsbewegungen nicht hinreißen, Vernunft und Willen außer Acht zu lassen. Sie vereinigen ihre Gedanken mit ihrer Vernunft und ihrem Willen.

Es ist eine bekannte Tatsache: Immer wieder geraten wir in Situationen, in denen es uns nicht leicht fällt, die Verantwortung für unser Leben zu übernehmen. Oft fällt es uns schwer zu glauben und zu akzeptieren, dass das, was uns umgibt und uns widerfährt, von uns selbst herbeigeführt worden sein soll. Und dennoch – ob bewusst oder unbewusst, ob gewollt oder ungewollt –, stets gilt als Basis:

▶ Tief in unserem Innern haben wir jede Situation, jedes Geschehen, jedes Ereignis beeinflusst und herbeigeführt.

▶ In unserem Innern liegt die Ursache für den Verlauf und den Ablauf unseres Lebens.

Deshalb ist es so wichtig, dass wir an unsere innersten, verschütteten Gedanken und Gefühle herankommen. Wir müssen sie ans Licht bringen, um sie gegebenenfalls vollständig beseitigen zu können. Wir müssen sie aus der Welt schaffen, wenn sie uns bisher keinen Segen gebracht haben, um uns mit neuen Gedanken und Gefühlen eine neue Welt zu schaffen. Es mag wie eine Binsenweisheit klingen, muss aber dennoch stets aufs Neue in unser Bewusstsein gerückt werden: Wir Menschen leben gleichzeitig in zwei Welten – in der inneren Welt unserer Gedanken und Gefühle und in der äußeren Welt.

»Kein Ereignis hat irgendeine Macht über mich, außer der, die ich ihm in meinen Gedanken gebe.« Anthony Robbins

Beide Welten wirken aufeinander ein, zwischen beiden besteht eine innige Wechselbeziehung. Diese enge und einzigartige Verbindung zwischen unseren Gedanken und Gefühlen und dem, was wir die „materielle Welt" nennen, können wir als Ressource nutzen, um unser Leben in die von uns gewünschten Bahnen zu lenken. In dem Maß, in dem wir diesen Zusammenhang erkennen, liegt zugleich unsere große Chance. Daraus folgt, dass die äußere Welt nicht so bleiben muss, wie sie ist, sofern wir unsere Innenwelt, unsere Gedanken und Gefühle, verändern. Auf den Punkt gebracht:

▶ Wenn wir uns – und damit unsere Gedanken und Gefühle – ändern, ändert sich auch alles um uns herum.

„Wie innen – so außen" lautet eine lebensweise Redensart. Wir müssen uns deshalb entscheiden, von welcher dieser beiden Welten wir uns beherrschen lassen wollen: von der inneren

Welt oder der äußeren Welt. Lassen wir uns von der materiellen Welt zu sehr beherrschen oder gar erdrücken, so werden wir Opfer und Sklave der äußeren Welt.

Entscheiden wir uns hingegen für unsere innere Welt, so werden wir zum Meister der materiellen Welt und damit zum Meister unseres Lebens. Diese äußere materielle Welt, die Welt unseres Berufs, unseres Alltags und die Welt höchst unterschiedlicher Ereignisse ist nichts anderes als das Spiegelbild unserer inneren Welt.

Die äußere Welt zeigt uns klar und unmissverständlich, wie es tief in uns drinnen aussieht. Anders ausgedrückt: Die Art unserer Gedanken und Gefühle entscheidet über die „Pole" bzw. „Gegenpole"

▶ Erfolg oder Misserfolg,
▶ Gesundheit oder Krankheit,
▶ Armut oder Reichtum,
▶ Beliebtheit oder Unbliebtheit.

Wir empfehlen daher, jeden Tag mit einem Power-Monolog zu beginnen. So können Sie Ihren Gefühlen und Gedanken Kraft und eine positive Richtung geben.

Wenn Sie sich z. B. als Verkaufsleiter für einen neuen Job bewerben, könnte Ihr Power-Monolog etwa so aussehen:

▶ Ich kann ausgezeichnet mit Menschen umgehen.
▶ Ich bin aufgeschlossen und sehr kommunikativ.
▶ Ich arbeite gern mit Menschen zusammen.
▶ Ich bin der geborene Verkäufer.
▶ Ich war in allen bisherigen Positionen meiner Karriere gut.
▶ Ich bin glaubwürdig.
▶ Ich kann mich und andere motivieren.
▶ Ich bin talentiert.
▶ Ich genieße meine positive Wirkung auf andere.
▶ Ich habe alles im Griff.
▶ Ich erreiche, was ich mir zum Ziel gesetzt habe.

Die Affirmationen in diesem Beispiel sind modifizierbar, und Sie können diese Verstärker jeweils individuell auf Ihre Ziele zugespitzt einsetzen. Ohne Affirmationen wie in diesem Power-Selbstgespräch könnten Sie natürlich auch in das Vorstellungsgespräch gehen und die (vage) Hoffnung hegen, dass man Ihnen den attraktiven Job gibt. So aber gehen Sie in der Gewissheit

Unser Tipp:
Beginnen Sie jeden Tag affirmativ mit einem Power-Monolog. So können Sie Ihren Gefühlen und Gedanken die Stoßkraft für das geben, was Sie sich jeweils schwerpunktmäßig vorgenommen haben.

Arbeitsbelastung von Managern in Deutschland. Quelle: Kienbaum Consultants International GmbH. Wie setzen Europas Top-Manager ihre Zeit ein? Ergebnis einer internationalen Befragung.

Arbeitsbelastung
- 60 % der Führungskräfte arbeiten 60 bis 80 Stunden pro Woche
- 54 % arbeiten jedes Wochenende, 80 % an mindestens jedem zweiten Wochenende
- Die meiste Zeit benötigen deutsche Manager für Reisen

Regenerationsphasen
- 41 % machen dreimal im Jahr Ferien, 32 % zweimal
- 50 % haben mehr als 25 Urlaubstage, 34 % 20 bis 25 Urlaubstage
- 97 % sind rund um die Uhr erreichbar

Freizeit
- 38 % der Zeit werden mit der Familie verbracht
- 50 % hätten gern mehr Zeit für Sport, Hobbys, Kultur

Gesundheit
- 38 % achten auf ihre Gesundheit
- 53 % beschäftigen sich zeitweise damit

zum Vorstellungsgespräch, dass Sie die erforderlichen Voraussetzungen mitbringen. Weitere Beispiele dafür finden Sie in der einschlägigen Literatur (siehe Serviceteil Seite 205 ff.).

»Die kleinen Alltagsleistungen setzen viel mehr Energie in die Welt als die seltenen heroischen Taten.« Robert Musil

Damit mentales Training tatsächlich Erfolge zeigt, muss man es – genauso wie andere Fertigkeiten auch – regelmäßig betreiben wie Sport für die körperliche Fitness. Wie oft oder wie lange trainiert werden sollte, muss sich nicht nach starren Regeln richten und hängt maßgeblich von der Wahl der Methode ab, außerdem davon, ob man mit körperlichen Übungen beginnt oder mit den auf den Seiten 87 ff. erläuterten Praktiken. Wir empfehlen, mentales Training wenigstens dreimal wöchentlich durchzuführen. In den ersten zwei bis drei Wochen sehen Sie möglicherweise noch keine Resultate, doch durch ständiges Training werden langsam subtile Veränderungen spürbar. Dazu gehört vor allem das Gefühl der Harmonie mit sich und dem Umfeld. Hat man das mentale Training erst zu einem festen Bestandteil seines Lebens gemacht, wird man durch die Entdeckung neuer Denk- und Verhaltensweisen reichlich belohnt. Das Selbstvertrauen (siehe dazu Seite 32) erhält gewaltigen Auftrieb, und die Qualität der Leistungen verbessert sich beträchtlich.

Die Konzentrationsfähigkeit optimieren

Die Kraft guter Gedanken und Gefühle, zielorientierte Motivation, Arbeitsdynamik und bestmögliche Konzentration sind die wichtigsten geistig-seelischen Leistungsfaktoren für erfolgsorientiertes Handeln. Wir verstehen unter

> ▶ Konzentration die Fähigkeit, sich intensiv einer Tätigkeit, einem Geschehen oder dem Ablauf von Ereignissen widmen zu können.

Aus unserer Schulzeit, aus der Berufserfahrung und dem Sport wissen wir: Je konzentrierter wir arbeiten, desto leichter und rascher gelingt uns eine Aufgabe. Konzentration bedeutet Fokussierung des Bewusstseins auf die gerade auszuübende Tätigkeit oder vorliegende Zielsetzung. Konzentration schließt „mehrgleisiges Denken" also aus. Es gibt zweifelsohne Menschen, die mehrere Dinge gleichzeitig gut erledigen können, ohne dass sich ihre Leistungsfähigkeit dadurch verringert. In der Regel kommt man aber durch Konzentration auf eine Aufgabe rascher zum Ziel und baut zugleich Stress ab. Konzentration kann man gezielt trainieren und steigern.

Dabei geht es wie bei allen geistig-seelischen Leistungsfaktoren im Wesentlichen stets darum, Erregungs- oder Stresszustände zu kontrollieren. Erregung (siehe dazu auch Seite 55 f.) steigert die Aufmerksamkeit und bereitet auf die Leistung vor.

Schießt die Erregung jedoch über das richtige Maß hinaus, wirkt dies meist katastrophal: Ein „Blackout" bei einer wichtigen Präsentation, Stottern beim Vortrag oder plötzliches Versagen in einem wichtigen sportlichen Wettkampf sind die Folgen. Je verzweifelter man bemüht ist, seiner Angst Herr zu werden, desto mehr wächst die Erregung, was die Situation dann in aller Regel noch verschlimmert. Die gute Nachricht lautet: Wir können auch die Kontrolle erlernen bzw. trainieren.

Diese Kontrolle gelingt am besten, wenn Sie einen Fehler vermeiden, den die meisten Menschen machen und bei dem auch wir uns hin und wieder ertappen: Sie leben noch in der Vergangenheit oder schon fest in der Zukunft. Optimale Lebenspraxis hingegen verpflichtet nur zu einem Zeitpunkt, dem gegenwärtigen Augenblick, dem Hier und Jetzt.

Konzentrationsfähigkeit ist trainierbar wie sportliche Disziplinen. Optimieren und flexibilisieren können Sie Ihre Konzentration z. B. durch folgende Schritte, indem Sie sich auf eine Aufgabe, auf ein Problem konzentrieren. Dabei lassen Sie sich durch nichts ablenken und finden Ihren eigenen Rhythmus. Rasches Ab- und Umschalten auf eine neue Aufgabe gelingt, indem Sie sich gedanklich neu programmieren, z. B. durch einen Power-Monolog.

»Genau genommen leben nur wenige Menschen in der Gegenwart. Die meisten haben nur vor, einmal richtig zu leben.«   Jonathan Swift

Wer das Beste aus seinem Leben machen will, sollte sich dessen bewusst sein, dass die einzige Zeit, die wir haben, um etwas zu tun oder zu ändern, der jeweilige Augenblick ist. Das ganze Leben setzt sich in diesem Selbstverständnis aus einer großen Aneinanderreihung von Augenblicken zusammen.

Diese Erkenntnis hat ihre Entsprechung in einer Lebensweisheit des Zen-Buddhismus. Sie lautet: *Tue, was du tust!* Ein kleines Frage-Antwortspiel von Schüler und Meister der Zen-Buddhisten thematisiert exakt diese schlichte, aber wesentliche Lebensregel „Tue, was du tust!":

Konzentration steigert auch die Effektivität, da sie Präzision mit Schnelligkeit und umgekehrt verbindet. Die weit verbreitete Ansicht, man müsse langsam arbeiten, um sich einer Tätigkeit voll widmen zu können, ist ein Irrtum. Wissenschaftliche Untersuchungen belegen exakt das Gegenteil: Je schneller Sie z. B. lesen, desto intensiver konzentrieren Sie sich auf den Text und desto besser verstehen Sie ihn.

- „Was tust du eigentlich, um dich zu entspannen?", fragt der Schüler seinen Meister.
- „Nichts", sagt der Meister. „Wenn ich gehe, gehe ich, wenn ich esse, esse ich, und wenn ich schlafe, schlafe ich."
- „Aber das tun doch alle", sagt der Schüler darauf.
- „Eben nicht!", lautet die Antwort des Meisters.

Dies verdeutlicht zugleich, dass wir das, was wir tun, *ganz* und nicht halbherzig tun sollen.

Wenn wir völlig konzentriert und *ganz* bei der Arbeit sind, die wir gerade verrichten, dann sind wir im Hier und Jetzt. Dann sind wir voll da, spüren alles, was in und mit uns geschieht. Dann sind wir im Idealzustand, in der Wirklichkeit.

Wenn wir *ganz* bei der Arbeit sind, mit der wir uns gerade beschäftigen, gelingt uns alles viel besser, viel leichter, viel entkrampfter, viel schneller – mit viel mehr Freude. Dann sind auch plötzlich die abschweifenden, negativen Gedanken verschwunden – die störenden Gedanken, die die Konzentration erheblich behindern, die nach anderem schielen und uns verwirren. Diese störenden Gedanken lösen sich auf und verschwinden, wenn wir *ganz* bei dem sind, was wir gerade tun.

Auch wenn das nicht immer gelingt, macht es uns doch jedes Mal froh für den Augenblick. Es stimmt uns gelöst und entspannt, gibt Kraft und Ausdauer, schult unsere Konzentration und stärkt vorzüglich unser Gedächtnis. Damit wir diesen Idealzustand möglichst häufig erreichen und optimale

Leistungen erzielen, gilt es, Leistungshemmnisse als Störfaktoren zu analysieren und zu eliminieren.

Leistungshemmnisse analysieren und eliminieren

Begleiten Sie uns kurz in die Welt des Sports, denn von Abschnitt zu Abschnitt in diesem Buch zeigt sich immer klarer, dass sich die Erfolgsgeheimnisse des Sports auch auf den Beruf und umgekehrt übertragen lassen. Das trifft ebenso auf leistungshemmende Faktoren zu. Wir erläutern sie anhand einer aufschlussreichen Studie der Harvard University, die zwar schon einige Jahre zurückliegt, aber in ihrer Relevanz keiner kurzlebigen Aktualität unterliegt.

In dieser Studie mit mehr als 1000 Sportlern verschiedener Alters- und Leistungsgruppen war das Unvermögen, mit Ängsten und Spannungen fertig zu werden, der Hauptgrund, weshalb viele nicht ihr Potenzial ausschöpfen konnten. Die geschilderten Ängste und Spannungen fallen wesentlich in fünf Kategorien: Versagensangst, Kontrollverlust, Minderwertigkeitsgefühl, Schuldgefühle und körperliche Beschwerden wie Schwitzen, Muskelkrampf, Übelkeit als psychische Angstindikatoren. Wird einer dieser Faktoren übermächtig, so schlägt er sich in körperlichen wie psychischen Symptomen nieder. Zu den häufig beobachtbaren Reaktionen zählen Koordinationseinbußen in Folge mangelnder Muskelelastizität, Beweglichkeitsverlust, rascher Herzschlag und Ermüdung sowie ein Mangel an Konzentration, der dazu führt, dass man sich leicht ablenken lässt, zu sehr auf unwichtige Details achtet und bald das Interesse an einer Sache verliert.

Um jedoch im Wettkampf – und das gilt ebenso für Ihre Belastungen am Schreibtisch – innerlich gesammelt und voll konzentriert zu sein, ist nicht Angst, sondern eine bestimmte Menge positiver Erregung erforderlich. Unter Erregung verstehen die Psychologen emotionalen Stress als Reaktion eines Menschen auf Veränderungen im normalen physiologischen Gleichgewicht, der so genannten Homöostase. Wie die wissenschaftliche Forschung zum Thema Stress und zu seinen

Von Abschnitt zu Abschnitt zeigt sich immer klarer, dass sich die Erfolgsgeheimnisse des Sports auch auf den Beruf und umgekehrt übertragen lassen. Das gilt im Bereich von Defiziten auch für das Erkennen und Vermeiden von Leistungshemmnissen.

Um Bestleistungen erbringen zu können, ist ein bestimmtes Erregungsniveau erforderlich. Das gilt für den Sportler im Wettkampf ebenso wie für anspruchsvolle Tätigkeiten am Schreibtisch.

Ursachen wiederholt herausgestellt hat, brauchen die meisten Menschen eine bestimmte Menge Stress, um gut zu „funktionieren". Damit beschäftigen wir uns gesondert im Abschnitt Seite 79 ff.

Einige Sportler bzw. Manager benötigen punktgenau ein hohes Erregungsniveau, um ihre Bestleistungen zu erbringen, andere wiederum leisten mehr, wenn sie entspannt sind. Die theoretische Spanne von Erregungsniveaus, die zu Spitzenleistungen führen, bezeichnet man als Zone optimaler Funktion. Diese Theorie der optimalen Erregung wurde von dem sowjetischen Psychologen Juri Hanin entwickelt und ist auch hier im Westen von vielen Psychologen anerkannt. Gelangt man nicht in diese Zone, so ist die Erregung zu gering. Die Folge sind Langeweile, Trägheit und Desinteresse als Leistungshemmnisse, die es unbedingt zu vermeiden gilt. Den Umkehrschluss kennen Sie aus Ihrer täglichen Führungspraxis: Soll eine Sache gut gelingen, muss man „brennen", also optimal erregt sein.

Alkohol und Nikotin können zu erheblichen Leistungseinschränkungen führen.

Alkohol und Nikotin können ebenfalls zu erheblicher Leistungseinschränkung führen – von organischen Schäden ganz zu schweigen! Deshalb dürfen in diesem Abschnitt auch dazu einige Bemerkungen nicht fehlen.

Um von vornherein ein Missverständnis auszuschließen: Wir wollen niemandem den maß- und genussvollen Umgang mit alkoholischen Getränken vermiesen. Selbst wenn Sie mal einen über den Durst trinken, hat das außer einem Kater in der Regel keine gravierenden Folgen. Doch Alkohol hat ein Doppelgesicht: Für die meisten, die damit umgehen können, sind alkoholische Getränke ein entspannendes Genussmittel und Kulturgut. Für eine beträchtliche Minderheit dagegen ist er eine Droge, die man auf keinen Fall verharmlosen sollte. Auch die Medien tragen dafür große Verantwortung und sollten nicht – wie es leider immer wieder geschieht – prominenten Alkoholikern Gelegenheit geben, ihre Sucht zu verharmlosen oder gar damit zu kokettieren.

Der bekannte Schauspieler Harald Juhnke ist einer von vielen – zu vielen –, die wegen jahrelangen Alkoholmissbrauchs zu Pflegefällen werden. Bei uns allein in Deutschland sind über vier Millionen Menschen Alkoholiker. Zwei Drittel da-

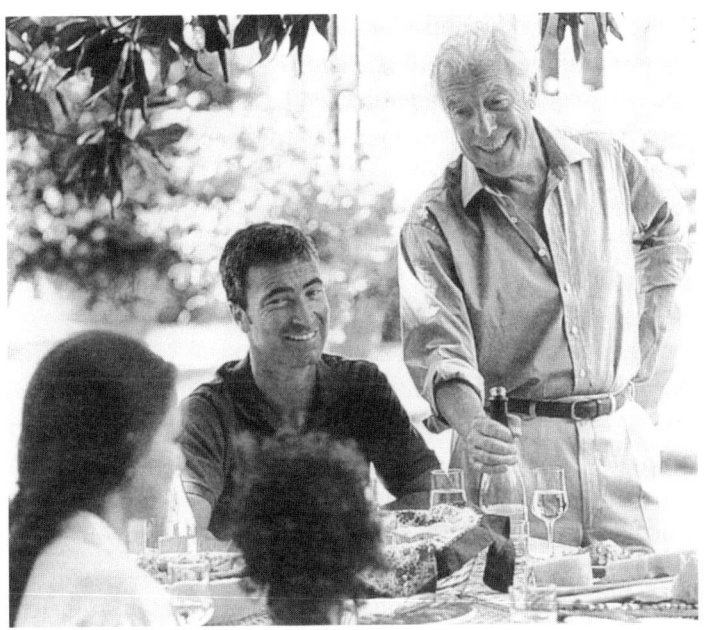

Alkohol hat ein Doppelgesicht. Das Gläschen Wein als i-Tüpfelchen zu einem guten Essen oder das Glas Sekt, mit dem sich stilvoll auf einen erfolgreichen Geschäftsabschluss anstoßen lässt, ist Teil unserer Lebenskultur und für viele unbedenklich. Für eine nicht unbeträchtliche Minderheit, nämlich über 10 % – bei den Führungskräften ist diese Zahl in den letzten Jahren sogar noch deutlich angestiegen – ist Alkohol jedoch ein gesundheitliches Risiko. Die Alkoholkrankheit kann jeden treffen – der Übergang vom Genuss zum Missbrauch ist fließend.

von sind Männer, aber der Anteil der Frauen nimmt stark zu. Jährlich sterben in der Bundesrepublik 42 000 Menschen an den Folgen des Alkoholmissbrauchs – weit mehr als durch andere Drogen. Das bedeutet, dass Alkoholismus in knapp fünf Jahren eine Stadt in der Größenordnung wie Freiburg im Breisgau vollständig ausradiert.

Leider sind diese Zahlen, die das Problem drastisch vor Augen führen, in unserer Gesellschaft zu wenig verankert, und der enorme volkswirtschaftliche Schaden wird immer größer! Viele Personalleiter klagen darüber, dass dieses Problem vor allem auf der Managementebene zu sehr verharmlost, verdrängt oder mit Sprüchen wie „Dummheit frisst, Intelligenz säuft" gar noch verherrlicht werde.

Vom Alkohol abhängig wird man meistens erst im Lauf einer längeren „Trinkerkarriere". Vom ersten harmlosen Nippen bis zur Sucht dauert es durchschnittlich 17 Jahre. So erhärtet sich der Verdacht, Alkoholiker zu sein, bei den meisten erst jenseits des 40. Lebensjahres.

Die Ursachen des Alkoholismus sind nicht endgültig geklärt. Es handelt sich um ein komplexes Geschehen mit einer Mischung aus organischen und psychischen Störungen. Die

Als Personalchef sind Sie immer wieder mit Alkoholproblemen von Mitarbeitern – auch von Führungskräften – konfrontiert. Machen Sie den Betroffenen vor allem klar, dass man Sie nicht täuschen kann. Im Rahmen einer Abmahnung und einem eingehenden Gespräch sollte auch gesagt werden, dass der Betreffende krank ist. Dafür muss sich niemand schämen – wohl aber mit der Kündigung sollte jeder rechnen müssen, der nichts gegen die Sucht unternimmt. Sie genügen daher Ihrer Fürsorgepflicht, wenn Sie dem Betreffenden eine Frist von mindestens acht, maximal zwölf Monaten setzen, um die Trunksucht dauerhaft zum Stillstand zu bringen.

Weltgesundheitsorganisation WHO kennt rund 200 verschiedene Definitionen des Alkoholismus. Diese Definitionen dienen vorwiegend der akademischen Diskussion. In dieser verwirrenden Vielfalt gibt es aber auch für Laien eine klare Richtschnur:

> ▶ Wer durch sein Trinken ernsthafte Schwierigkeiten mit der Gesundheit,
> ▶ seiner Familie und
> ▶ im Beruf bekommt,
> ▶ ist sehr wahrscheinlich Alkoholiker.

Wie wir schon in der Einführung Seite 12 anklingen ließen, gibt es auch sehr erfolgreiche Wege aus dem Labyrinth der Sucht. Dabei sollte als Leitsatz dienen, dass eine einmal erworbene Alkoholkrankheit nicht ursächlich heilbar ist, wie z. B. eine Blinddarmentzündung durch Entfernung des Wurmfortsatzes. Einmal Alkoholiker bedeutet immer Alkoholiker. Dies sagen zumindest die Fachleute, und sie betonen zugleich, dass die Sucht zum Stillstand gebracht, aber nicht im herkömmlichen Sinn geheilt werden kann, denn alle Versuche, Alkoholikern wieder das „normale Trinken" beizubringen, scheitern über kurz oder lang. Ziel einer Therapie muss daher nach der körperlichen Entgiftung die andauernde Abstinenz sein. Das ist ein langer, schmerzhafter Weg – wer es jedoch geschafft hat, berichtet über eine neu erworbene Freiheit, eine ungeahnte Qualität des Lebens.

Am Anfang dieses Weges muss eine ehrliche Bestandsaufnahme stehen und das Akzeptieren der eigenen Abhängigkeit. Dabei sollte heute klar sein, dass Alkoholismus keine Charakterschwäche und Schande ist, sondern eine schwere Erkrankung. Eine Schande ist es allerdings, die Krankheit zu erkennen und nichts dagegen zu tun. Alkoholismus ist klassenlos – er trifft Vorstandsvorsitzende und Fabrikarbeiter, Nobelpreisträger und Menschen ohne Schulabschluss.

Sollten Sie selbst manchmal das Gefühl haben, mit Ihrem Trinkverhalten könnte möglicherweise etwas nicht stimmen, oder wenn Ihre Umgebung entsprechende Bemerkungen macht, können Sie sich ja selbst testen. Hier ist ein Test, der so genannte Münchner Alkoholismustest (MALT), der von Fachleuten sehr empfohlen wird.

MALT-Test

Merkmalskatalog des Münchner Alkoholismus-Tests (MALT). Der Test besitzt eine hohe Spezifität und Sensitivität.

ja nein

1. In der letzten Zeit leide ich häufiger an Zittern der Hände. ☐ ☐

2. Ich hatte zeitweilig, besonders morgens, ein Würgegefühl oder einen Brechreiz. ☐ ☐

3. Ich habe schon einmal versucht, Zittern oder morgendlichen Brechreiz mit Alkohol zu kurieren. ☐ ☐

4. Zur Zeit fühle ich mich verbittert wegen meiner Probleme und Schwierigkeiten. ☐ ☐

5. Es kommt nicht selten vor, dass ich vor dem Mittagessen bzw. zweiten Frühstück Alkohol trinke. ☐ ☐

6. Nach den ersten Gläsern Alkohol habe ich ein unwiderstehliches Verlangen weiterzutrinken. ☐ ☐

7. Ich denke häufig an Alkohol. ☐ ☐

8. Ich habe manchmal auch dann Alkohol getrunken, wenn es mir vom Arzt verboten wurde. ☐ ☐

9. In Zeiten erhöhten Alkoholkonsums habe ich weniger gegessen. ☐ ☐

10. An der Arbeitsstelle hat man mir schon einmal Vorhaltungen wegen meines Alkoholtrinkens gemacht. ☐ ☐

11. Ich trinke Alkohol lieber, wenn ich allein bin. ☐ ☐

12. Seitdem ich mehr Alkohol trinke, bin ich weniger tüchtig. ☐ ☐

13. Ich habe nach dem Trinken von Alkohol schon öfter Gewissensbisse (Schuldgefühle) gehabt. ☐ ☐

14. Ich habe ein Trinksystem versucht (z. B. nicht vor bestimmten Zeiten zu trinken). ☐ ☐

15. Ich glaube, ich sollte mein Trinken einschränken. ☐ ☐

16. Ohne Alkohol hätte ich nicht so viele Probleme. ☐ ☐

	ja	nein

Bei einem Summen-
wert von elf oder
mehr Punkten liegt
die Diagnose einer
Alkoholabhängig-
keit nahe, von sechs
bis zehn Punkten
besteht der Verdacht
auf eine Alkohol-
abhängigkeit.

17. Wenn ich aufgeregt bin, trinke ich Alkohol, um mich zu beruhigen. ☐ ☐
18. Ich glaube, der Alkohol zerstört mein Leben. ☐ ☐
19. Einmal möchte ich aufhören mit dem Trinken, dann wieder nicht. ☐ ☐
20. Andere Leute können nicht verstehen, warum ich trinke. ☐ ☐
21. Wenn ich nicht trinken würde, käme ich mit meinem Partner besser zurecht. ☐ ☐
22. Ich habe schon versucht, zeitweilig ohne Alkohol zu leben. ☐ ☐
23. Wenn ich nicht trinken würde, wäre ich mit mir zufrieden. ☐ ☐
24. Man hat mich schon wiederholt auf meine „Alkoholfahne" angesprochen. ☐ ☐

Wenn Sie sechs bis zehn Fragen mit „ja" beantwortet haben, besteht der Verdacht auf eine Alkoholabhängigkeit. Bei elf und mehr Punkten liegt die Diagnose einer Alkoholabhängigkeit nahe.

Alkoholprobleme können Sie kaum allein lösen. Gehen Sie am besten zu einer professionellen Suchtberatung an Ihrem Wohnort, sprechen Sie mit einem Arzt, der etwas von Alkoholismus versteht (was leider nicht immer der Fall ist). Oft empfiehlt sich dann eine Therapie und der Besuch einer Selbsthilfegruppe. In jeder größeren Stadt finden Sie Selbsthilfegruppen im Telefonbuch: Sie können dort anrufen und sich beraten lassen oder mal in eine Gruppe hineinschnuppern – völlig unverbindlich und anonym, wie z. B. der Name „Anonyme Alkoholiker" besagt. Diese Selbsthilfegruppen und auch andere Gruppen haben weltweit schon Millionen Menschen geholfen, ihre Sucht in den Griff zu bekommen.

Wir empfehlen generell:
▶ zwei bis drei Tage in der Woche keinen Alkohol,
▶ pro Gelegenheit nicht mehr als 60 Gramm Reinalkohol,
▶ pro Woche nicht mehr als 150 Gramm, wobei 40 Gramm Reinalkohol etwa in einem Liter Bier enthalten sind.

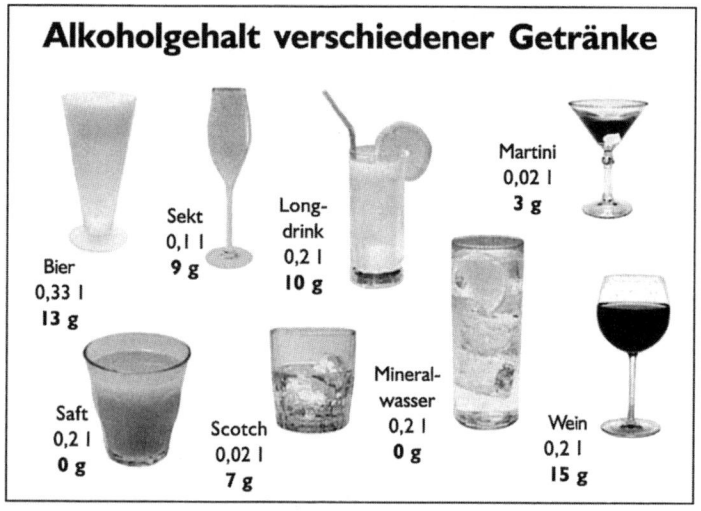

Alkoholgehalt verschiedener Getränke

Bier
0,33 l
13 g

Sekt
0,1 l
9 g

Long-
drink
0,2 l
10 g

Martini
0,02 l
3 g

Saft
0,2 l
0 g

Scotch
0,02 l
7 g

Mineral-
wasser
0,2 l
0 g

Wein
0,2 l
15 g

Legen Sie jede Woche zwei bis drei alkoholfreie Tage ein – einfach, um sicher zu sein, dass es auch ohne Alkohol geht.

Wenn Sie nur gelegentlich Alkohol trinken, wollen wir Ihnen dies wie gesagt nicht vermiesen. Machen Sie sich aber stets bewusst, dass auch Alkoholkonsum, wie ihn die Gesellschaft akzeptiert, Ihrer Gesundheit und Fitness schaden kann. Ähnliches gilt auch für das Rauchen.

Rauchen ist Gift. Damit erzählen wir Ihnen nichts Neues. Starkes Rauchen fördert den Lungenkrebs, es kann zu Herzinfarkt und vielen Gefäßleiden führen. Rauchen hinterlässt Spuren auf der Haut, es macht körperlich schlapp.

In Deutschland, so eine Schätzung des Bundesgesundheitsministeriums, sterben jährlich rund 140 000 Menschen an den Folgen des Rauchens. Wenn Sie starker Raucher sind, haben Sie vielleicht schon versucht, weniger zu rauchen, eine leichtere Zigarettenmarke gewählt oder Rauchpausen eingelegt – auf mittler Sicht sind Sie damit immer wieder gescheitert.

Abschied vom blauen Dunst. Auch für Raucher gibt es Erfolg versprechende Wege aus der Sucht.

Es ist wie mit jeder Sucht: Wenn Sie das Rauchen wirklich aufgeben möchten, müssen Sie es ehrlich wollen, sonst sind alle Hilfsmittel und Therapien – von der Akupunktur oder Akupressur über Nikotinpflaster bis hin zu Gummibärchen – nutzlos. Über kurz oder lang werden Sie wieder rauchen und fühlen sich dann noch schlechter.

Die meisten Raucher, die inhalieren und ein Päckchen Zigaretten am Tag konsumieren, sind abhängig vom Nervengift Nikotin, oft mehr psychisch als körperlich.

Seriöse Raucherent-
wöhnungskurse,
begleitet von sport-
lichen Aktivitäten
im Freien, sind
zur dauerhaften
Lösung Ihres Rauch-
problems sehr
zu empfehlen.

Sind Sie innerlich bereit, den Schritt in eine rauchfreie Zukunft zu wagen, empfehlen sich seriöse Raucherentwöhnungskurse. Mit einem sehr starken Willen können Sie auch allein den Absprung finden. Fahren Sie zu diesem Zweck an einen schönen Urlaubsort, am besten in Regionen mit Reizluft wie an die Nordsee oder in die Alpen. Treiben Sie in der ersten Zeit ohne Glimmstängel ausgiebig Sport, genießen Sie die Luft und den Duft der Natur, den völlig neuen Geschmack beim Essen!

Brainpower

Sieht man von oben auf ein menschliches Gehirn, fällt neben der starken Fältelung insbesondere seine Zweiteilung ins Auge (siehe Grafik). Da unser Gehirn eines der wichtigsten Organe für unser Leistungsvermögen ist, laden wir Sie zu einem kleinen Exkurs in die Hirnforschung ein:

Die Funktionen der
linken und rechten
Gehirnhälfte – ein
kleiner Ausflug in
die Hirnforschung.

In der Mitte des 19. Jahrhunderts kam es zu einem vehementen Expertenstreit zwischen zwei rivalisierenden Gruppen von Hirnforschern. Die traditionelle Gruppe vertrat die Auffassung, dass die beiden Gehirnhälften Spiegelbilder voneinander seien, weshalb sie keinen Grund sahen, den einzelnen Hemisphären spezielle Funktionen zuzuweisen. Die opponierende Gruppe glaubte hingegen, dass die Hemisphären spezialisiert und die Sprachfähigkeit nur in einer Hemisphäre lokalisiert sei.

Im Jahr 1861 konnte sich der französische Chirurg und Anthropologe Paul Broca auf der Versammlung der Pariser Anthropologen-Gesellschaft mit seiner Lokalisationsthese durchsetzen. Broca fand bei der Untersuchung des Gehirns eines verstorbenen Patienten, der unfähig gewesen war, andere Wörter als „Tan Tan" auszusprechen, einen geschädigten Bereich von der Größe eines Hühnereis in der linken Gehirnhälfte. Broca argumentierte überzeugend, dass der Verlust des Sprechvermögens (Aphasie) dieses Mannes durch die gefundene Gehirnläsion verursacht war.

Zehn Jahre später entdeckte der deutsche Neurologe Carl Wernicke eine andere Art von Aphasie bei verschiedenen sei-

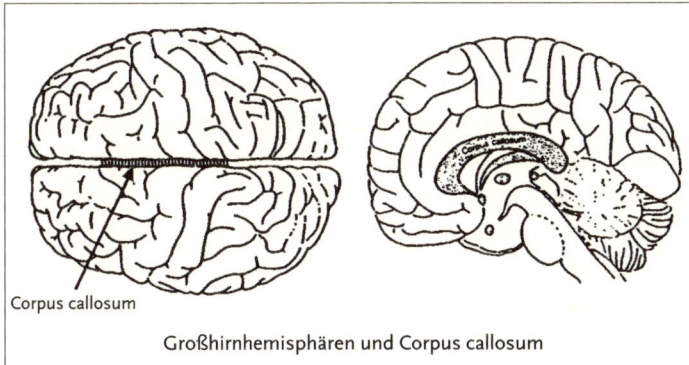

Corpus callosum

Großhirnhemisphären und Corpus callosum

Sieht man von oben auf ein menschliches Hirn, fällt neben der starken Fältelung vor allem seine Zweiteilung auf.

ner Patienten. Diese waren zwar sprachfähig, ja durchaus wortgewandt, aber ihre Sätze waren völlig unverständlich. Die Antwort auf die Frage: „Wer führt jetzt den Laden?", konnte z. B. bei einem solchen Patienten lauten: „Ich weiß nicht, ja, der will, oh ja, ich meine, den Bol Hol Gol oder Fdtoror. Natürlich vergaß ich den Weltensor." Diese und weitere Hinweise stützten die These, dass die Sprachfähigkeit in der linken Gehirnhälfte angesiedelt sei, die zunehmend als die dominante Hemisphäre erachtet wurde. Um die Jahrhundertwende war sie allgemein als die bedeutendere Gehirnhälfte angesehen, als Ort der „höheren Mentalleistungen" wie Sprechen, Lesen und Schreiben, Erinnern, vernünftiges Denken und Problemelösen. Die rechte Hemisphäre erschien minderbemittelt und ohne spezielle Funktionen und Fähigkeiten.

Auch die Entdeckung des deutschen Neurologen Carl Wernicke ist ein Meilenstein in der Hirnforschung.

Diese Sicht änderte sich grundlegend in den 6oer Jahren des vergangenen Jahrhunderts, als in den USA Roger Sperry, Michael Gazaniga, Joseph Bogen und andere mit ihren bahnbrechenden Untersuchungen so genannter „Split-Brain"-Patienten begannen, bei denen der Balken (*Corpus callosum*, siehe Abbildung oben) durchtrennt war, jene aus 50 Millionen (andere schätzen mehr als 200 Millionen) Nervenfasern bestehende, etwa 10 cm breite und 6 mm dicke Verbindung zwischen den beiden Gehirnhälften.

Um Epileptikern zu helfen, bei denen keine andere Behandlung anschlug, griffen die Neurochirurgen Joseph Bogen und Philip Vogel ein Operationsverfahren von van Wagenen auf, der es bereits in den 40er Jahren gewagt hatte, bei unheilbaren Epileptikern den Balken zu durchtrennen. Während van Wagenen die Operation als vollen Erfolg verbuchte, weil die epileptischen Anfälle weitgehend gestoppt werden konnten und sich keine Verschlechterung der geistigen Funktionen einstellte, fragten sich der Experimentalpsychologe Sperry und seine Kollegen, ob der Balken tatsächlich keine wichtige Funktion habe. Sperry, Gazaniga und Bogen taten sich zusammen und begannen, diese Frage genauer an einigen von Bogen operierten Patienten zu untersuchen. Grundlage ihrer ausgetüftelten Tests war die biologische Tatsache, dass die Gehirnhemisphären im Wesentlichen mit der gegenseitigen Körperhälfte verbunden sind. Die linke Hemisphäre kommuniziert mit dem rechten Arm, dem rechten Bein, der rechten Augenbraue, der ganzen rechten Körperseite und die rechte Hemisphäre mit der linken Körperhälfte. Beim Sehen und Hören ist die Angelegenheit allerdings etwas komplizierter:

Sehen wir geradeaus, so wird die linke Hälfte unseres Gesichtsfelds von beiden Augen in die rechte Gehirnhälfte geleitet, während die von beiden Augen aufgenommenen Reize aus der rechten Hälfte des Gesichtsfelds in der linken Gehirnhälfte verarbeitet werden. Hörreize beider Ohren werden ebenfalls an beide Hemisphären weitergeleitet. Die Verbindungen zur anderen Seite sind jedoch unmittelbarer und stärker. Geräusche, die das linke Ohr aufnimmt, werden zuerst und stärker in der rechten Hemisphäre registriert.

Ebenso verhält es sich mit dem rechten Ohr, die linke Hemisphäre verarbeitet das Gehörte zuerst. Normalerweise merken wir nichts von diesen Arbeitsteilungen der Gehirnhälften, da sie über den Balken in permanentem Informationsaustausch stehen. Was aber geschieht, wenn der Balken durchtrennt ist?

Die Untersuchungen dieser Frage begannen vor fast 30 Jahren und explodierten förmlich in den letzten Jahren. Wer Genaues über die Art der Untersuchungen, ihre Ergebnisse wie auch deren unterschiedliche Interpretationen wissen will, dem können wir John C. Eccles' Buch „Gehirn und Geist – Biologische Erkenntnisse über Vorgeschichte, Wesen und Zukunft des Menschen" ebenso wie auch Richard M. Restaks umfassendes Buch „Geheimnisse des menschlichen Gehirns" und „Faszination Gehirn – Entschlüsselung letzter Geheimnisse" von Joel Davis sehr empfehlen. Soweit unser kleiner Ausflug in die Hirnforschung.

Wie wir bereits oben ausführten, lässt sich unser Gehirn wie ein Muskel trainieren. Dafür hat sich die griffige Bezeichnung *Gehirnjogging* eingebürgert.

Gehirnjogging ist ein mentales Aktivierungstraining. Wir können unsere Intelligenz um bis zu 20 % steigern, wenn wir über einige Wochen hinweg unser Gehirn täglich nur zehn Minuten lang gezielt trainieren. 70-jährige Testpersonen erreichten nach einem solchen Training innerhalb kurzer Zeit das höchste geistige Niveau, das sie in ihrem Leben hatten. Folgende Fähigkeiten werden trainiert:

> ▶ Neue Probleme lösen (flüssige Intelligenz)
> ▶ Neue Einfälle bekommen (Kreativität)
> ▶ Neues Wissen und neue Fertigkeiten erwerben

Wer als Manager in einem Beruf steht, der tagtäglich geistige Hochleistung abverlangt, sollte es mit Gehirnjogging versuchen. Es macht noch leistungsfähiger und hilft, intellektuelle Herausforderungen ökonomischer zu bewältigen.

Als das Gehirnjogging entwickelt wurde, ging es in der Anfangsphase zunächst darum, Geist und Gedächtnis bei Menschen, bei denen sich diese Fähigkeiten krankheitsbedingt zurückgebildet hatten, wiederherzustellen. Wenig später entdeckte man, dass Gehirnjogging auch bei mangelnder Konzentration (siehe dazu Seite 53) helfen kann. Bei den Trainingseinheiten konzentriert man sich entsprechend jeweils auf eine bestimmte Aufgabe.

Gehirnjogging ist demnach eine Trainingsmethode, mit der man im Gehirn das optimale nervliche Erregungsniveau herbeiführt, um hohe Leistungen von Geist und Gedächtnis zu erzielen. Mit Gehirnjogging können so systematisch alle grundlegenden Leistungen von Geist und Gedächtnis trainiert werden. Das betrifft folgende drei Hauptfunktionen:

● *Informationsgeschwindigkeit*
Das ist die Fähigkeit, etwas schnell zu erkennen und darauf zu reagieren.

● *Unmittelbare Verfügbarkeit*
Das ist die Fähigkeit, etwas kurz im Gedächtnis zu behalten.

Unser Gehirn lässt sich wie ein Muskel trainieren. Mit Gehirnjogging lassen sich die Hirnleistungen deutlich verbessern – bei einem gezielten Training von nur zehn Minuten täglich.

Ausdauer- und Krafttraining führen zu körperlicher Fitness. Gehirnjogging stärkt die geistige Leistungsfähigkeit und hilft, Herausforderungen auf geistigem Gebiet ökonomischer zu bewältigen.

● *Mittelbare Verfügbarkeit*

Das ist die Fähigkeit, etwas im Gedächtnis zu speichern und sich wieder daran zu erinnern.

Dazu wurden einige Trainingsprogramme entwickelt, die von Konzentrationsübungen und Suchspielen bis hin zu speziellen Computerprogrammen reichen. Trainiert wird die ganze Palette der geistigen Betätigung, also das rechnerische und das logische Denken, die Einsicht, Intuition und Orientierung, das Training der Sinne und die Konzentrationsfähigkeit, das Begriffsvermögen und die Informationsverarbeitung.

Über Gehirnjogging gibt es einige sehr gute Bücher (siehe dazu Seite 205 f. im Serviceteil); es werden außerdem Seminare angeboten. Auch Ärzte haben gut aufgemachte Broschüren und Übungshefte von Pharmafirmen zu diesem Thema vorrätig. In Verbindung mit einem CD-Player oder dem Computer sind diverse pfiffige Programme nutzbar. Von den Büchern ist besonders empfehlenswert „Brain Building" von Marilyn vos Savant, die einen Intelligenzquotienten (IQ) von 230 hat und damit laut „Guinnessbuch der Rekorde" der intelligenteste Mensch der Welt sein soll. Sie schreibt: „Übungen im Body-Building formen den Körper, geben ihm Kraft und bauen neue Muskeln auf. Für die einzelnen Muskelgruppen wurden spezielle Übungen entwickelt. Das Brain-Building-Programm arbeitet auf dieselbe Art mit Ihrer Intelligenz: Es spornt Ihren Verstand an, formt ihn und bringt Sie auf neue Höhen mentaler Fitness." Für den deutschsprachigen Raum wurde das Buch von Leonore Fleischer bearbeitet. Hier in der Zusammenfassung weitere Tipps, wie Sie Ihren Kopf fit und in Schwung halten können:

▶ Lesen Sie täglich eine oder zwei gute Zeitungen – je nach Zeit, die Ihnen zur Verfügung steht
▶ Führen Sie ein Tagebuch
▶ Frischen Sie alte Sprachkenntnisse auf
▶ Spielen Sie Schach und andere anspruchsvolle Spiele
▶ Mäßigen Sie Ihren TV-Konsum, wählen Sie kritisch aus
▶ Schreiben Sie nicht nur E-Mails, sondern richtig schöne Briefe
▶ Pflegen Sie Freundschaften
▶ Besuchen Sie Theater, Kino und Museen

▶ Lesen Sie Bücher nicht nur zur Unterhaltung, sondern auch solche, die Sie anstrengen

▶ Machen Sie sich mit dem Computer, dem Internet und allen damit verbundenen neuen Entwicklungen vertraut

▶ Bleiben Sie grundsätzlich neugierig auf alles, was interessant ist

Empfehlungen, die individuell nach Bedarf auch variiert werden können. Sie entscheiden, womit Sie Ihren Kopf am besten fit und in Schwung halten.

Diese Empfehlungen lassen sich beliebig variieren – am besten stellen Sie selbst Ihr individuelles Programm zusammen. Entscheidend ist wie gesagt, dass Sie Ihren Kopf fit und in Schwung halten, um so Ihrer mentalen Stärke optimal zu dienen.

Wer mental stark ist, kann auch mit Rückschlägen besser umgehen, die ebenso Bestandteil unseres Lebens sind – im Beruf wie im persönlichen Bereich. Wir wären keine Menschen, wenn wir nicht die Erfahrung machten, dass unsere Leistungen schwanken.

Manchmal fühlen wir uns energiegeladen, schlagfertig, vital und reaktionsschnell. Dann gibt es Tage, an denen vieles schief geht: Der Berg auf dem Schreibtisch will nicht kleiner werden, wir stellen fest, dass nichts flott von der Hand geht, was sonst rasch und mühelos gelingt, dass wir in unseren Entscheidungen wie gelähmt sind.

Im Fitness-Studio werden plötzlich Gewichte zu schwer, die vor wenigen Tagen noch bewältigt werden konnten, und auf dem Tennisplatz gewinnt überraschend der schwächere Gegner, weil die Konzentration fehlt und zu viele Bälle im Netz landen oder vorbeisausen.

Die Ursachen für die Leistungsschwankungen im Beruf oder beim Sport sind nicht unbedingt in unserer körperlichen Verfassung zu suchen. Es sind vielmehr Geist und Psyche in ihrem Zusammenspiel, das nicht immer reibungslos funktionieren will. Am deutlichsten spüren das Manager und Leistungssportler. So ist z. B. Leistungssportlern klar, dass selbst bei körperlicher Bestform rund 90 % des tatsächlichen Erfolgs das richtige Zusammenspiel von Geist und Psyche ausmachen kann. Unser Kopf spielt also – unabhängig vom jeweiligen Leistungsniveau – eine ganz wesentliche Rolle. Und wenn wir spüren, dass wir uns bei der Arbeit nicht so einbringen wie gewöhnlich oder uns das Training keinen Spaß macht, so hat das in erster Linie mit unzureichender mentaler Fitness zu tun.

Was mentale Power bewirkt. Machen Sie sich wie Marathonläufer assoziative Techniken zunutze.

Das Schöne aber ist, wie wir gezeigt haben, dass mentale Power erlern- und trainierbar ist. Was sie bewirkt, veranschaulichen wir anhand eines Beispiels aus dem Ausdauersport. Da sich der Marathonlauf immer größerer Beliebtheit erfreut, wählen wir diese Sportart als Beispiel.

Läufer bzw. Läuferinnen, die mental trainiert sind, benutzen so genannte assoziative Strategien, indem sie ihre Aufmerksamkeit auf Körperfunktionen wie Atmung, Armschwung und Schrittlänge konzentrieren. Ein anderer Teil von ihnen folgt dissoziativen Denkmustern, um sich innerlich vom Rennen zu distanzieren, und denkt etwa an eine lukullische Mahlzeit oder die tolle Party nach dem Sportereignis. Die erste Gruppe ist eindeutig erfolgreicher: Profi- wie auch Amateurläufer mit assoziativer Technik schneiden konstant besser ab als ihre Kollegen, die mental nicht bei der Sache sind und ihre Gedanken abschweifen lassen.

Dieses Beispiel zeigt, dass man schon mit einfachen Techniken, die leicht erlernbar sind, eine ganze Menge für seine Brainpower bewirken kann. Darüber hinaus verbessert mentales Training auch unsere Konzentrationsfähigkeit erheblich und hilft außerdem, durch richtige Balance-Akte Stress zu bewältigen. Da beide Phänomene, Stress und Stressbewältigung, für unser Leistungsvermögen von erheblicher Bedeutung sind, beschäftigen wir uns damit ausführlich in den beiden letzten Abschnitten Seite 79 ff. dieses Kapitels.

Die Macht von Zielen

Eine der Schwächen unserer Zeit und die Ursache wachsender Unzufriedenheit ist die Tendenz, möglichst rasch so viel wie möglich zu verdienen, um so früh wie möglich den Rest des Lebens zu „genießen" oder was immer vermeintliche „Lebenskünstler" darunter verstehen mögen.

Diese „Lebenskünstler" übersehen oder ignorieren, dass jeder Mensch, der so denkt und handelt, sein eigenes Aufhören einleitet, während der, der viel vorhat, *viel vor sich hat* – an Kraft und Lebensdauer, an Fortschrittsmöglichkeiten und Erfolgen.

Das Alter ist dabei kein Hinderungsgrund – im Gegenteil! Wie die Biografien vieler Erfolgreicher belegen, gelangten sie erst in höheren Lebensjahren zu voller Selbstdynamisierung und zu jenen Höchstleistungen, die sie Erfolge anziehen ließen wie der Magnet das Eisen.

Wer sich einer Aufgabe ganz hingibt, um lang-, mittel- oder kurzfristig das jeweilige Ziel zu erreichen, sich mutig neuen Herausforderungen stellt und Verantwortung übernimmt, tut sein Bestes, um jung und gesund, leistungsstark und erfolgreich zu bleiben. Er entdeckt dabei, wie der Körper zunehmend williges und intelligentes Werkzeug des ständig nach vorn drängenden Geistes wird und wie nicht die Jahre, sondern mentale Power Umfang und Inhalt des Lebens bestimmen. Ähnlich wie ein laufender Motor keinen Rost ansetzt, so ist ein aktiver Lebensstil ein probates Mittel gegen vorzeitiges Altern. Hingegen bedeutet geistig stillstehen oder auf der Stelle treten, auch Körper und Leben zum Stillstand bringen. Dagegen hilft die Macht von Zielen. Man hat damit, je mehr man vorhat, umso mehr vor sich und schaltet automatisch auf die aufsteigende Kurve einer neuen Schaffens- und Lebensperiode um, deren Höhe und Länge weithin vom eigenen Denken, Handeln und Wollen bestimmt wird.

Einer der vielen Erfolgreichen, die dies beachteten, war z. B. der amerikanische Schriftsteller, Erfinder und Staatsmann Benjamin Franklin. Als junger Mensch begann er seine *Lebenszielsetzung* und Selbstdynamisierung mit dem planmäßigen Training und der Entfaltung von Eigenschaften, die das Fundament für ein erfolgreiches Leben sind: Selbstdisziplin und Gelassenheit, Arbeitsfreude und Zuverlässigkeit, Aufrichtigkeit und Gerechtigkeit. Er ging daran, sich eine Eigenschaft nach der anderen durch konsequente, beharrliche Übung zur Gewohnheit zu machen, zur zweiten und schließlich zur ersten Natur:

„Ich hielt es für erforderlich", so resümiert Benjamin Franklin in seiner Lebensrückschau, „meine Aufmerksamkeit nicht zu zersplittern, indem ich alle diese Eigenschaften gleichzeitig übte; ich konzentrierte mich vielmehr *nacheinander* jeweils auf nur *eine* von ihnen und schritt erst dann zur nächsten fort, nachdem ich mir diese Eigenschaft ganz zu eigen gemacht hatte."

Das Alter war noch nie ein Hinderungsgrund für geistige Höchstleistungen. Biografien von Unternehmern und Führungspersönlichkeiten belegen eindrucksvoll, dass nicht wenige von ihnen im mittleren und höheren Lebensalter Höchstleistungen erzielten, die sie Erfolge anziehen ließen wie der Magnet das Eisen. Es ist auch nie zu spät für etwas Neues. Theodor Fontane z. B. entschloss sich erst mit 58, nach ziemlich erfolglosen Jahren als Journalist, Romane zu schreiben, die zur Weltliteratur zählen.

Wer seine großen Ziele in Teilziele zerlegt und sie konsequent angeht, hat die besten Chancen, jeweils neue Aufgaben zu lösen und seine Ziele zu erreichen.

Auf dieselbe Weise ging er bei der Verfolgung seiner *Lebensziele* vor. Er widmete sich unter Konzentration aller Kräfte *nacheinander* den einzelnen Zielen und Aufgaben, indem er dabei jeweils richtig dachte, plante sowie ökonomisch und zielorientiert handelte. Und weil er auf diese Weise ständig auf ein höchstes Ziel hin *in Bewegung blieb* und jederzeit bereit war, neuen Situationen zu begegnen und sie gelassen zu meistern, sich neue Ziele zu setzen, neue Pläne zu schmieden, neue Aufgaben zu lösen, stieg er immer rascher und leichter empor.

Dazu ist *jeder* gesunde Mensch im Rahmen seiner Möglichkeiten fähig – einerlei, wie alt er ist: Er kann jederzeit Bilanz ziehen und *ein neues Leben beginnen*. Er kann feststellen, was unerreicht blieb, durch richtiges Denken und dynamisches Handeln aber erreicht werden kann, um im bewussten *Zusammenwirken mit dem inneren Planer und Helfer* alle Kräfte, Mittel und Möglichkeiten *zielbewusst* in den Dienst des Aufstiegs zu stellen.

So gelingt es, jede einzelne Handlung von vornherein in der Gewissheit klarer Zielorientierung von innen her mit dem Geist des Gelingens zu erfüllen und sich so den weiteren Aufstieg zu den Höhen des Lebens zu sichern.

Mehr Erfolg durch Affirmation und Imagination

Mit den richtigen Affirmationen können Sie Ihren Gedanken geradezu Flügel verleihen.

Das lateinische Wort *affirmare* heißt im Deutschen bestärken, bestätigen, behaupten, bejahen. Wenn wir Affirmationen verwenden, behaupten wir etwas, was wir erst später durch die entsprechenden Erfahrungen bestätigen. Von allen mentalen Techniken, mit denen wir unseren Denkvorgang lenken und steuern können, ist die Affirmation die einfachste. Folgendes ist bei der Verwendung von Affirmationen zu beachten:

▶ Wählen Sie immer die positive bejahende Aussageform.

▶ Bilden Sie kurze Sätze. Auch dies ist ein Merkmal von Affirmationen. Eine Affirmation ist wie ein Mantra: kurz, einfach, leicht auszusprechen, leicht zu wiederholen.

▶ In der Kürze liegt also hier die Würze. Knapp und rhythmisch formulieren (siehe dazu das Beispiel Seite 51).

Wenn Sie Affirmationen auswählen, entscheiden Sie sich für *eine* Aussage, die das, was Sie erreichen wollen, zum Ausdruck bringt.

Unser Denken läuft so ab, dass immer nur *ein* Gedanke zur gleichen Zeit festgehalten wird. Wir können nicht an ein Firmengebäude und an ein Auto gleichzeitig denken. Affirmationen führen dazu, dass Ihr Denken – genauer gesagt Ihr Unterbewusstsein – mit solchen Gedanken „gespeist" wird, die Ihrem Ziel am förderlichsten sind.

Unser Unterbewusstsein ist wie ein trockener Schwamm: Alles, was wir erleben, erfahren, fühlen, hören, sehen, schmecken, sprechen ... saugt es unauslöschlich auf. Haben wir unser Unterbewusstsein mit den von uns gewünschten Gedanken gefüllt bzw. „gefüttert", so wird es uns bei der Verwirklichung unserer Ziele sehr nützlich sein. Unser Unterbewusstsein ist unser „bester Freund". Wir müssen ihm nur klar sagen, was er für uns machen soll. Exakt das tun wir, wenn wir ihm Affirmationen als „geistige Nahrung" servieren. Indem wir unsere Bejahung immer wieder in unser Unterbewusstsein senken, helfen wir ihm – und damit uns –, das gewünschte Ergebnis zu erzielen. Die wiederholte Anwendung prägt sich dermaßen ein, dass alte, negative Denkmuster unwirksam werden und die erwünschten Änderungen eintreten. Wie wendet man Affirmationen an? Mit der folgenden Vorgehensweise werden Sie das Beste aus den Informationen für sich gewinnen.

> ▶ Beschäftigen Sie sich jeden Tag mit einer oder höchstens drei Affirmationen, bevor Sie den Tag beginnen und vor dem Schlafengehen.
> ▶ Schreiben Sie Ihre Affirmation 10-, 20- oder auch 30-mal auf einen Bogen Papier. Sehr nützlich ist auch, wenn man seine Affirmation auf ein kleines Kärtchen schreibt, das man tagsüber bei sich trägt und öfter in die Hand nimmt. Variieren Sie nach eigener Wahl. Entscheidend ist nur, dass die Information wirkungsvoll-einprägsam ist.
> ▶ Stellen Sie sich am besten vor einen großen Spiegel und sprechen Sie die Affirmation laut, präzise und mit Gefühl aus.

Sollten Sie beim Schreiben oder Sprechen der Affirmationen Widerstand in sich spüren, so handelt es sich um eine zu Be-

Wer immer wieder Affirmationen in seinem Unterbewusstsein verankert, stellt damit eine geistige Nahrung bereit, die negative Gedanken verbannt.

So holen Sie das Beste aus sich heraus.

ginn oft auftretende Reaktion. Lassen Sie sich nicht verunsichern und entmutigen. Fahren Sie fort. Versuchen Sie gegebenenfalls und soweit aus eigener Kraft möglich, der Ursache dieser Widerstände auf die Spur zu kommen. Manche Affirmationen sind mit starken Gefühlen beladen. Hier führen Beharrlichkeit und konsequentes Weitermachen zum Ziel. Auch als Hobby-Marathonläufer sind Sie ja nicht vom Himmel gefallen. Sie mussten das Laufen zum zweiten Mal lernen.

Ebenso entscheidend für den Erfolg ist, dass wir das, was wir haben oder erreichen wollen, uns klar, konkret, also auch bildhaft vorstellen können. Denn das Bild ist die besondere Sprache des Unterbewusstseins, und jede bildhafte Vorstellung, die uns erfüllt, hat das Bestreben, sich zu verwirklichen. Wenden wir uns daher auch der Kraft der *Imagination* zu.

»Imagination verfügt über alles; sie erschafft Schönheit, Gerechtigkeit und Glück, die in dieser Welt alles sind.«   Blaise Pascal

Jeder Mensch besitzt die Fähigkeit zur bildhaften Vorstellung. Wenn wir das Wort „Firmengebäude" denken, lesen oder hören, dann sehen wir sofort ein bestimmtes Gebäude in unserem „geistigen Kopfkino". Wir können kein Wort, keinen Begriff verstehen, wenn wir uns davon nicht zuvor ein Bild gemacht haben. Ebenso können wir nichts Neues kreieren, ohne davon ein klares Bild zu haben. Ein guter Architekt wird zuerst das fertige Haus vor seinem geistigen Auge sehen, bevor er den ersten Strich zu Papier bringt bzw. am Computer zieht. Kinder bedienen sich dieser Fähigkeit in noch sehr ausgeprägter Weise. Der überzivilisierte, „kopflastige" Mensch der westlichen Welt hat diese natürliche Fähigkeit etwas vernachlässigt. Er benutzt sie in vollem Maße fast nur noch im Schlaf, während er träumt. Aber wie jede Fähigkeit, so kann auch diese wieder geweckt und entwickelt werden. Wie können wir nun konkret die Imagination, die Vorstellungskraft zu unserem Wohl einsetzen? Wie geht man vor? Hier eine kurze Anleitung, die zeigt, wie Sie am besten vorgehen.

So entwickeln Sie optimale Vorstellungskraft.

▶ Voraussetzung für eine erfolgreiche Imagination ist ein Zustand körperlich-seelischer Entspannung (Näheres dazu Seite 86 ff.). Solange wir noch angespannt sind, werden wir Schwierigkeiten beim inneren Bildersehen haben, das wir aufgrund unserer eigenen Praxis in Beruf und Sport gerne als Psychodynamische Imagination (PDI) bezeichnen. Setzen oder legen Sie sich also zunächst locker und entspannt hin. Schließen Sie die Augen. Lassen Sie Ihre Gedanken los, versuchen Sie, keinen Gedanken festzuhalten. „Schauen" Sie mit beiden geschlossenen Augen auf einen gedachten Punkt zwischen Ihren Augenbrauen. Konzentrieren Sie sich ganz zwanglos nur auf diesen Punkt. Beobachten Sie dabei, wie Ihre Entspannung weiter zunimmt.

▶ Stellen Sie sich nun den gewünschten Endzustand möglichst lebendig und in Farbe vor. Sie können sich ihn als Bild oder – noch besser im Sinne von psychodynamischer Intensivierung – als Film vorstellen. Lassen Sie Ihren Film immer präziser werden. Schaffen Sie sich Ihre eigene „Filmvorführung". Vertonen Sie diesen Film. Z. B.: Sehen Sie, wie Sie Prokura erhalten und wie man Ihnen anschließend dazu gratuliert. Oder sehen Sie sich schlank. Gehen Sie in Ihrem Film in ein tolles Fachgeschäft, und probieren Sie neue Kleider bzw. einen neuen Anzug an. Hören Sie das anerkennende Lob Ihrer Mitmenschen. Sehen Sie sich ohne Zigaretten oder ohne Alkohol Situationen meistern, in denen Sie früher Schwierigkeiten hatten. Was Sie noch beachten sollten:

▶ Wählen Sie nur ein Ziel während einer „Imaginations-Sitzung". Springen Sie auf keinen Fall ständig hin und her, das würde Ihre mentalen Kräfte nur zerstreuen und damit unwirksam machen. Bleiben Sie bei Ihrem Ziel, bis das Ziel erreicht ist. Das kann drei Tage, drei Wochen, drei Monate oder noch länger dauern. Natürlich können Sie zu verschiedenen Zeiten mit mehreren Zielen parallel arbeiten. Achten Sie darauf, dass sich die verschiedenen Ziele nicht in die Quere kommen. Ihre Ziele dürfen sich nicht widersprechen, nicht „beißen".

▶ Bleiben Sie entspannt, während Sie Ihr Ziel imaginieren. Jede Anstrengung ist von Nachteil. Je stärker Sie ein Bild erzeugen wollen, umso weiter werden Sie sich davon entfernen. Imaginationen auf seinem „geistigen Bildschirm" entstehen zu lassen sollte kein krampfhafter, sondern ein spielerischer Akt sein.

▶ Versuchen Sie, sich mit einem imaginierten Endzustand zu identifizieren. Fragen Sie sich: „Wie fühle, wie verhalte ich

Wir bezeichnen inneres Bildersehen gerne auch als „Psychodynamische Imagination". Sie sehen beispielsweise, wie Sie als Marathonläufer freudig mit hochgerissenen Armen durchs Ziel laufen, oder Sie sehen in ebenso klaren Bildfolgen, wie Sie als Chef mit Ihrem Team ein tolles Betriebsergebnis erzielen und dafür mit Ihrem Team von der Unternehmensleitung ausgezeichnet werden. Auch viele „Durststrecken" im Leben lassen sich so leichter überwinden.

Psychodynamische Imagination oder Bilderdenken macht scheinbar Unmögliches möglich. Beginnen Sie noch heute und hören Sie nie mehr auf!

mich, wenn ich den gewünschten Endzustand erreicht habe?" Dadurch „verschmelzen" Sie mit Ihrem Bild und gelangen noch schneller ans Ziel.

▶ Arbeiten Sie mit Imaginationen möglichst regelmäßig, also täglich, für ein paar Minuten, aber nicht übertrieben lange. Auch für Imaginationen gilt: Steter Tropfen höhlt den Stein.

▶ Seien Sie schon im Voraus dankbar für die Erfüllung Ihres Wunsches. Dankbarkeit ist der beste Katalysator.

Mithilfe der gezielt einsetzenden Vorstellungskraft lässt sich im Leben fast alles erreichen. Ohne sie erreichen wir so gut wie nichts. Jeder Erfolgreiche arbeitet mit dieser „Bildkraft" – ob er sich dessen bewusst ist oder nicht. Deshalb: Nutzen Sie dieses „Zaubermittel". Lenken Sie diese Kraft auf Ihre Ziele. Verwirklichen Sie ein Bild nach dem anderen. Die Vorstellungskraft macht das Unmögliche möglich. Beginnen Sie noch heute und hören Sie nie mehr auf!

Mentales Aktivierungsprogramm

Wir leben in einer Zeit extrem schnellen Wandels. Hinzu kommen Reizüberflutung und ständige Lärmkulissen, Stress, Hektik, eine zerrissene Welt mit Gegensätzen unterschiedlichster Art, Bedrohungen und negativen Fremdeinflüssen. Dagegen können wir uns mit mentaler Stärke, mit Stresssicherheit und mit einer ganzheitlichen Fitness jedoch wappnen.

Laut „Wirtschaftswoche" haben über 80 % der Führungskräfte Probleme mit Herz, Kreislauf und/oder dem Magen-Darm-Trakt. Zu diesen Problemen kommen Stoffwechselstörungen und Erkrankungen des Bewegungsapparats. Besonders düster sieht es auf der mittleren und höheren Managementebene aus, wo die meist 40- bis 55-Jährigen unter starkem Druck stehen. Wie Führungskräfte ihre gesundheitliche Situation selbst einschätzen, entnehmen Sie den folgenden Seiten 75 und 76.

Im Rahmen von Untersuchungen des Instituts für Arbeits- und Sozialhygiene (IAS) in Karlsruhe/Berlin fiel auf, dass auch die weiblichen Führungskräfte von ähnlichen Beschwerden betroffen sind. Die Folge sind sehr häufig das so genannte Burnout-Syndrom und depressive Verstimmungen.

Zur Gesundheitssituation von Führungskräften

Quelle: Umfrage der Health Service Group an die Personalleiter von 120 großen deutschen Unternehmen. Geantwortet haben 60 Führungskräfte wie folgt:

Fragen:	Antworten: Ja Nein	Kommentare (Auswahl):
1. Sind Ihrer Meinung nach Führungskräfte gesundheitlich gefährdeter als andere Mitarbeiter?	40 20	• „Bild vom Manager" fordert 60-Stunden-Wochen • Führungskräfte im mittleren Management • Höhere Belastung, weniger Freizeit • Wenig Schlaf • Stress und Abbau von Führungskräften • Grundsätzlich nein, jedoch ist individuell ausschlaggebend, ob Führung beherrscht wird oder Führungsaufgaben den Einzelnen beherrschen • Wenig Freizeit für Bewegung und Familie
2. Finden Sie, dass Führungskräfte mehr als andere Mitarbeiter an gesundheitlichen Problemen leiden?	33 26	• Jedenfalls nicht sichtbar/statistisch nachvollziehbar • Weiß ich nicht, weil man nicht darüber redet • Ursache: nach innen verdrängen, eigenes Problem- und Zeitmanagement unvollkommen • Eher Stresssymptome, Schlafstörungen, erhöhter Blutdruck usw. • Je nach Beanspruchung und eigener grundsätzlicher Konstitution
3. Haben Führungskräfte weniger krankheitsbedingte Fehlzeiten als andere Mitarbeiter?	51 1	• Halten sich für unentbehrlich und glauben, man erwarte von ihnen, dass sie sich ins Büro schleppen, egal wie • Man will keine Schwächen zeigen • Aber wenn, dann lange • Vorbild Arbeitsplatz • Praxis täuscht, Identifikation mit dem Unternehmen ist nicht allein ursächlich. Auch Angst, Konkurrenzempfinden, nicht nein sagen können sind negative Urheber • Es wird oftmals durchgebissen, bis hin zur Erschöpfung
4. Gehen Führungskräfte oft auch dann zur Arbeit, wenn sie eigentlich eine Krankheit auskurieren müssten?	58 1	• Verdrängung der Krankheiten • Zum Bild einer Führungskraft gehören oft die eigene Resistenz, die eigene Stärke, aber auch das Gefühl, unentbehrlich zu sein • Termine, Zeitdruck, laufende Projekte • Erhöhtes Verantwortungsbewusstsein • Übergehen der Krankheit aus Zeit- und Leistungsdruck

Fragen:	Antworten: Ja Nein	Kommentare (Auswahl):
5. Besteht bei Führungskräften vermehrt die Gefahr, dass sie bei gesundheitlichen Problemen nur sehr spät einen Arzt aufsuchen?	49 9	• „Wird schon wieder" als Motto • Verdrängung der Krankheiten • Arbeitsdruck, Selbsttäuschung, Gefühl, wichtig zu sein; Fehleinschätzung von Warnsignalen, falscher Umgang mit sich selbst • Oft durch das Zeitproblem verursacht, man nimmt sich die Zeit dafür nicht
6. Stehen Führungskräfte unter einem wesentlich höheren Leistungsdruck als andere Mitarbeiter?	52 8	• Druck ist höher, Leistungsdruck nicht unbedingt • Objektiv sicher, aber subjektive Wahrnehmung habe ich höher bewertet • Aufgabenstellung ist komplexer • Grundsätzlich dann nicht, wenn Führung beherrscht wird, wenn der richtige Mann oder die richtige Frau am richtigen Platz ist. Die subjektive Antwort, das subjektive Empfinden lautet jedoch überwiegend: ja
7. Haben Sie den Eindruck, dass Globalisierung (häufiger Ortswechsel, Aufhebung Zeitzonen, schnellere Reaktionszyklen) und schnellere, ständige Erreichbarkeit (Handy, E-Mail) eine zusätzliche Belastung für Führungskräfte darstellen?	47 12	• Unterschiedliche Feiertagsregelungen, Urlaubsansprüche fordern erhöhte Ansprechbarkeit • Es kommt auf die Person an. Für mich ist ständige Veränderung und schnelle Reaktion angenehm • Verfügbarkeit 24 Stunden an 7 Tagen die Woche • Die biologisch erforderliche Regenerationsspanne wird verkürzt • V. a. das Thema ständige Erreichbarkeit. Die eigenen Freiräume werden deutlich kleiner, Abschalten und Entspannung immer seltener • Gibt es auch bei Nicht-Führungskräften
8. Haben Sie den Eindruck, dass Führungskräfte oft überfordert sind? Wenn ja, wird diese Überforderung: eher verdrängt (39) oder eher thematisiert (2)?	41 20	• „Oft" geht zu weit. Überforderung wird – wenn zutreffend – eher verdrängt • Führungskräfte sind „lonesome cowboys" • Wer gibt schon zu, überfordert zu sein? Bei allen Fragen stellt sich die gleiche Frage: Wer führt die betreffende Führungskraft? • Aber heutzutage leiden auch normale Mitarbeiter unter Stress und Druck • Das Rollenverständnis bringt es eher mit sich
9. Vermuten Sie im Vergleich zu anderen Mitarbeitern auch Suchtproblematiken?	Weniger 8 Gleich 48 Mehr 3	• Mehr Alkohol • Wenn die Sucht auch die Flucht in Medikamentenmissbrauch bedeutet, dann könnten Alkohol- und Medikamentenmissbrauch gleich stark ausgeprägt sein

Damit es zu diesem Zustand erst gar nicht kommt, müssen und können wir ihm vorbeugend entgegenarbeiten. Wie aber ist das zu schaffen, wenn wir müde, leer und ausgepowert nach einem harten Arbeitstag nach Hause kommen? Sich einfach fallen lassen und auf dem Sofa einschlafen? Sicher, das hilft etwas, ist aber insgesamt wenig effektiv. Es gibt weit bessere und effektivere Möglichkeiten, sich zu regenerieren.

Wenn Sie einen anstrengenden Arbeitstag hinter sich haben, sollten Sie besonders an Ihre Gesundheit denken. Ihr Körper dankt es Ihnen, wenn Sie sich durch sportliche Aktivität im Freien mit Sauerstoff versorgen.

Nach einem anstrengenden Marathonlauf, wenn die Muskeln übersäuert sind und einfach alles schmerzt, machen wir z. B. immer einen ganz langsamen Regenerationslauf auf weichem Waldboden. Dabei traben wir etwa 20 – 30 Minuten locker dahin. Damit bewirken wir eine optimale Durchblutung des Körpers und dadurch zugleich den Abtransport schädlicher „Schlackenstoffe". Der Körper wird mit sehr viel mehr Sauerstoff versorgt als erforderlich ist.

Ähnlich ist es nach einem harten Arbeitstag. Unser Gehirn muss dann mit sehr viel mehr Sauerstoff versorgt werden, um all die Anforderungen des Tages ablegen zu können. Ein gutes Beispiel dafür ist im Rahmen unseres Coachings einer unserer Klienten, der große Events managt, die ihn oft bis spät in die Nacht in Anspruch nehmen. Aber auch er betreibt Ausdauersport. Zunächst jedoch hat er als Manager des eigenen Unternehmens sehr große Verantwortung und eine hohe Belastung. So nützt er die Zeit nach größeren Veranstaltungen für Sport, denn einschlafen kann er nach diesen starken Belastungen ohnehin nur mühsam. Seine Einstellung ist die, dass er jede Stunde Sport, die er aufbringe, als Geschenk doppelt zurückerhalte. Nicht nur für den Körper – vor allem für den Geist –, denn er hat Zeit, über vieles nachzudenken, kann sich gute Gedanken über Gott und die Welt machen, hat Zeit für sich: Kein Handy bimmelt, keine E-Mail nervt, kein Mensch „löchert" ihn mit irgendwelchen Fragen oder Kommentaren usw. Und darauf freut er sich schon den ganzen Tag über.

Die klare Vorstellung tagsüber, verbunden mit Emotionen, diesem Glücksgefühl während des Laufens und danach helfen ihm, auch nachts noch die Sportschuhe zu schnüren. Um noch ein Beispiel aus dem Kreis der Prominenten anzuführen: Auch der Politiker Joschka Fischer weiß die wohltuende Wirkung des Laufens sehr zu schätzen.

Mit der richtigen
Lebensführung auf
richtigem Kurs.
Ein prominenter
Politiker schildert
seine Erfahrungen.

Mit 48 Jahren und damals Fraktionssprecher seiner Partei riss er das Ruder in seiner Lebensführung herum, ernährte sich vollwertig und begann zu laufen. In einem Jahr konnte er so sein Übergewicht von 109 kg auf 76 kg Wohlfühlgewicht reduzieren. In der Rückschau sieht er es so: „Ich habe mein Leben geändert, ein neues Programm geschrieben und das alte weggeworfen. Das ist der entscheidende Punkt. Das Laufen spielte dabei eine wichtige Rolle. Warum Laufen? Ich suchte eine Sportart, die Kalorien fordert. Ich reduzierte die Zufuhr und forderte dem Körper gleichzeitig mehr von seinen Reserven ab. Am Anfang war das Laufen ein reine Über-Ich-Leistung, d. h. ich habe mich dazu gezwungen. Je länger die Strecke und je austrainierter ich wurde, desto mehr trat die Frage der körperlichen Erschöpfung in den Hintergrund. Aber die meditative Seite tritt mehr und mehr in den Vordergrund. Ich finde eine innere Ruhe, die ich sonst nicht gefunden habe. Dieser meditative Aspekt gibt mir sehr viel für mein Berufsleben. Stress kommt nur schwer an mich ran. Im Gegenteil, ich bin auch im Kopf schneller und beweglicher als vorher... Heute habe ich überall meine Sportsachen und Laufschuhe dabei. Eine Stunde dazwischen finde ich immer, notfalls auch ganz früh oder spät, wenn es schon dunkel ist. Es gibt immer eine Lücke. Wenn ich mich nach langen Sitzungstagen so richtig kaputt fühle, dann habe ich das Laufen noch viel nötiger und bin hinterher erfrischt." (Auszug aus einem Interview mit Joschka Fischer im Laufmagazin SPIRIDON.)

Die Vorstellung tagsüber, verbunden mit Emotionen, diesem Glücksgefühl während des Laufens und danach helfen also beiden – unserem Klienten ebenso wie dem Politiker Fischer – auch nachts noch die Laufschuhe zu schnüren.

Die Schwierigkeit besteht zunächst für viele nur darin, trotz der Müdigkeit nach einem anstrengenden Tag den „Schalter" im Kopf umzulegen. Musik kann in solchen Fällen eine große Hilfe sein. Es gibt tolle Songs, die man sich zur „Entschleunigung" ebenso wie zur Erinnerung an gute Vorsätze zurechtlegen kann.

Entscheidend dabei ist immer, die Vorstellung des Gefühls nach Bewegung nicht zu verhindern. Und je regelmäßiger wir diesen Sauerstoffüberschuss erleben, desto mehr wird ein so genannter „Flow"- oder Glückszu-stand daraus. Die Vorstellung, die-sen Zustand immer wieder zu errei-chen, wird Sie automatisch beflügeln und aktivieren. Und so schaffen Sie zudem auch den Ausgleich täglicher Belastungen, kommen – um mit Professor Hans Eberspächer zu spre-chen – von der *Beschleunigung* zur *Entschleunigung*.

> *»Schaffen Sie sich Zeitinseln zur Entschleunigung. Sie machen stark für Phasen, in denen die Zeit so viel diktiert. Wir müssen Augenblicke kultivieren, Zeitanker auswerfen, damit unsere Ressourcen nicht abtreiben.«* Prof. Dr. Hans Eberspächer

Kleine Exkursion in die Stressforschung

Stress gehört zu unserem Leben und ist eine Erscheinung mit Doppelgesicht: Einerseits ist Stress lebensnotwendig, ande-rerseits kann zu viel Stress krank machen. Vor allem chroni-scher Stress, jene fortwährende Belastung im Alltag ohne Aussicht auf Besserung, ist tückisch. Diesen negativen Stress nennen Fachleute auch Disstress. Er steht im Gegensatz zum positiven Eustress. Richtig dosiert als positive Herausforde-rung ist diese Form von Stress wiederum eine Quelle für Vi-talität, Erfüllung und Zufriedenheit.

Dabei sind die Grenzen zwischen beiden Kategorien fließend. Menschen reagieren auf dieselbe Situation höchst unterschied-lich. Was für den einen Routine bedeutet, erlebt der andere als unerträgliche Belastung. Es gibt Führungskräfte, die erst unter „Volldampf" richtig aufblühen, andere quälen sich, größere berufliche Belastungen durchzustehen. Oft ist der Schritt vom positiven zum negativen Stress klein – und häufig spüren wir sehr spät, dass wir diese Grenze überschritten haben.

Das Stressgeschehen ist Ausdruck des komplexen Netzes unserer Wechsel-beziehungen mit der Umwelt.

Bis zu einem gewissen Punkt und einige Jahre lang haben wir z. B. das Leben locker gemeistert, doch eines Tages können uns auch vermeintliche Kleinigkeiten überwältigen, mental blockieren und völlig deprimieren. Kann man schädlichem Stress vorbeugen?

Was wir vor allem dazu brauchen, sind vernünftige Strategien für den mentalen Bereich, um uns ausreichend zu schützen. Es ist möglich, sich im Sinne *gelebter Prävention* vorbeugend

Das große doppelte Warnsystem für unser Überleben: Stress ist einerseits lebensrettender Mechanismus, andererseits entartet dieses Stressgeschehen durch unsere hoch technisierte Umwelt in seinen biologischen Funktionen immer stärker durch Verkehrsstress, Lärmstress, optischen Stress (z. B. TV, Bildschirm usw.), Stress des Zusammenlebens und der Isolation, durch Berufs- und Konfliktstress.

gegen Stressfolgen abzusichern oder auch bestehenden negativen Stress abzubauen (siehe insbesondere Seite 82 ff.).

Grundsätzlich ist es so: Reaktionen auf Stress sind lebenswichtig, ohne sie könnten wir nicht überleben. Sie versetzen den Körper in erhöhte Leistungsbereitschaft, mobilisieren Kraftreserven und machen uns damit bereit für den „Lebenskampf".

Diese Vorgänge sind seit Urzeiten dieselben Mechanismen geblieben. Unseren Urahnen halfen sie tatsächlich zu überleben: in der Wildnis, im Kampf gegen Feinde und wilde Tiere. Heute dienen sie uns dazu, auf der Fahrt zum Büro im Verkehrsstau die Nerven zu behalten, den obersten, eigenwilligen Firmenboss zu ertragen, den Doppelbelastungen des Alltags durch Beruf und Familie standzuhalten. Die Stressforschung bezeichnet unbewusst gesteuerte Vorgänge als „vegetativen Dreitakt", weil sie aus drei typisch ablaufenden Phasen bestehen.

Drei typisch ablaufende Phasen

▶ Die erste Phase wird als Vorphase bezeichnet. Dies ist die Erwartungsphase vor der eigentlichen Reaktion auf den Stress. In dieser Zeit wird die Energie bereitgestellt, um auf den Stress zu reagieren. Diese Phase kann entweder kurz oder länger sein – dies sind die ersten Sekunden oder Sekundenbruchteile nach dem ersten Schreck, jenes Innehalten des Körpers, das Atemholen vor dem Schrei oder aber die etwas längere Anspannung in Erwartung eines unangenehmen Ereignisses, wie z. B. eines Gerichtstermins. Es ist die Zeit, in der uns nichts Gutes schwant. Die Vorgänge, die sich dabei abspielen, werden vom Parasympathikus gelenkt, der insgesamt eine beruhigende Wirkung auf den Stoffwechsel und den Kreislauf hat. Er ist z.B. dafür zuständig, dass sich unsere vitalen Funktionen nachts beruhigen, während sein Gegenspieler, der Sympathikus, sie am Tag erneut zu Aktivität weckt.
▶ Der Vorphase folgt die Alarmphase, die eigentliche Reaktion auf den Stressor, den Stress erregenden Faktor. Dies ist die Phase der Erregung des Anstiegs der Aktivität. Sie wird vom Sympathikus beherrscht, der für eine schlagartige Ausschüttung der Hormone Adrenalin und Noradrenalin aus dem Mark

der Nebenniere sorgt. Der Kreislauf wird aktiviert, der Puls rast, der Blutdruck steigt. Die Anspannung der Muskulatur nimmt zu, da durch die Veränderung der hormonellen Situation auch Fett- und Zuckerreserven mobilisiert werden. Außerdem wird über die Hypophyse, die Hirnanhangdrüse, noch ein Hormon der Nebenniere aktiviert – das Hydrocortison. Der Körper ist bereit für die Flucht oder den Kampf. Alle anderen Körperfunktionen, die nicht der unmittelbaren lebenswichtigen Erhaltung dienen, sind ausgeschaltet. Die Verdauung ist lahm gelegt, die Sexualfunktionen sind ausgeschaltet.

▶ Als dritte Phase folgt die Phase der Erholung. Die übersteigerten Funktionen kehren allmählich auf das normale Niveau zurück. Der Kreislauf beruhigt sich, der Pulsschlag wird wieder langsamer, der Blutdruck sinkt. Das sind ganz sinnvoll aufeinander abgestimmte Mechanismen, die der Körper beim Kampf ums Überleben einsetzen kann. Sie laufen unbewusst – also reflektorisch – ab. Sie dienen dem grundsätzlichen Zweck der Lebenserhaltung – und fordern vom Körper den Kampf oder die Flucht. Beides ist auf jeden Fall mit Aktivität verbunden.

Unser kleiner Ausflug in die Stressforschung veranschaulicht, dass das Stressgeschehen als wesentliches biologisches Grundprinzip Teil eines Überlebensprogramms ist, das auch heute noch so abläuft wie in der Urzeit des Menschen. Wem dieses natürliche System des Körpers bewusst ist und wer sein Denken und Handeln entsprechend danach ausrichtet, hat gute Chancen, auch im mittleren und höheren Lebensalter gesund und fit zu bleiben.

In welcher Form ist uns heute im Alltag die Möglichkeit gegeben, „aktiv" zu werden, wenn wir Stress ausgesetzt sind? Wie können wir fliehen? Wie können wir kämpfen? Wie können wir die in uns mobilisierte Aktivität abreagieren? Wir stehen im Stau – die Aktivität in unserem Körper steigt, die Anspannung wächst, alles in uns arbeitet –, aber wohin können wir fliehen? Sollen wir aussteigen und davonlaufen? Wie können wir kämpfen?

Die Energie bleibt in unserem Körper eingeschlossen. Als blockierte Energie. Wie eine tickende Zeitbombe, die darauf wartet, sich zu entladen. Nach Hans Selye, dem „Vater" der Stressforschung, verfügt jeder Körper über ein bestimmtes Quantum an so genannter Adaptationsenergie, die ihn dabei unterstützt, Stress zu bewältigen. Diese Reserven werden im Lauf des Lebens allmählich erschöpft. Um neue Reserven aufzubauen, braucht der Körper Ruhe, Erholung. Erinnern wir uns an den Ablauf der Stressreaktion – die letzte dieser drei Phasen ist die der Erholung.

»Fliehe den Stress, meide den Stressor oder – versuche ihn zu begreifen, stelle ihn ab, wandle ihn um.« Frederic Vester

Wenn man übermäßigem Stress auf der Führungsebene ausgesetzt ist, überwiegen die beiden ersten Phasen, und die dritte Phase kommt häufig zu kurz. Die Folge ist, dass die energetischen Reserven des Körpers immer mehr abgebaut werden und der Körper nicht die Zeit hat, neue zu schaffen. Allmählich kommt unser Körper aus dem Gleichgewicht. Die Folge sind Verschleißerscheinungen, das rasche Voranschreiten des Alterungsprozesses. Im Körper entstehen u. a. durch die freien Radikale (siehe dazu Seite 188) so genannte chemische Narben, die für das Altern des Organismus die Ursache sind. Nun reagiert nicht jeder Körper gleichermaßen auf Stress. Außerdem gibt es auch noch den positiven Stress, wenn wir uns für etwas anstrengen, was uns Freude bereitet. Bei dieser Art von Stress werden sicherlich sehr wenige chemische Narben entstehen.

Stressfallen und wie Sie ihnen entgehen.

Stressfallen

▶ Achten Sie auf Stressfallen. Diese können überall lauern. Unsere heutige hektische Welt hält viele Stressoren, also alles, was wir als Anforderung, Belastung oder Bedrohung werten, bereit. Dazu zählen die räumliche Enge, in der wir in den Ballungszentren leben, der Lärm, der Verkehr, die Umweltverschmutzung, die Angst vor terroristischer Bedrohung und nicht zuletzt die immer dichter werdende Informationsflut, die über uns hereinbricht – in den gedruckten und elektronischen Medien, vor allem im Fernsehen, mit seinem überbordenden Angebot an Reizen, die häufig Medienmüll ohne Inhalt sind. Hinzu kommen PC und Internet – das alles stürmt von außen auf uns ein, stresst unseren Körper und unsere Nerven.
▶ In Führungspositionen, so klagen immer mehr Frauen und Männer, nimmt die Belastung ständig zu. Für das mittlere und obere Management wird die Arbeitszeit immer länger, und in dieser Zeit muss dennoch intensiver gearbeitet werden. Die Führungskräfte werden schon seit Jahren immer stärker in die Pflicht genommen. Steigender Druck und überhöhte Anforderungen lösen Stress aus. Umgekehrt kann natürlich auch Unterforderung am Arbeitsplatz Stress erzeugen.

Menschen, die lustlos ihr Pensum herunterspulen, die die „innere Kündigung" vollzogen haben, leiden, ohne dass sie es vielleicht spüren.

▶ Das Berufsleben strahlt oft bis ins Privatleben aus. Nicht wenige Frauen sind in einem fordernden Beruf tätig, um Selbsterfüllung zu finden, und auch, damit der gewohnte hohe Lebensstandard gehalten wird. Nun ist allein die Führung eines gepflegten Haushalts ein voller Job – unter dieser vielfältigen Beanspruchung brennen viele Frauen aus. Bei den Männern schlagen sich übertriebener Ehrgeiz und enttäuschte Karrierehoffnungen negativ nieder.

▶ In vielen Familien stimmt es nicht. Einsamkeit ist schlimm, aber wenn das Zusammenleben in der Kleingruppe Familie nicht klappt, ist chronischer Stress vorprogrammiert. Aus so mancher Ehe oder Partnerschaft ist im Laufe der Jahre das Feuer verschwunden, jeder geht seine eigenen Wege. Und wenn man sich trifft, wird gestritten. Meist aus nichtigem Anlass, wobei man stets dem anderen die Schuld gibt – nach dem ewig gleichen, ermüdenden Schema. Das alles ist Stress, und diese Liste ließe sich fortsetzen.

Um die Nerven zu behalten, hilft häufig schon, einen Stressfaktor zu kennen, um ihm gelassener zu begegnen, ihn zu beseitigen oder ihm aus dem Weg zu gehen.

Sie sehen, wir sind von Stressfallen umstellt. Was kann man nun dagegen tun? Es hilft oft schon, wenn man einen Stressfaktor erkennt, um ihm gelassener zu begegnen, ihn zu beseitigen oder ihm aus dem Weg zu gehen. Dazu weitere Empfehlungen:

▶ Wenn Sie permanent unter Zeitnot leiden, dann sorgen Sie für ein richtiges Zeitmanagement. Das lässt sich lernen. Teilen Sie sich Ihre Vorhaben präziser ein, übernehmen Sie sich nicht.

▶ Wenn es ständig in der Ehe kriselt – suchen Sie eine Partnerschaftsberatung auf. Neutrale können oft verblüffende Einsichten vermitteln.

▶ Wenn Sie jeden Morgen im Verkehrsstau fluchen – versuchen Sie es doch einfach mit einem anderen Verkehrsmittel, z. B. mit der S-Bahn, dem Bus oder anderen öffentlichen Verkehrsmitteln.

▶ Wenn Sie ständig in Geldnöten sind – forsten Sie Ihre Ausgabenliste durch. Da findet sich viel Überflüssiges. Es müssen nicht immer Sekt und Kaviar sein. Bescheidenheit ist nicht ohne Grund eine Kardinaltugend.

Versuchen Sie generell Ihr Leben so zu ändern, dass Sie negativem Stress weniger in die Falle laufen. Machen Sie das am besten Schritt für Schritt, freuen Sie sich über jeden kleinen Fortschritt. Vor allem: Üben Sie sich in Gelassenheit. Ärgern Sie sich nicht dauernd, geben Sie auch einmal nach – und wenn Sie hundertmal Recht haben. Es ist kein Zeichen von Schwäche, zum Einlenken bereit zu sein, wenn Klugheit gefordert ist.

»Die Gelassenheit ist eine anmutige Form des Selbstbewusstseins.«

Marie von Ebner-Eschenbach

Sie können auch einiges tun, um sich gegen Stress unempfindlicher zu machen oder vorhandene Stressbelastungen abzubauen. Da ist der Sport (mehr darüber im nächsten Kapitel): Laufen Sie dem Stress davon, tun Sie etwas für Ihren Körper, denn wenn Sie physisch fit sind, strahlt das automatisch auch auf Ihre mentale Fitness aus. Das belegen wir mit praktischen Beispielen im nächsten Kapitel Seite 93 ff.

Achten Sie auf eine gesunde Ernährung und Lebensführung. Entspannen Sie sich. Dazu finden Sie ausführliche Hinweise im letzten Abschnitt dieses Kapitels „Stressmanagement und Entspannung" Seite 86 ff.

Stressbelastungstest

Testen Sie Ihre Stressbelastung anhand einer Stressskala, wie sie in der modernen Stressforschung entwickelt wurde und wie wir sie im Folgenden anschaulich nahe bringen.

In der nebenstehenden Stresstabelle finden Sie in Rangfolge bestimmte Lebensereignisse. Wie diese Ereignisse Ihre Fitness beeinträchtigen, ist mit der jeweiligen Stresspunktzahl gekennzeichnet.

Stressursachen	Stresspunkte
Tod des Lebenspartners	100
Trennung/Scheidung vom Lebenspartner	70
Tod eines nahen Verwandten	65
Krankheit oder Unfall	55
Verlust des Arbeitsplatzes	50
Heirat	45
Eintritt in die Pensionierung	45
Krankheit eines Familienangehörigen	45
Bedeutende Veränderung der geschäftlichen/ privaten Situation	40
Neuer Arbeitsplatz	35

Kredit/Schulden über 20 000 Euro	30
Ärger mit Familienangehörigen	30
Umzug	25
Veränderungen/Ärger am Arbeitsplatz	20
Änderung von sozialen Aktivitäten	20
Kredit/Schulden unter 10 000 Euro	15
Änderung der Lebensgewohnheiten	
(z. B. Umstellung der Ernährung)	15
Urlaub	12
Feiertage, z. B. Weihnachten	10
Ärger mit Behörden, kleine Gesetzesübertretungen	10

Auswertung der Stressskala nach Punkten

▶ Wenn Sie in den vergangenen zwei Jahren über 300 Punkte angesammelt haben, so stecken Sie leider in einer ernst zu nehmenden Lebenskrise, wobei die Aussicht zu erkranken ebenfalls sehr groß ist.

▶ Bis 150 Punkte ist Ihre Situation unbedenklich.

▶ Ab 150 Punkten sollten Sie überlegen, was Sie in Ihrem Leben und an den Umständen ändern könnten. Mit der Mehrzahl der Punkte steigt die Wahrscheinlichkeit des Auftretens von stressbedingten Erkrankungen.

▶ Sollten Sie innerhalb eines Jahres mehr als 200 Punkte ansammeln, wird dies mit großer Wahrscheinlichkeit auf Kosten Ihrer Gesundheit gehen, wenn Sie nicht gegensteuern, denn zu viele Belastungen innerhalb eines kurzen Zeitraums können zu Krankheiten führen. Der Körper hat nicht mehr genügend Energiereserven, um sich den ständig wechselnden Anforderungen anzupassen, und so kommt es in absehbarer Zeit zu „Einbrüchen".

▶ Natürlich sind nicht alle Veränderungen schlecht. Neue Begegnungen mit interessanten Menschen, ein neuer, besserer Job, der mehr Spaß macht, können auch positiven Stress – Eustress – auslösen.

▶ Es hängt dabei zudem sehr viel von unserer inneren Einstellung ab. So empfinden wir eine Arbeit, die uns Spaß macht, sicher nicht als belastend oder gar quälend, obwohl sie uns in mancherlei Hinsicht viel abverlangen mag.

Analysieren Sie immer wieder die Ursachen für Stress, der Ihnen schadet. Wir können zwar nicht alle Stressfallen beseitigen, aber Änderungen vornehmen, die es ermöglichen, schädlichen Stress in positiven, anspornenden Stress zu verwandeln.

Stressmanagement und Entspannung – die besten Tipps

Für einen freien und unbelasteten Kopf ist ein Tagesrhythmus mit kleinen Regenerationsinseln hilfreich. Sie befähigen das vegetative Nervensystem als unbewusste Steuereinheit, den Organismus nicht ständig in Alarmbereitschaft zu halten.

Erfolgreiche Manager verbringen etwa ein Viertel ihrer Zeit damit, um über sich und ihr Unternehmen nachzudenken. Das hat natürlich mit strategischen Überlegungen zu tun, für die man einen möglichst freien und unbelasteten Kopf braucht. Wie aber ist es zu schaffen, sozusagen mit einem Fingerschnippen den Kopf frei zu bekommen? Wie ist es möglich, immer dann fit zu sein, wenn es erforderlich ist? Entspannung und Regeneration sind Teil unseres Trainings. Sie haben denselben Stellenwert wie Grundlagen- oder Aufbautraining. Dazu ein schönes Beispiel, das wir gerne auch unseren Klienten im Coaching erzählen:

Gewinnen – gewusst wie!

Zwei Holzfäller hacken den ganzen Tag über Holz, jeder von beiden will am Abend die größte Menge geschafft haben. Der eine hackt fleißig und ohne eine Pause einzulegen, will jede Minute der kostbaren Zeit nutzen. Der andere macht jeweils im Abstand von zwei Stunden eine Pause.

Als sie am Abend die Resultate vergleichen, hat der Holzhacker einen größeren Holzhaufen geschlagen, der Pausen eingelegt hat. Der andere, der ohne Pausen durchgearbeitet hatte, war sehr erstaunt und fragte daraufhin den „Sieger", was er denn in der Pause immer gemacht habe. Dieser gab kurz zu verstehen: „Ich habe mein Beil geschliffen!"

Wer mental stark und rundum fit sein will, muss sich auch entspannen können, denn Anspannung im Beruf oder im Sport erfordert genauso zum Ausgleich die nötige Entspannung. Dazu gibt es eine ganze Reihe von Methoden und Übungen zur Selbstentspannung, die wir im Folgenden darstellen. Diese Übungen sind erprobt und seriös – allerdings eignet sich nicht jede für jeden. Am besten probiert man mehrere Methoden aus, nutzt weiterführende Literatur (siehe Serviceteil Seite 205 ff.) oder besucht Kurse, wie sie auch in diversen Einrichtungen für Erwachsenenbildung angeboten werden.

Meditation

Meditation wirkt wie ein „Zaubermittel", mit dem die Hirnaktivität systematisch beruhigt wird, sodass ein Zustand geistiger Stille bei gleichzeitig innerem Wachsein eintritt.

»Wenn man seine Ruhe nicht in sich findet, ist es zwecklos, sie andernorts zu suchen.« François de La Rochefoucauld

Gedanken und Gefühlen wird dabei bis zu ihrem Ursprung nachgegangen. So hat z. B. der weltbekannte Zen-Meister und Jesuit Hugo M. Enomiya-Lassalle stets hervorgehoben: *Lasst die Gedanken ziehen!* Ein Vehikel dafür ist das Gebet oder ein persönliches Mantra, das man sich immer wieder im Stillen vorspricht und damit in seine Gedankenwelt eintaucht. Belastendes wird dabei „abgearbeitet" und abgeschüttelt. Man tritt in eine andere Welt ein. Dazu ist eine bequeme Sitzhaltung sehr hilfreich. Dezente Meditationsmusik und ansonsten vollkommene Stille fördern zusätzlich die wohltuende Wirkung. Täglich 15 Minuten Meditation kann schon wahre Wunder wirken. Zur professionellen Einführung in die Meditation empfehlen wir Kurse in renommierten Meditationshäusern, die Zen-Meditation und kontemplative Meditation anbieten und deren Adressen Sie im Serviceteil Seite 202 ff. finden.

Meditation bietet die Möglichkeit, den Tag entspannt zu beginnen.

Autogenes Training

Beim autogenen Training versetzen Sie sich durch Autosuggestion der Schwere und Wärme in einen entspannten Zustand. Die Suggestionen, also Beeinflussungen, können auch von einem Therapeuten kommen. Ziele des autogenen Trainings:

- konzentrative Selbstentspannung,
- Abschalten und
- Erholung.

Dabei wird mit Affirmationen (siehe Seite 70 ff.) gearbeitet, die zunächst zu Muskelentspannung („mein rechter Arm wird ganz schwer") und dann zu seelisch-geistiger Entspannung führen. Voraussetzung für den Erfolg ist ein Zustand der inneren Ruhe, der meistens erst eingeübt werden muss.

Konzentrative Selbstentspannung, Abschalten und Erholen sind die Ziele des autogenen Trainings.

In der Ruhe liegt die Kraft: Autogenes Training können Sie überall durchführen, wo Sie ungestört sind – zu Hause ebenso wie in Ihrem Hotelzimmer.

Im Rahmen des autogenen Trainings können Körper, Geist und Seele abschalten, ruhen, sich vom Stress erholen. Durch die Übungen wird das vegetative Nervensystem allmählich „umgepolt", sodass es nicht mehr unkontrolliert und übermäßig auf Stress reagiert. Seien Sie in der Anfangsphase aber bitte nicht ungeduldig, fordern Sie nicht zu viel von sich selbst. Es kann sein, dass Sie die ersten Male überhaupt nicht abschalten können, geschweige denn entspannen. Das macht nichts. Auch bei anderen hat das zunächst nicht geklappt, und sie mussten sich in Geduld üben.

Körper und Geist brauchen einfach Zeit, um sich umzustellen. Wenn Sie aber erst einmal in diesem Verfahren geübt sind, werden Sie dazu fähig sein, sich binnen kürzester Zeit in einen entspannten Zustand zu versetzen – zu Hause oder im Hotel, wo immer Sie ungestört sind. Sie werden fähig, auch vegetative Funktionen Ihres Körpers, die normalerweise außerhalb Ihres Willenseinflusses liegen, dem Willen zu unterwerfen und bewusst zu steuern. Beginnend bei den Muskeln können auch Herz und Atmung reguliert werden.

Sie werden lernen, mit den Reaktionen Ihres Organismus auf negative Reize von außen umzugehen, die Reaktionen zu steuern. Sie werden insgesamt innerlich ruhiger, ausgeglichener. Autogenes Training hilft nicht nur bei Stress, sondern auch bei Migräne oder Schlafstörungen. Um das autogene Training zu erlernen, ist es sinnvoll, sich von einem Therapeuten in die Technik einführen zu lassen.

Progressive Muskelentspannung

Diese Methode zur Muskelentspannung heißt progressiv, weil die An- und Entspannung fortschreitet, bis alle großen Muskelgruppen entspannt sind.

Dem autogenen Training verwandt ist die Methode der progressiven Muskelentspannung. Das Ziel ist das gleiche – ein Zustand wohliger Entspannung und der Abbau von Stressfolgen. Diese Methode wurde vor über 70 Jahren vom amerikanischen Psychologen E. Jacobson an der Harvard University begründet. Bei dieser Technik wird die gesamte willkürliche Muskulatur unseres Körpers, die wir also direkt beeinflussen können, nacheinander angespannt und entspannt. Die Methode heißt deshalb progressiv, weil die An- und Entspannung fortschreitet, bis alle Muskelgruppen entspannt sind.

Die Anspannung soll in jeder Muskelgruppe etwa fünf Sekunden lang durchgehalten werden. Danach erfolgt die konzentrierte Entspannung. Es handelt sich dabei um eine einfach zu erlernende Methode für jeden. Auch in der Krankengymnastik und in der Physiotherapie werden Übungen nach Jacobson eingesetzt.

Bioenergetik

Die Technik der Bioenergetik beruht auf der Annahme, dass körperliche Blockaden seelisch-geistige Störungen auslösen können. Umgekehrt offenbaren sich seelisch-geistige Störungen im Körper. Seelische Belastung und nervliche Anspannung wie auch deren Verdrängung können im Körper eine Blockade der frei fließenden Bioenergie – Lebensenergie – bewirken.

Durch das Lösen von Denkblockaden befreit man auch den Geist, und die zuvor gestaute Energie kann wieder ungestört fließen.

Ein Bioenergetiker kann am Körper per „body-reading" ablesen, wo solche Blockaden vorliegen. Über das Lösen der Blockaden – nämlich durch gezielte körperliche Übungen – befreit man auch den Geist, und die vormals gestaute Energie kann wieder frei fließen.

Die Bioenergetik wird als Einzel- oder Gruppentherapie angeboten. Sie erfordert neben dem Wunsch, durch eine Art Selbsterfahrung die eigenen Gefühle zu erforschen, auch körperlichen Einsatz.

Der Kursleiter, häufig ein Therapeut, beobachtet zunächst den Neuling und stellt fest, ob Gegensätze zwischen seinem verbalen und körperlichen Ausdruck vorhanden sind. Wenn z. B. jemand mit finsterer Miene und vor der Brust verschränkten Armen dasitzt und behauptet, er nehme mit Freude am Leben teil, so zeigt sich ein Widerspruch zwischen dem körperlichen Ausdruck und dem, was er sagt. Der Kursleiter wird

▶ auf solche Diskrepanzen hinweisen,
▶ Ihnen zeigen, wo Ihre Verspannungen liegen,
▶ Sie auffordern, mehr auf Ihren Körper zu achten und darauf, was dieser Ihnen sagen will, und
▶ Ihnen helfen, Ihre wahren Gefühle zu erkennen und diese zuzulassen.

Besonders für sehr disziplinierte Menschen in Führungspositionen, die sich ständig unter Kontrolle halten oder glauben,
immer perfekt sein zu müssen, ist dies eine wertvolle thera-
peutische Methode. Solche Menschen haben oft Probleme, sich
richtig zu entspannen und ihr Leben zu genießen. Viele haben es verlernt, ihre Gefühle zu zeigen, auch einmal zu wei-
nen. Solche Blockaden können im Laufe der Jahre zu schwer-
wiegenden Störungen führen, derer man sich gar nicht bewusst ist. Das kann sich auch in körperlichen Leiden äußern.

Yoga

*Durch Yoga wird
die Einheit von
Körper, Geist und
Seele angestrebt.
Dabei werden Be-
wegungsübungen
und Atemtechniken
durch Meditation
ergänzt. Yoga als
Lehre befasst sich
auch mit gesunder
Ernährung und
Lebensführung.*

Seelische Ausgeglichenheit kann auch durch Yoga erreicht
werden – eine Entspannungsmethode, die sich vor allem im
mittleren und höheren Lebensalter immer größerer Beliebtheit erfreut.

Viele glauben zu wissen, was Yoga ist, doch teilweise herr-
schen da ganz bizarre Vorstellungen. Yoga ist eine mehrere
tausend Jahre alte Lehre, die aus Indien stammt.

▶ Durch Yoga wird die Einheit von Körper, Geist und Seele
angestrebt. Dabei werden Bewegungsübungen und Atemtechniken durch Meditation ergänzt. Yoga als Lehre befasst
sich auch mit gesunder Ernährung und Lebensführung.

▶ Um Erfolge zu erzielen, sollten Sie Yoga regelmäßig in Ihr
Programm einbauen. Im Gegensatz zum autogenen Training lässt es sich nicht innerhalb weniger Wochen erlernen.
Neben den körperlichen Übungen, die an Stretching erinnern, sind vor allem die Entspannungsübungen wichtig.
Nach einer Yoga-Übung fühlen Sie sich herrlich entspannt
und voller Energie.

▶ Probieren Sie es doch einmal in einer guten Yoga-Schule
aus, wie sie z. B. Dr. med. Peter Konopka in Augsburg leitet,
oder an anderen ausgewiesenen privaten Yoga-Schulen.

▶ Seriöse medizinische Untersuchungen zeigen, dass es durch
konsequente Yoga-Übungen möglich ist, auf fast alle Systeme des Körpers Einfluss zu nehmen. Yogis können in einem
völlig entspannten Zustand außer ihrer Atmung ihren Herzschlag, ihren Blutdruck und sogar ihre Körpertemperatur beeinflussen (siehe dazu Adressen im Serviceteil Seite 202 ff.).

Einfache Übungen für einen freien Kopf

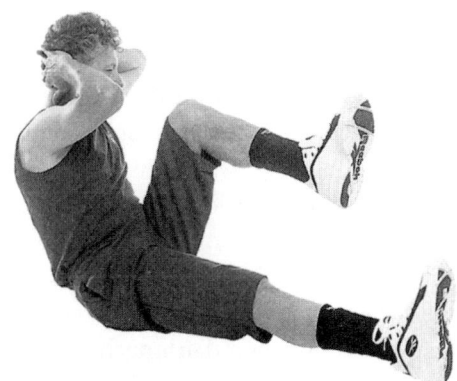

Drehungen: Bewegen Sie sich langsam im Uhrzeigersinn um sich selbst, aber nur so schnell, dass Ihnen nicht schwindelig wird. Diese Übung stimuliert den Gleichgewichtssinn und damit die Hirnaktivität.

Überkreuzübung: Die Hände hinter den Kopf ineinander legen, Fahrrad fahren und abwechselnd mit dem Ellbogen das gegenüberliegende Knie berühren. Das stimuliert die Koordination beider Gehirnhälften.

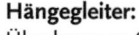

Hängegleiter: Überkreuzen Sie mit lockeren Knien Ihre Füße im Stehen. Kopf nach unten beugen und dann die Arme locker hin und her schwingen lassen – verbessert die Gehirndurchblutung.

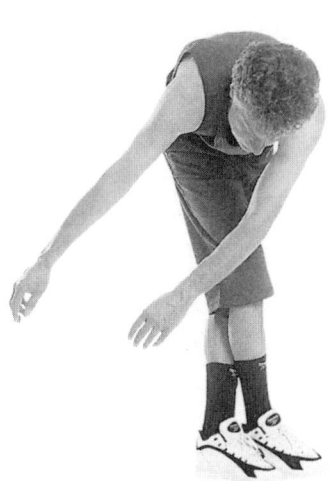

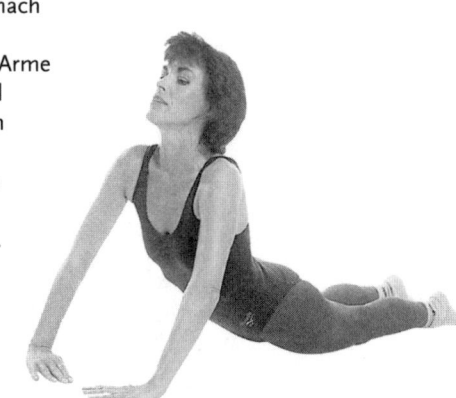

Die „Kobra": Eine bewährte Yogaübung, um sich zu entspannen. Platzieren Sie die Unterarme nach vorne gerichtet unter der Schulter. Danach langsam den Kopf und Brustkorb aufrichten und wieder ablegen.

Da der Atem großen Anteil an unserem Wohlbefinden hat und uns ständig begleitet, kommt ihm eine natürliche Zentralfunktion zu. Disharmonische Atemzustände, zu denen es stress-bedingt kommen kann, sollten nie lange bestehen, denn als Manager sind Sie ähnlich wie Sportler und Redner von einer harmonischen Atemfunktion abhängig.

Den Atem trainieren

Mit jeder Entspannungstechnik ist eigentlich auch eine Art Atemschulung verbunden. Das Atmen ist ein unwillkürlich gesteuerter Vorgang. Wenn wir schlafen, atmen wir ja auch unbewusst. Leider neigen viele Menschen dazu, ihren Atem ständig zu kontrollieren. Dadurch gehen sie immer mehr von der natürlichen Bauchatmung in die forcierte und unnatürliche Brustatmung über. Wir alle haben schon einmal Situationen erlebt, in denen es uns buchstäblich den „Atem verschlagen" hat.

In Zuständen großer seelischer Anspannung vergessen wir häufig das Ausatmen und schnappen dann nach noch mehr Luft. Nervös bedingte Atemstörungen schleichen sich leicht in das Leben ein. In unserer zivilisierten Welt haben wir es fast verlernt, richtig zu atmen. Versuchen Sie einmal folgende Übungen, denn richtiges Atmen wirkt sich entspannend und ausgleichend auf den ganzen Menschen aus.

▶ Legen oder setzen Sie sich bequem hin und lassen Sie Ihre Schultern entspannt herunterhängen. Konzentrieren Sie sich auf Ihre Atmung, atmen Sie ruhig einige Male ein und aus.

▶ Atmen Sie nun durch die Nase ein, den Mund halten Sie geschlossen.

▶ Beim Einatmen zählen Sie langsam eins-zwei-drei. Nun Luft anhalten, gedanklich vier-fünf weiterzählen.

▶ Jetzt die Luft durch den Mund langsam ausatmen und dabei von fünf bis eins rückwärts zählen, denn die Phase des Ausatmens sollte immer länger sein als die des Einatmens. Dann trägt dies auch zur Beruhigung bei.

▶ Nach einer kurzen Pause wiederholen Sie das Ein- und Ausatmen mehrere Male auf diese Weise, bis Sie sich entspannt und ruhig fühlen.

Wenn Sie regelmäßig die eine oder andere von uns empfohlene Übung durchführen, werden Sie schon bald feststellen: Wenn man entspannt ist, hat negativer Stress keine Chance.

◼ Schritt für Schritt gesund & fit

Lebenselixier Freizeitsport

„Marathonläufer sind im Grunde lebende Fossilien." Damit zieht Karl Kirsch, Professor am Physiologischen Institut der Freien Universität Berlin, einen treffenden Vergleich. Auf der einen Seite verdammt die technisierte und computerisierte Gesellschaft deren Mitglieder zu Bewegungsarmut. Sich regelmäßig Bewegende oder gar Trainierende gehören, trotz angeblicher Fitnesswelle, zu den wenigen Individuen einer aussterbenden Spezies; die Bewegungsmuffel dominieren: Laut einer Untersuchung von Klaus Bös, Sportwissenschaftler an der Universität Karlsruhe, treibt lediglich jeder zehnte Erwachsene im Alter von 35 bis 60 wöchentlich wenigstens zwei Stunden Sport. In der Gruppe der über 50-Jährigen ist es noch nicht einmal jeder 20.

Auf der anderen Seite war die durch körperliche Belastung gekennzeichnete Lebensweise des *Homo sapiens* hunderttausende Jahre die an die Umwelt am besten angepasste. Der Mensch ist ein „Renner", von Anbeginn seiner Existenz. „Laufen, laufen bis zur Erschöpfung, das ist eine anthropologische

> »*Wenn du laufen willst, lauf' eine Meile. Wenn du ein neues Leben kennen lernen willst, dann lauf' Marathon.*«
>
> Emil Zatopek

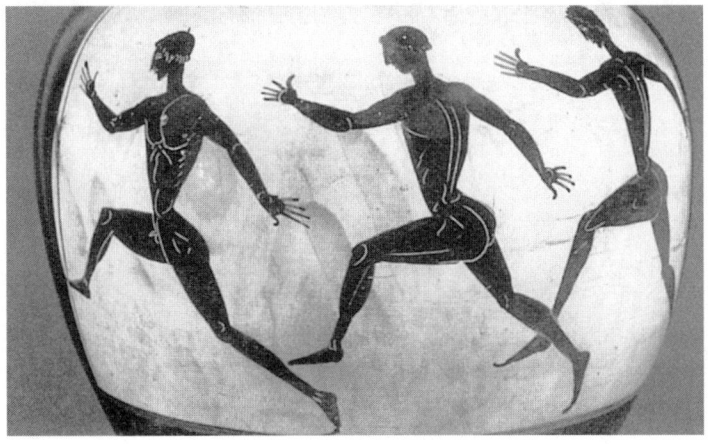

Läufer, dargestellt um 1600 v. Chr. auf einer alten griechischen Vase.

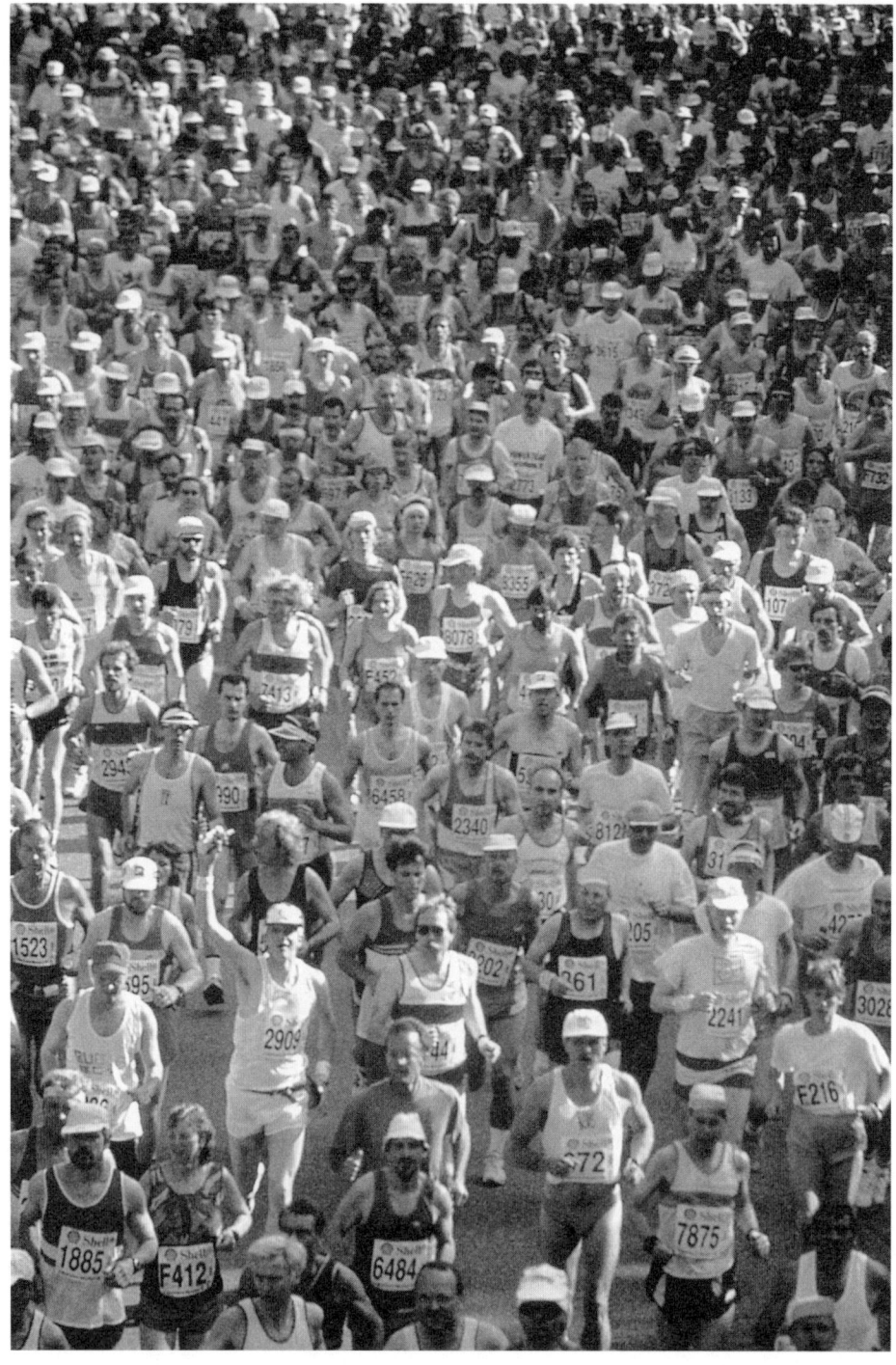

Grundkonstante", so Kirschs Aussage. „Während 99 % seiner Geschichte, seit mindestens zwei bis drei Millionen Jahren, hat der Mensch nur als Dauerläufer eine Überlebenschance gehabt."

Heute aber wird dieser in Jahrmillionen angezüchtete Drang zur läuferischen Dauerleistung insbesondere auf der Ebene der Führungskräfte konterkariert. Vor allem Manager auf höherer und höchster Ebene verbringen lange Arbeitstage bewegungsarm, aber stressreich am Schreibtisch; am Abend maximieren sie ihre Bewegungsarmut durch weiteres Sitzen bei den üblichen Geschäftsessen – von langen Autofahrten oder Flugreisen, die ihren Alltag ebenso prägen, ganz abgesehen. Für körperliche Bewegung benötigen diese Kopfarbeiter nur noch 37 Kilojoule pro Kilogramm Körpergewicht und Tag. Damit ist ihr Energieumsatz nur noch knapp halb so groß verglichen mit beispielsweise dem der im südlichen Afrika heimischen Jäger und Sammler vom Volk der !Kung – einem Stamm, dessen Lebensweise an die unserer steinzeitlichen Vorfahren vermutlich sehr nahe heranreicht. Und an diese Lebensumstände sind wir alle noch immer evolutionär angepasst.

Bewegungsmuffel führen gelegentlich als Argument gegen sportliche Aktivität Winston Churchills „No Sports" ins Feld. Kaum eine andere Sentenz Churchills wird so oft zitiert. Doch Zitate lassen sich bekanntlich durch Zitate entkräften. Das ist auch bei Sir Winston der Fall, denn der Zigarrenraucher, Whisky- und Champagner-Liebhaber hatte aus eigener Erfahrung und bei anderer Gelegenheit das genaue Gegenteil festgestellt: „Keine Stunde, die man mit Sport verbringt, ist verloren." Die Ironie der Aussage „No Sports" erschließt sich erst durch die Realität der vielfältigen sportlichen Erfahrungen des jungen Churchill: Er entwickelte sein sportliches Multitalent anfänglich als Fechter, Schütze und begeisterter Reiter, später ergänzte er seine sportlichen „Palmarès" als Schwimmer, Boxer und Polospieler. „Many Sports" und keinesfalls „No Sports" muss man angesichts dieser breit gefächerten sportlichen Aktivitäten folgern.

Körperliche Aktivität ist für jeden Menschen so lebensnotwendig wie Wasser für eine Pflanze. Noch viel zu viele wissen

Gegenüberliegende Seite: Faszination Marathon. Alle Läuferinnen und Läufer, die nach 42,195 Kilometern ihre Füße über die Ziellinie setzen, dürfen sich als Sieger fühlen. Sie haben ein Lebensziel bereits erreicht – sie besitzen Willensstärke!

Wie bewusst gelebte Prävention Ihre Lebensqualität verbessert.

überhaupt nicht, wie wohl sie sich fühlen könnten, wenn sie ein regelmäßiges und keineswegs allzu aufwändiges Training absolvieren würden. Der Rahmen Ihrer Aktivitäten lässt sich am besten durch Begriffe wie „gesundheitsorientierter Freizeitsport" oder „gelebte Prävention" klar umreißen:

> ► Sie wollen Ihre Fitness optimieren, nicht Rekorde aufstellen.
> ► Es geht Ihnen um mehr Zeit für und mit sich selbst, nicht um zu unterbietende Zeiten.
> ► Ein optimales Verhältnis von Einsatz und Ertrag steht im Mittelpunkt Ihrer Bemühungen, nicht Leistungsmaximierung um jeden Preis.
> ► Sie wünschen gesundheitsfördernden Eustress, keinen zusätzlichen, negativen Disstress.
> ► Sie trainieren mit Ihrem Körper – nicht gegen ihn.
> ► Ihre Einstellung zur körperlichen Belastung begleitet ein „Ich darf", nicht ein „Ich muss".
> ► Im Vordergrund stehen bewusstes Erleben und Genuss, nicht Askese und Selbstkasteiung.

Kurzum, richtig verstandener Freizeitsport fördert die für die Balance des Befindens nötigen Körpersysteme und stellt einen wichtigen Baustein zur Stabilisierung oder Verbesserung Ihrer LifePower dar.

Wenn nichts läuft, dann laufe!

Verwirklichen Sie also das Ihnen innewohnende genetische Programm und erleben Sie die Faszination Freizeitsport!

„Vogel fliegt, Fisch schwimmt, Mensch läuft." Es steckt viel Weisheit auch in dieser Aussage von Emil Zatopek, einem großen Sportler des 20. Jahrhunderts, der weltweit zum Inbegriff für Ausdauer, Zähigkeit und Willensstärke wurde. Es muss selbstverständlich nicht gleich eine Marathondistanz sein, die Sie im Laufschritt absolvieren. Um Ihr physisches und psychisches Wohlbefinden zu steigern, um Laufen gar als pure Lust zu empfinden, bedarf es eines deutlich geringeren Aufwands. Wir denken dabei noch nicht einmal an den als *Runner's High* bekannten Zustand der Stimmungsaufhellung oder gar Euphorie, der bei lange andauernder und intensiver Belastung durch Ausschüttung eines körpereigenen Opioids hervorgerufen werden kann. Da sich dieses „hausgemachte Glück" erst jenseits von 45 Minuten Belastungsdauer einstellt, ist es für den Sportanfänger noch nicht realisierbar. Zu kurz und auch zu wenig intensiv werden dessen anfängliche Trainings-einheiten ausfallen.

Aber bereits der Lauf- respektive Ausdauernovize profitiert auf vielfache Art und Weise; er muss nicht einmal die für den Menschen ursprünglichste Art der Fortbewegung wählen, um seinen Körper „auf Trab" zu bringen. Auch andere Ausdauer-disziplinen wie Walking, Radfahren, Schwimmen, Inline-Ska-ting, Rudern oder etwa Skilanglauf rufen dieselben positiven Reaktionen in seinem Körper hervor: Von der ersten Sekunde an kommt es beim Trainierenden zu einer verstärkten Durch-blutung. Diese versorgt nicht nur die Arbeitsmuskulatur bes-ser, sondern auch das Gehirn erfährt einen um 30 % erhöhten Blutdurchfluss. In Kombination mit einem gleichzeitigen Konzentrationsanstieg des auch als „Kreativhormon" bekann-ten Wirkstoffs ACTH (**Adreno-Cortico-Tropes-Hormon**) funk-tioniert Laufen deshalb als natürliches „Denkdoping".

Zwar soll hier nicht die Meinung Friedrich Nietzsches ver-treten werden, dass nämlich nur die *ergangenen Gedanken* ei-nen Wert hätten. Doch Gehen und seine „Ausdauerverwand-ten" können eine ungemein klärende Wirkung auf die Ent-wicklung der Denkvorgänge haben. Man assoziiert freier, der Blick weitet sich, gute Ideen kommen oft wie von selbst. Die-sen Zusammenhang machte sich bereits Sokrates zunutze. Er konnte Denkprobleme am besten lösen, wenn er im Zimmer auf und ab ging.

Statt einer Blickerweiterung kann die körperliche Belastung auch ein Engstellen des Blickwinkels auf den eigenen Körper bewirken. Der Sportler wird gleichermaßen zum Zuhörer im Konzert der eigenen Muskeln und Sinne. Bewegungen gelin-gen ihm in diesem Zustand, dem so genannten *Flow* – mühe-los und fließend – ohne bewusstes Nachdenken und ohne Selbstreflexion.

Handlung und Bewusstsein verschmelzen, eine innere Har-monie von Geist und Gefühl ist die Folge, begleitet von Mo-menten der Glückseligkeit und Freude. In diesem meditations-ähnlichen Zustand des absoluten Wohlbehagens fühlen Sie sich über die Stumpfheit des Alltags hinausgehoben und er-fahren trotz der zweifellos vorhandenen, körperlichen Anstren-gung mentale Kraft und körperliche Energie.

Auch die Alters-forscherin und frühere Familien-ministerin Prof. Dr. Ursula Lehr hat jüngst in einem Forschungsüber-blick nach den Be-dingungen gesucht, unter denen Men-schen in seelisch-geistiger und kör-perlich guter Verfas-sung alt werden. Als einen sehr wesentlichen Faktor identifizierte sie körperliche Bewe-gung und Sport.

Dieses kurzfristige Erleben des Sich-Wohlfühlens während
der aktuellen sportlichen Belastung kann durch Anhäufung
über regelmäßiges Sporttreiben zu einer Verbesserung des
habituellen Wohlbefindens, Ihrer Grundstimmung beitragen.
Dieser Transfer von der momentanen Situation des sportlichen Erlebens in andere Bereiche des Alltags lässt sich auch
an weiteren Zusammenhängen verdeutlichen.

Aufbauen statt
auspowern! So wird
regelmäßiges Aus-
dauertraining zu
einer Wohltat für
Körper, Geist und
Seele.

So bewirkt regelmäßiges Ausdauertraining eine generelle
psychische und physische Aktivierung. In optimaler Dosierung (siehe Seite 107 ff.) führt die körperliche Anstrengung
zwar zur Ermüdung – jedoch zu einer geplanten und kurzfristigen. Spätestens dann, wenn Sie nach Ihrem Workout aus
der Dusche steigen, wird die zuvor erfahrene Müdigkeit in ein
angenehmes Frischegefühl umschlagen –, und zwar über das
aktuelle Training hinaus. Mit „aufgeladenen Batterien" starten Sie in den weiteren Tag. Aufbauen statt auspowern, so lautet das Credo des Freizeitsportlers!

Oder stellen Sie sich vor, Sie absolvierten einen Trainings-
lauf auf einer unbekannten Strecke, die sich schwieriger als
erwartet erwies und Sie deshalb mehr forderte als gewohnt.
Versuchen Sie sich auszumalen, welches Hochgefühl in Ihnen
aufsteigt, wenn Sie sich auch unter diesen erschwerten Bedingungen der Funktion Ihres Körpers sicher sein könnten.
Aufgrund Ihrer durch das Training erworbenen Körpersensibilität wären Sie in der Lage, Ihre Befindlichkeit zu jedem Zeitpunkt und in jedem Belastungsstadium genau einzuschätzen.
Sie könnten eine leichte von einer mittleren oder einer vielleicht hohen Anforderung klar unterscheiden. Sie erfassten den
Ermüdungszustand Ihrer Muskeln und unterschieden Ermüdung und Erschöpfung. Sie spürten Ihr Herz fast am Limit arbeiten, aber eben nur fast – und diese Differenz wäre Ihnen
wohl bewusst. Kurzum: Sie nähmen Ihren Körper wahr, wie
ein Nichtsportler es sich nicht vorstellen kann. Denn diese
Bewegungsmuffel sind in Bezug auf ihre Körpersensibilität
nach der Auffassung des renommierten Philosophen Norbert
Elias „denkende Statuen, die ihren Körper nur wahrnehmen,
wenn der Kopf schmerzt und der Magen drückt".

Folgen Sie daher weiter Ihrer Vorstellung: Wie sich Stolz
einstellt, wenn Sie sich dieser körperlichen Herausforderung

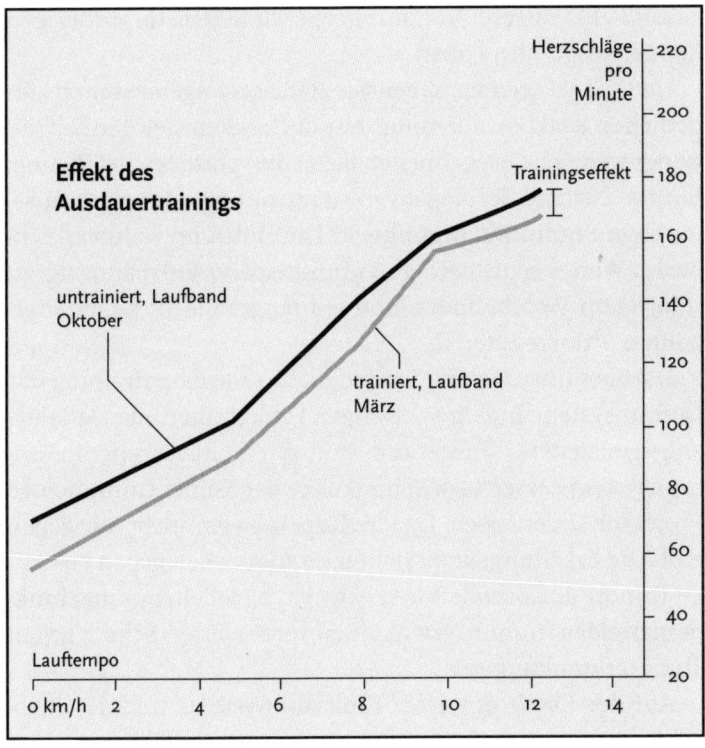

Herzschläge pro Minute

Effekt des Ausdauertrainings

Trainingseffekt

untrainiert, Laufband Oktober

trainiert, Laufband März

Lauftempo

0 km/h 2 4 6 8 10 12 14

Wie gut Ausdauertraining zu Herzen geht. Fitness-Check vor und nach einem sechsmonatigen Sportprogramm. Wie die Grafik zeigt, bringt der trainierte Organismus dieselbe Leistung bei niedrigerem Puls – ein Indiz dafür, dass Herz und Kreislauf ökonomischer arbeiten.

nicht nur stellen, sondern sie in der Folge schließlich durch körperliche und mentale Stärke auch bewältigen. Wie sich darüber hinaus sogar ein Gefühl der Überlegenheit einstellt, das ebenso auf längere Sicht Ihrer Grundstimmung zu mehr Selbstvertrauen verhilft. Um wie viel besser als einem Bewegungsmuffel würde es Ihnen gelingen, Herausforderungen, die das übrige Leben an Sie stellt, durch ein Plus an Ausdauer und Biss mutig anzugehen und zu bestehen?

Weitere, erst nach und nach auftretende positive Folgen eines regelmäßigen, moderaten Ausdauertrainings lassen sich an den Anpassungen der belasteten Organe und übrigen körperlichen Systeme festmachen: So stellt diese Trainingsform – in Kombination mit geeigneten Entspannungsübungen (siehe Seite 86 ff.) – das Mittel der Wahl dar, um managertypischem, ungesundem Dauerstress zu begegnen: Die durch das Einwirken von Stressoren ausgelöste körpereigene Stressantwort, die zur blitzschnellen Flucht- oder Angriffsreaktion befähigt,

Laufen ist Willens-
training, das wie
jede Leistung im
Kopf beginnt.
Laufen Sie mit
Köpfchen – Schritt
für Schritt wie
im Beruf Ihrem
Ziel entgegen.

ist ein Relikt unserer Vorfahren, wie wir bereits im vorherigen Kapitel ausgeführt haben.

Im Online-Zeitalter haben wir zu dieser angemessenen körperlichen Reaktion allerdings nur noch selten Gelegenheit. Eine der wenigen Gelegenheiten bietet die sportliche Betätigung: Ein im Zustand der negativen Anspannung oder einer missmutigen Stimmung begonnener Lauf führt im wahrsten Sinne des Wortes schrittweise zu unmittelbarer Entspannung, zu sofortigem Wohlbefinden und auf längere Sicht zu einer erhöhten Stressresistenz.

Darüber hinaus stärkt vergnügliches Ausdauertraining das Immunsystem, indem es etwaigen Fehlregulierungen effektiv entgegensteuert. „Insgesamt läuft der Funkverkehr im Immunsystem besser", konstatiert dazu der Kölner Immunologe Professor Uhlenbruch. Da die Körperabwehr nicht nur gegen einfache Erkältungskrankheiten, sondern auch gegen bösartige Tumore auslösende Viren aktiv ist, bietet ein optimal funktionierendes Immunsystem einen verbesserten Schutz gegen Tumorerkrankungen.

Auf der Ebene des Herz-Kreislauf-Systems und des Muskelstoffwechsels entfaltet Ausdauertraining vielfältige, positive Wirkungen, im Wesentlichen seien genannt:

▶ Einsparung des Sauerstoffverbrauchs im Herzmuskel und als Folge eine Ökonomisierung der Herzarbeit und geringere Herzbelastung
▶ Begünstigung des oxidativen Stoffwechsels
▶ Schutzwirkung gegenüber Arteriosklerose
▶ Herabgesetzte Thrombusbildung und damit geringeres Infarktrisiko
▶ Bessere Versorgung der Organe und der Muskulatur mit Sauerstoff und Nährstoffen
▶ Verbesserung der Atemökonomie

Ausdauertraining bewirkt in Verbindung mit einem entsprechenden Krafttraining (siehe Seite 101, 109 ff., 126) und einer bedarfsangepassten Ernährung (siehe Seite 164 ff.) einen entscheidenden Beitrag zur Körperformung: Durch den zusätzlichen Energieverbrauch bei gleichzeitiger Zunahme des Fettstoffwechselanteils und der Normalisierung des Essverhaltens schmelzen überflüssige Fettpfunde wie Butter in der Sonne.

Ausdauer ist wichtig, aber nicht alles. Neben Ausdauertraining gehört im Sinne der Optimierung von LifePower unverzichtbar auch die Verbesserung der Kraftfähigkeit dazu. Nur wenn der Ausdauersport durch Krafttraining ergänzt wird, bleibt der Muskelapparat in Harmonie. Es ist ähnlich wie bei einem Auto: Das Ausdauertraining beschert Ihnen einen tadellos laufenden, leistungsstarken Motor. Das Krafttraining sorgt für eine starke, belastbare Karosserie. Es ist nur die Kraft der Muskeln, die uns aufrecht hält – ein Leben lang! Zum Erhalt und zur Verbesserung der Leistungsfähigkeit und Belastbarkeit des Haltungs- und Bewegungsapparates ist ein gezieltes Krafttraining sinnvoll und notwendig.

Wenn es Ihnen gelingt, die Ruheherzfrequenz infolge eines Ausdauertrainings um nur zehn Schläge pro Minute zu senken, dann reduziert sich Ihre Herzarbeit pro Jahr bereits um mehr als fünf Millionen Schläge.

Dies gilt umso mehr, als die Muskelkraft bereits ab dem 30. Lebensjahr abnimmt. Einen Körper ohne entsprechende Bewegungsreize kann man sich wie einen Arm vorstellen, der mehrere Wochen in Gips lag. Die Muskulatur und in der Folge die Kraft nehmen dramatisch ab, die Funktionsfähigkeit ist drastisch eingeschränkt. Viele Menschen legen aufgrund ihrer körperlich inaktiven Lebensweise allerdings nicht nur ihren Arm, sondern über lange Jahre und freiwillig ihren gesamten Körper „in Gips".

Irgendwann ist es dann so weit: Die geschwächte Muskulatur kann ihren Aufgaben nicht mehr nachkommen, eingeschränkte Beweglichkeit, Rückenschmerzen, Verspannungen und Gelenkprobleme treten verstärkt auf. Fehlhaltungen, Bandscheibenschäden, arthrotische Veränderungen und Osteoporose sind die längerfristigen Folgen. Ein gezieltes Krafttraining wirkt nicht nur diesen gesundheitlichen Beschwerden effektiv entgegen, sondern verhilft durch Aufbau von Muskelmasse, Profilierung der Muskulatur und Verringerung des Körperfettanteils zu einer besseren Figur. Wir fassen zusammen:

Regelmäßig praktiziert ist die heilsame Begegnung mit dem eigenen Körper ein machtvoller Baustein zum Erhalt oder Wiedererlangen von Gesundheit und Fitness. Prof. Dr. med. Dr. h. c. mult. Wildor Hollmann, einer der bedeutendsten Sportmediziner, bringt es exakt auf den Punkt, wenn er sagt: „Sport ist *das* Medikament des Jahrhunderts." Damit hat er auch aus einem anderen Blickwinkel Recht: Gäbe es eine Arznei, die uns vor den Folgen der durch unseren Lebensstil bedingten Krankheiten schützen oder kurieren könnte und die uns darüber hinaus in allen Lebenslagen Aktivität und Leistungsfähigkeit garantierte, würden viele ein Vermögen dafür ausgeben, um sie zu erwerben. Mit dem Lebenselixier Freizeitsport erwerben Sie dieses Medikament fast gratis und müssen bei wohl dosierter Anwendung keinerlei schädliche Nebenwirkungen befürchten.

Die besten Trainingsprogramme

Befreien Sie sich aus dem Käfig alter Verhaltensweisen und bringen Sie noch heute durch körperliche Aktivität neuen Schwung in Ihr Leben.

„Es gibt nichts Gutes außer: Man tut es." Beherzigen Sie diese Lebensweisheit von Erich Kästner, befreien Sie sich aus dem Käfig alter Verhaltensweisen und bringen Sie noch heute körperliche Bewegung in Ihr Leben. Verharren Sie nicht in Ihrer jetzigen, vermeintlichen Komfortzone – Sie finden Ihren Zustand ja auch nicht komfortabel, sonst würden Sie dieses Buch nicht zur Hand nehmen. Es zählen keine Ausreden mehr. Kein Tag wird günstiger sein als heute. Zögern Sie nicht länger, jetzt ist der beste Zeitpunkt!

„Wie wird's gemacht, und wie viel Zeit benötige ich dafür?" Diese häufig gestellte Frage beantworten wir gerne im Folgenden. Bevor Sie sich allerdings in die Trainingsprogramme vertiefen, die müde Manager munter machen, sollten Sie sich folgender Zusammenhänge bewusst werden:

▸ Training ist wie Essen und sollte regelmäßig stattfinden. Genau wie eine große Mahlzeit einen Menschen, der zu verhungern droht, ernsthaft gefährden könnte, wird ein Zuviel an Belastung einem Sportanfänger mehr schaden als nützen. Machen Sie deshalb körperliches Training zu einem regelmäßigen Bestandteil Ihres Lebensstils, verzichten Sie auf größere Trainingspausen.

▸ Training bedeutet auch wohl dosierte Überforderung. Sie müssen Ihren Körper einer ungewohnten Belastung aussetzen, damit dieser mit einer Anpassung im Sinne einer Formsteigerung reagiert. Zu schwache Reize bewirken keine Anpassung, zu starke schädigen. Der Königsweg, ganz im Sinne der christlichen Kardinaltugend *temperantia*, des richtigen Maßes, ist eine mittlere Belastung.

▶ Training ist individuell. Eine Übung, die für den einen passt, muss nicht für alle geeignet sein. Unter Berücksichtigung aller individuellen Faktoren wie Alter, Geschlecht, Vererbung, derzeitiges Leistungsvermögen, Vorlieben und Trainingsziele erfolgt ein individuell gestaltetes Training. Betrachten Sie daher unsere angebotenen Programme wie einen roten Faden, der Ihnen wie alle unsere Empfehlungen persönliche Modifizierungen gestattet.

▶ Für gesundheitsorientiertes Fitnesstraining ist es nie zu spät. Es entfaltet seine positiven Wirkungen in jedem Lebensalter.

▶ In der Natur gibt es keine Abkürzungen. Training stellt dabei keine Ausnahme dar. Um Ihre Trainingsziele zu erreichen, müssen Sie trainieren. Die Art und die Häufigkeit des Trainings bestimmen das Resultat. – Sie erhalten das, wofür Sie bezahlt haben. Dabei sollte Training effizient gestaltet werden. Mit einem Minimum an Zeitaufwand wollen Sie schließlich das Maximum an Wirkung erreichen.

▶ Jeder Trainingserfolg braucht Zeit. Werden Sie nicht ungeduldig. Die ersten Trainingserfolge werden Sie frühestens nach ungefähr vier bis sechs Wochen bemerken. Dass Sie dabei zu Beginn des Trainings die größten Leistungsfortschritte erzielen, wird Ihnen den Start erleichtern.

Für gesundheitsorientiertes Fitnesstraining ist es nie zu spät.

Das Einsteiger-Programm

Bereitet Ihnen das Treppensteigen bereits Mühe? Sind Sie nicht mehr ganz sicher, ob Sie überhaupt noch passende Sportkleidung besitzen? Waren Sie noch nie sportlich aktiv? Haben Sie seit mindestens einem Jahr oder länger kein regelmäßiges Ausdauer- und Krafttraining betrieben? Hat Ihnen Ihr Arzt Bewegung verordnet? Dann sind Sie bei unserem Einsteigerprogramm genau richtig. Bevor Sie starten, sollten Sie sich einer sportärztlichen Untersuchung unterziehen. In diesem Zusammenhang können Ihnen vom Arzt durchgeführte Belastungstests wertvolle Hinweise zur Gestaltung des Trainings liefern.

Gewöhnung heißt im Folgenden das Schlagwort, weil es vor allem zu Beginn ganz wesentlich ist: Es sollte Ihnen ge-

Vor dem Start zum Check-up! Belastungstests beim Arzt Ihres Vertrauens liefern auch wertvolle Hinweise für die Gestaltung des Trainings.

Pro Training planen Sie am besten eine Stunde ein. Ihr Körper dankt es Ihnen, wenn Sie hin und wieder ein Mittag- oder Abendessen ausfallen lassen und stattdessen eine Stunde trainieren.

lingen, Ihr Training in Ihren Tagesablauf einzubauen wie Schlafen oder Essen. Das fällt nicht leicht! Sie freunden sich aber am schnellsten mit der neuen Situation an, wenn Sie die Zeiten für die Trainingseinheiten in Ihrem Kalender auch wirklich frei halten.

Sie brauchen drei Termine, am besten gleichmäßig über die Woche verteilt, also beispielsweise Dienstag, Freitag und Sonntag. Planen Sie pro Training – inklusive Duschen und Umziehen – eine Stunde ein. Wenn Sie Frühaufsteher sind, spricht nichts dagegen, schon vor Arbeitsbeginn zu trainieren. Genauso gut geht es allerdings auch in der Mittagspause oder abends.

Von den drei Terminen sind zwei dem Laufen vorbehalten – vorausgesetzt, Ihr Arzt hat gegen diese Fortbewegungsart nichts einzuwenden –, denn sie ist die zeitsparendste und auch effektivste Art des Ausdauertrainings. Beginnen Sie mit zwei Minuten Laufen und wechseln Sie dann zu flottem Gehen, um nach zwei weiteren Minuten wieder zu laufen – so lange, bis 30 Minuten erreicht sind. Verlängern Sie Einheit für Einheit die Laufintervalle. Nach vier bis sechs Wochen sind Sie bereits in der Lage, 30 bis 40 Minuten am Stück zu laufen.

Der dritte Termin gilt der Verbesserung von Kraft und Beweglichkeit. Um einen optimalen Effekt zu erzielen, sollten Sie ein Allround-Kräftigungsprogramm absolvieren. Dieses ist durch eine geringe Belastungsintensität gekennzeichnet und dient als Vorbeugung gegen Muskelkater und eine frühzeitige Überbeanspruchung, ebenso zum Kennenlernen der Übungen sowie der korrekten Übungsausführung und der Verbesserung der intermuskulären Koordination (Zusammenwirken verschiedener Muskeln in einem Bewegungsablauf). Der Zeitaufwand beträgt 30 bis 45 Minuten.

Ihre Nettotrainingszeit beträgt somit insgesamt nicht einmal zwei Stunden pro Woche. Das sind weniger als 3 % der Ihnen in der Woche zur Verfügung stehenden Zeit! Das oft vorgebrachte Argument: „Ich habe keine Zeit!", verfängt also überhaupt nicht, sondern stellt allenfalls ein Problem falscher Prioritätensetzung dar. Wir beweisen Ihnen sogar, dass Sie durch Ihr Training keine Zeit verlieren, sondern vielmehr gewinnen, denn durch die positiven Trainingswirkungen werden Sie

▶ weniger, aber besser schlafen und
▶ Ihr Arbeitspensum konzentrierter und demnach schneller erledigen.

Rechnen Sie pro Tag nur je zehn Minuten weniger Schlaf und Arbeit, so kommen Sie pro Woche bereits auf zwei Stunden und 20 Minuten gesparte Zeit. Wenn Sie sich außerdem vergegenwärtigen, dass zielgerichtetes Training Ihnen zusätzliche Lebensjahre schenkt, und Sie darüber hinaus diese längere Lebensspanne getreu dem Motto „Add life to your years, not only years to your life" noch aktiver und lebensfroher verbringen, so wird das Argument des Zeitproblems vollends ad absurdum geführt. Investieren Sie also jetzt in Ihre Gesundheit, sonst investieren Sie später in Ihre Krankheit! Oder um es mit Dr. Kenneth Cooper, einem amerikanischen Pionier der Prävention, zu formulieren: „Ein Gramm Prävention ist mehr wert als ein Pfund Therapie."

Das Einsteigertraining dauert vier bis sechs Wochen. Wenn Sie dieses beendet haben, ist Ihnen bereits ein entscheidender Schritt in die richtige Richtung gelungen. Zwar haben Sie nach dieser Zeitspanne Ihr Verhalten noch nicht dauerhaft geändert, aber Sie verspüren bereits positive Wirkungen Ihrer ersten Trainingseinheiten und haben die schwerste Hürde gemeistert: Sie haben Ihren Körper an die Regelmäßigkeit sportlicher Belastung gewöhnt. Damit die Freude an Ihrem Training anhält und sich weiterer Reiz des Neuen einstellt, lernen Sie jetzt die nächste Stufe Ihres Trainings kennen.

Je früher und intensiver Sie in Ihre Gesundheit investieren, umso größer ist Ihre Chance, später nicht in Krankheiten investieren zu müssen. Statistisch gesehen entstehen 70 % aller Krankheitskosten im letzten Lebensjahrzehnt. Als Führungskraft mit Vorbildfunktion können Sie an einer Änderung wesentlich mitwirken.

Das Fortgeschrittenen-Programm

Um die gesundheitlichen Zielsetzungen, aber auch die Ziele Körperformung und Leistungssteigerung zu erreichen, benötigen Sie eine Belastungssteigerung, sowohl hinsichtlich der Trainingsdauer als auch der Trainingsintensität. Sie verteilen den gesamten Trainingsumfang von wöchentlich $2^1/_2$ bis drei Stunden auf drei Trainingseinheiten.

Wie Sie diese gestalten, hängt jetzt auch von der individuellen Zielsetzung ab. Auf jeden Fall laufen Sie zweimal 30 bis 60 Minuten. Das Design des Krafttrainings (siehe Seite 109 f.) garantiert Ihnen hinsichtlich der gewünschten Anpas-

Krafttraining dient auch dem Zweck, Muskelschwächen und vorzeitigem Verschleiß von Knochen und Gelenken entgegenzuwirken.

sungserscheinungen einerseits genügend hohe Reize, andererseits wird bei korrekter Durchführung die Gefahr der Überbeanspruchung quasi ausgeschlossen. Damit Sie regelmäßig weitermachen, sollten Sie folgende Tipps beherzigen:

▶ Motivieren Sie sich, indem Sie sich konkrete, erreichbare und nachprüfbare Nahziele setzen; die nur langfristig erreichbaren Fernziele, wie umfassende Gesundheit oder Wunschgewicht, stellen Sie in den Hintergrund.

▶ Genießen Sie die Freude an der Bewegung und das Wohlbefinden nach dem Training. Diese positiven Emotionen sind wichtiger als verbissenes Gesundheitsstreben.

▶ Seien Sie tolerant mit sich selbst. Sie werden Gesundheit oder Fitness nie perfekt erreichen. Bleiben Sie flexibel und realistisch und gestatten Sie sich gelegentliche „Sünden".

▶ Bleiben Sie am „Ball", und zwar regelmäßig. Trainieren Sie mit Ihrem Partner, mit Freunden oder Arbeitskollegen. Die soziale Unterstützung ist wesentlich für Ihre ständige Einrichtung „sportliches Training".

Das Zwischendurch-Programm

Seien sie aktiv und nutzen Sie mögliche Gelegenheiten für das „kleine Training zwischendurch". Untersuchungen belegen, dass Aktivitäten des täglichen Lebens, die auf den ersten Blick nichts mit Training gemein haben, sich in ihrer Wirkung über die Jahre summieren und so trotzdem eine gesundheitlich relevante Wirkung haben.

So zeigte beispielsweise eine Untersuchung, die an Schaffnern und Fahrern in Londoner Doppeldeckerbussen vorgenommen wurde, eine signifikant bessere Herz-Kreislauf-Leistung bei den sich den ganzen Tag bewegenden Schaffnern als bei ihren nur sitzenden Kollegen. Sammeln Sie also Aktivitäten, wann immer es geht:

▶ Benutzen Sie die Treppe anstelle des Fahrstuhls oder der Rolltreppe!

▶ Bevorzugen Sie für Stadtfahrten ein Fahrrad anstelle eines Autos!

▶ Nutzen Sie das Tragen von schweren Einkaufskörben oder vollen Sprudelkisten zum kurzen Kraft-Workout!

▸ Wechseln Sie am Arbeitsplatz öfter vom Sitzen zum Stehen!
▸ Funktionieren Sie als Manager Sitzungen in „Stehungen"
um. Sie werden feststellen, dass Sie und Ihre Mitarbeiter
mehr Effizienz und Zeit gewinnen, als wenn alle Beteiligten
erst einmal in ihre bequemen Sessel gesunken sind, um dort
länger als erforderlich zu verharren.
▸ Verzichten Sie öfter auf das Senden von E-Mails oder Tele-
fonieren in der eigenen Firma. Gehen Sie zu Ihrem Gesprächspartner!
▸ Überbrücken Sie Wartezeiten mit einfach zu bewerkstelli-
genden gymnastischen Übungen!
▸ Gehen Sie selber mit Ihrem Hund Gassi!
▸ Sehen Sie in der Gartenarbeit nicht nur die Pflege von
Pflanzen, sondern auch von sich selbst!

Zeit und Effizienz können auch dadurch gewonnen werden, dass Sie Sitzungen in „Stehungen" umwandeln.

Individuelle Trainingssteuerung

Bei der Steuerung des Trainings kommt der richtigen Belastungsintensität eine Schlüsselrolle zu. Die Intensitätssteue-
rung ist im Ausdauertraining auf Fitnessniveau über die
Herzfrequenz, die Atmung und das subjektive Belastungsempfinden möglich. Die Ausrichtung nach der Herzfrequenz
ist nur unter Verwendung eines Herzfrequenzmessers genau
und damit effektiv möglich. Mit einer Pulsuhr am Arm können Sie daher Ihr Training optimal steuern.

Mit einer Pulsuhr am Arm wissen Sie, ob Sie Ihr Training im optimalen Belastungsbereich steuern.

Die richtige Belastungsformel für das Laufen – im Fitness-
Studio auch für den so genannten Stepper und Crosstrainer –
lautet:

THF = RHF + {(220 – $^1/_2$ LA – RHF) x BF} ± 3 Schläge,
für das Radfahren und Rudern:
THF = RHF + {(220 – LA – RHF) x BF} ± 3 Schläge.
THF: Trainingsherzfrequenz
RHF: Ruheherzfrequenz
LA: Lebensalter
BF: Belastungsfaktor: 0,6 für Anfänger; 0,7 für
Fortgeschrittene

So liegt also beispielsweise die optimale Trainingsherzfrequenz eines 40-jährigen gesunden untrainierten Mannes ohne

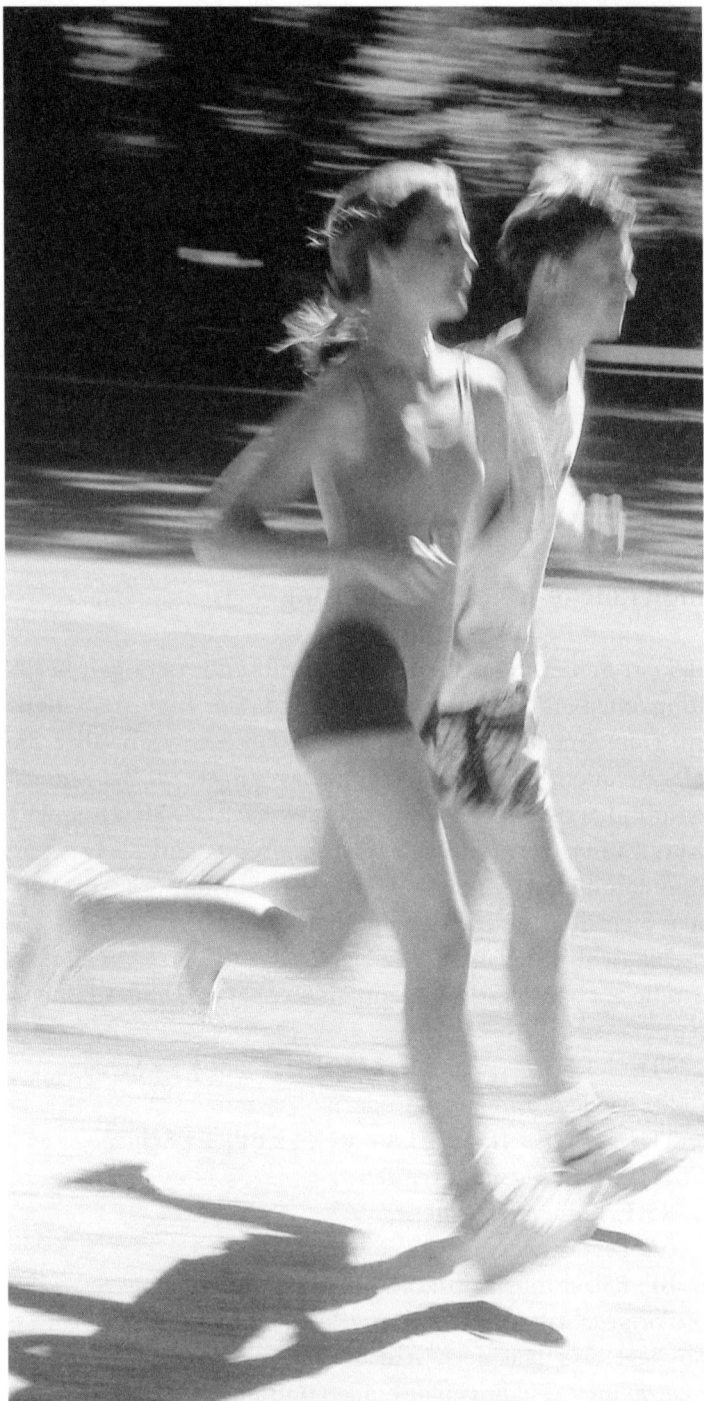

Wer zwei- bis drei-
mal wöchentlich
eine gute halbe
Stunde joggt, ein-
bis zweimal walkt,
schwimmt oder
Rad fährt, reduziert
das Risiko einer
Herz-Kreislauf-
Erkrankung um die
Hälfte. Und erhöht
seine Chancen, von
Darm-, Prostata-
oder Brustkrebs ver-
schont zu bleiben.
Außerdem: Laufen
mit dem Partner/
der Partnerin kann
die Freude sogar
verdoppeln.

größeres Übergewicht mit einer Ruheherzfrequenz von 65 Schlägen/min

für das Laufen bei: $65 + \{(220 - 20 - 65) \times 0{,}6\} = 146 \pm 3$ Schläge, für das Radeln bei: $65 + \{(220 - 40 - 65) \times 0{,}6\} = 134 \pm 3$ Schläge. Korrekterweise wollen wir anmerken, dass bei Berechnung der Trainingsherzfrequenzen für Frauen aufgrund der um durchschnittlich sechs Jahre höheren Lebenserwartung die Basiszahl 226 und nicht 220 lautet.

Einfache, aber ausreichende Regeln, wie Sie Ihr individuelles Training richtig steuern.

Zur Festsetzung der Trainingsintensität per Atmung hat sich der so genannte 4-Schritt-Atemrhythmus bewährt: Sie atmen alle vier Schritte ein und aus. Ein kompletter Atemzyklus dauert demnach acht Schritte. Jüngere und Trainierte können diesen Rhythmus auch auf sieben oder sechs Schritte verkürzen. Auch der „Sprechtest" leistet Ihnen gute Dienste: Solange während der Belastung ein zusammenhängendes Gespräch möglich ist, liegen Sie im richtigen Intensitätsbereich.

Das individuelle, subjektive Belastungsempfinden ist als Steuergröße umso geeigneter, je besser die eigene Körperwahrnehmung und die reale Selbsteinschätzung ist. Zur Bewertung der Anstrengung schlagen wir eine siebenstufige Skala (nach Boeckh-Behrens/Buskies) vor:

1 = sehr leicht   5 = mittel bis schwer
2 = leicht   6 = schwer
3 = leicht bis mittel   7 = sehr schwer
4 = mittel

Die subjektive Anstrengung sollte im Einsteigertraining sowohl im Ausdauer- als auch im Krafttraining zwischen Stufe zwei und drei liegen. Der Fortgeschrittene wählt im Ausdauertraining einen Anstrengungsgrad von drei bis vier, im Krafttraining – je nach angewendeter Methode – vier bis sechs.

Im Krafttraining ist auch die Kontrolle über die Anzahl der möglichen Wiederholungen pro Belastungsdurchgang (Serie) möglich. Dabei ist zu beachten, dass die einzelne Serie nicht bis zur absoluten Erschöpfung ausgeführt wird (das entspräche Anstrengungsgrad sieben), sondern für eine gute Kraftentwicklung reicht es aus, die Serie zu beenden, bevor der Muskel vollständig erschöpft ist. Die orthopädischen Beanspruchungen und die Gefahr der Pressatmung sind dabei deutlich verringert. Im gesundheitsorientierten Krafttraining trainiert man je nach Trainingsziel und Trainingserfahrung nach zwei verschiedenen Methoden: Die Kraftausdauer-Methode schließt an das Einsteigerprogramm an und ist eher umfangsbetont. Demgegenüber – allerdings nur für erfahrene Fitness-Sportler zu empfehlen – steht die Muskelaufbau-Methode, deren Schwerpunkt eher auf der Belastungsintensität liegt. Folgende Tabelle stellt beide Methoden gegenüber:

Belastungsdosierung im gesundheitsorientierten Fitness-Krafttraining

Gesundheitsorientiertes Fitness-Krafttraining		
	Kraftausdauer-Methode	Muskelaufbau-Methode
Wiederholungen	Ca. 15–25	Ca. 8–15
Serien	Anfänger: 2–3 Fortgeschrittene: 3–5	Anfänger: 2–3 Fortgeschrittene: 3–5
Serienpausen	1–3 Minuten	3–5 Minuten
Trainingshäufigkeit (mindestens)	1 x pro Woche	2 x pro Woche
Trainingseffekte	Verbesserung der Kraftausdauer Körperformung Muskelaufbau Fettabbau Gelenkstabilität	Verbesserung der Maximalkraft Muskelaufbau Körperformung Gelenkstabilität Fettabbau

Eine Belastungssteuerung und damit ein effektives Krafttraining sind nur möglich, wenn Sie einen genau dosierbaren Widerstand bewegen können.

Dies spricht – neben anderen Argumenten – eindeutig für ein Training an Kraftmaschinen, also im Fitness-Studio. Zu ungenau – manchmal zu leicht und oft zu schwer – ist das eigene Körpergewicht, das man bei normalen gymnastischen Übungen als Widerstand benutzt.

Einem weiteren Vorteil, den das Indoor-Training im Fitness-Studio bietet, wollen wir uns im nächsten Abschnitt zuwenden.

Um Ihren Trainingserfolg zu garantieren, bedarf es der Planung und der Kontrolle. Deshalb sollten Sie Ihre kurzfristigen Zielvorgaben schriftlich fixieren. Legen Sie daher einen persönlichen Trainingskalender an, in dem Sie auch die Dauer, die Intensität und die Trainingsinhalte notieren, ebenso einige Stichworte zur Ernährung und zur allgemeinen Befindlich-

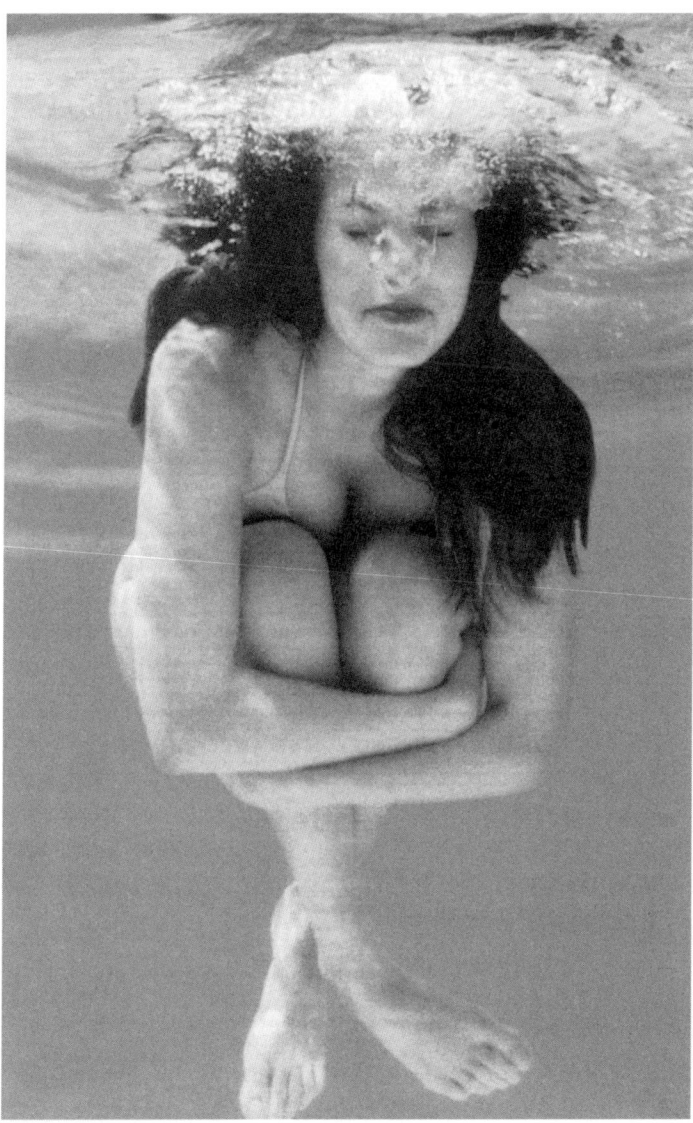

Planen Sie in Ihrem Training auch Pausen ein – entdecken Sie die sanfte Macht des Wassers! Genießen Sie das nasse Element, schweben Sie ganz einfach schwerelos.

keit. Von Vorteil ist es auch, wenn Sie Ihr Körpergewicht, Ihre Schlafdauer und Ihren täglichen, vor dem Aufstehen im Liegen gemessenen Ruhepuls notieren. Ein präzise geführter Trainingskalender ist im Grunde nichts anderes als eine Aufzeichnung der sportlichen Fortschritte. Diese schwarz auf weiß nachlesen zu können ist allein schon sehr motivierend für das weitere Training.

Intelligent abnehmen

Fitnessforscher, Stoffwechselexperten und Sportmediziner haben das Geheimnis des intelligenten und damit erfolgreichen Abnehmens schon seit längerer Zeit entschlüsselt.

Dennoch werden in einschlägigen Publikationen noch immer überholte und auch untaugliche Rezepte zur Körpergewichtsreduktion verbreitet. Über 500 Diätprogramme suggerieren Abspeckwilligen den schnellen Weg zum sportlich gestylten Body. Sie verschweigen allerdings, dass mindestens 80 bis 90 % der Diätanhänger über kurz oder lang zu ihrem Ursprungsgewicht nicht nur zurückkehren, sondern dieses sogar noch übertreffen, wobei sich zusätzlich auch die Körperfettmenge erhöht. Dieses als Jojo-Effekt bekannte Phänomen beruht darauf, dass bei einer Gewichtsreduktion allein durch eine Diät der Stoffwechsel gehörig durcheinander gewirbelt wird: Bekommt der Körper deutlich weniger Energie geliefert, als er gewohnt ist und auch benötigt, erschöpfen sich zuerst die Kohlenhydratreserven in Leber und Muskulatur. Diese Energie reicht für ein bis zwei Tage. Gleichzeitig wird Körpereiweiß, also Muskelmasse, abgebaut, um daraus ebenfalls Energie zu gewinnen. Erst nachdem die Kohlenhydrate verbrannt sind, stellt der Stoffwechsel sich um und nutzt zur Energiegewinnung die gespeicherten Fette. Wer auf diese Weise zehn Kilogramm abnimmt, verliert nur sieben Kilogramm Fettgewebe, der Rest ist Muskelmasse!

Das primäre Ziel jeder Gewichtsreduktion sollte deshalb darin bestehen, nicht nur Fett abzubauen, sondern auch den Verlust an stoffwechselaktiver Muskulatur zu verhindern. Damit man in seinen Bemühungen um einen gesunden, leistungsfähigen und auch attraktiven Körper erfolgreich ist, gilt es nämlich, nicht einfach nur Körpergewicht zu reduzieren, sondern man muss durch geeignete Maßnahmen erreichen, dass sich der Anteil an Körperfett verringert. Gleichzeitig allerdings muss es gelingen, die fettfreie Körpermasse, also die Muskelmasse, zu erhalten oder sogar zu vergrößern. Denn je weniger die Muskulatur aus-

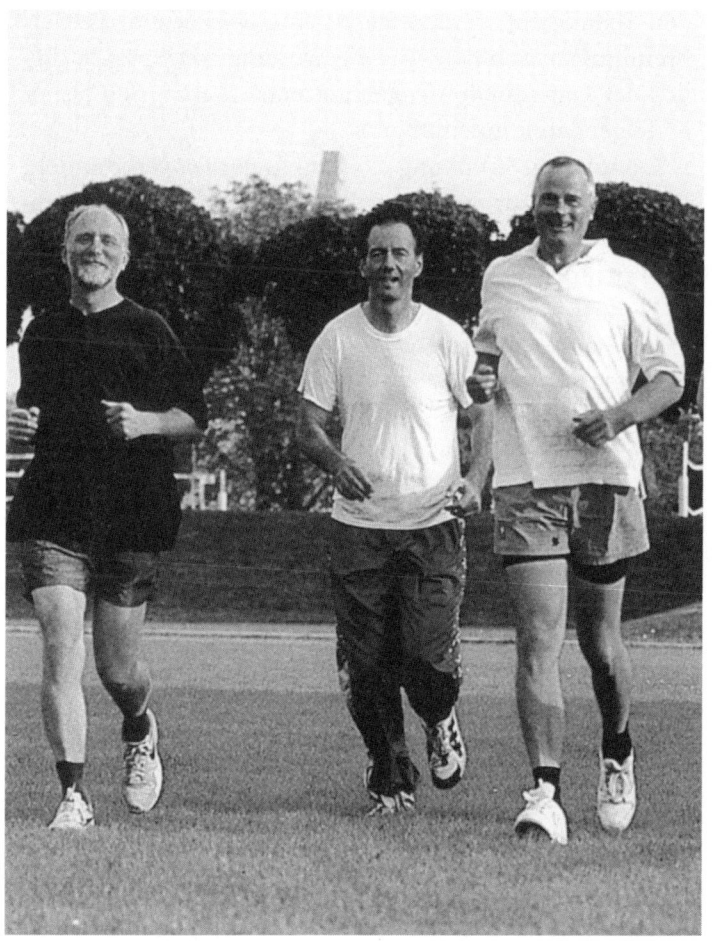

*Für Fitness ist es
nie zu spät. Richtig
dosiert profitiert
davon Ihr Fettstoff-
wechsel, und mit
Gleichgesinnten
kann Laufen noch
mehr Spaß machen.*

geprägt ist, desto geringer ist der Grundumsatz, also das
Maß an Energie, das der Körper in Ruhe zur Erhaltung aller lebensnotwendigen Funktionen benötigt. Oder anders
ausgedrückt: Ein Plus an Muskulatur fordert ständig einen
erhöhten Energie-Turnover, unabhängig davon, ob Sie
schlafen, sitzen oder Sport treiben. Und je höher der
Grundumsatz, desto mehr Fett wird ständig verbrannt
(„Schlank im Schlaf!").

Deshalb verspricht nur eine Doppelstrategie dauerhaften Erfolg. Das Wörtchen *und* ist dabei das Schlüsselwort:
Senken Sie Ihren Energie-Input *und* steigern Sie gleichzeitig Ihren Energieverbrauch! Nur durch das „Drehen an bei-

den Schrauben" werden Sie zu einer wirklichen „Fettverbrennungsmaschine". Was die Wirkung von Sport bezüglich der Fettreduktion angeht, orientierte man sich bisher an folgenden Empfehlungen:

Weshalb die Trainingsempfehlungen vieler „Fitness-Gurus" unzweckmäßig sind.

1. Optimal zur Erhöhung des Anteils der Fettverbrennung und damit zur optimalen Gewichtsreduktion ist sportliche Betätigung mit niedriger Intensität im so genannten „Fettverbrennungsbereich". Als Referenz dient dabei die Herzfrequenz, die sich bei ca. 60 bis 65 % der maximalen Herzfrequenz bewegen sollte.

2. Die Dauer der Belastung sollte mindestens 30 Minuten betragen, da während der Bewegung zunehmend mehr Fett aus den Fettzellen freigesetzt wird.

Umsetzen ließen sich diese Empfehlungen vornehmlich mit einem Ausdauertraining, das dem Fettstoffwechseltraining der Leistungssportler entspricht und bei diesen als Grundlagen- oder LSD(Long-Slow-Distance)-Training bekannt ist: „Bewege dich langsam, aber lange", könnte man griffig formulieren. Diese Art des Trainings wäre für den Fitness-Sportler nicht nur aus Zeit- und Motivationsgründen ungeeignet: Wer hat schon Zeit und Lust, sich regelmäßig pro Trainingseinheit joggend 90 bis 150 Minuten oder radelnd drei bis sechs Stunden zu bewegen? Nein, diese Trainingsform ist – auch wenn von vielen „Fitness-Gurus" nach wie vor empfohlen – für das angestrebte Trainingsziel schlichtweg unzweckmäßig. Wenn Sie nachstehenden Überlegungen und Tipps folgen, werden Sie erkennen, wie einfach intelligentes Abnehmen tatsächlich funktioniert:

Wenn überhaupt, ist nicht der relative Anteil der Fettverbrennung an der Energiebereitstellung während einer Belastung wichtig, sondern der absolute Verbrauch an Fett.

1. Relativ gesehen verbrennt man umso mehr Fett, je weniger intensiv die körperliche Belastung ist, jedoch ist aufgrund des niedrigen Energieumsatzes die absolute Menge an verbranntem Fett nur gering. Je intensiver die Belastung wird, desto weniger trägt Fett prozentual zur Energiegewinnung bei. Stattdessen bezieht der Körper seine Energie durch Verbrennung von Kohlenhydraten. Dafür steigt aber der Energieumsatz mit zunehmender Belastung an. Das bedeutet, dass in diesem Fall der geringere relative Anteil der Fettverbrennung an der Energiegewinnung einer größeren absoluten Menge an verbranntem Fett entsprechen kann,

als es beim Fettstoffwechseltraining der Fall ist. Abgesehen davon wird vor allem mehr Energie verbraucht, was letztendlich für die Gewichtsreduktion entscheidend ist (siehe 3. Seite 116).

Deutlich werden diese Zusammenhänge an der Gegenüberstellung in folgender Tabelle:

Bewegung	Langsames Laufen im Fettstoffwechselbereich (dem vermeintlich optimalen „Fettabbaubereich"):	Laufen mit mittlerer Geschwindigkeit
Relative Herzfrequenz im Bezug zur HF$_{max}$	60–65 %	75–85 %
Energiebereitstellung	80 % Fettverbrennung; 20 % Kohlenhydratverbrennung	50–60 % Fettverbrennung; 40–50 % Kohlenhydratverbrennung
Energieverbrauch gesamt davon Fette	ca. 8 kcal/min 6–7 kcal/min	ca. 15–18 kcal/min 9 kcal/min

Das bedeutet, dass durch den höheren Kalorienverbrauch im gleichen Zeitraum um ein Viertel bis ein Drittel mehr Fett verbrannt wird, obwohl der relative Anteil der Fettverbrennung geringer ist! Der langsame Jogger müsste, um den gleichen absoluten Fettverbrauch zu haben, im Vergleich zum schnelleren Läufer also ein Viertel bis ein Drittel mehr Zeit aufwenden.

2. Das Grundlagentraining oder Fettstoffwechseltraining von Ausdauersportlern dient dem Ziel, den Fettstoffwechsel zu trainieren und nicht Körpergewicht zu reduzieren. Ein guter Fettstoffwechsel befähigt den Athleten unter Schonung seiner Kohlenhydratspeicher, die für die Bewegung benötigte Energie durch Oxidation von freien Fettsäuren zu gewinnen. Der Ausdauersportler ist also – im Gegensatz zum übergewichtigen Freizeitsportler – bestrebt, den relativen

Fettstoffwechseltraining ist nicht gleichbedeutend mit Fettabbautraining.

Anteil der Fettverbrennung zu erhöhen, nicht den absoluten. Für ein effizientes Fettstoffwechseltraining ist es deshalb entscheidend, mit der für den Fettstoffwechsel optimalen (niedrigen) Herzfrequenz zu trainieren – nicht jedoch für ein Fettabbautraining: Die vielfach postulierte Fettverbrennungs-Herzfrequenz gibt es nicht!

Für eine Gewichtsreduktion im Sinne eines Fettabbaus ist allein ein höherer Kalorienverbrauch mit negativer Energiebilanz pro Tag (pro Woche ...) entscheidend.

3. Eigentlich ist es ganz einfach: Wer Fett verlieren möchte, muss dem Körper weniger Energie zuführen, als er tatsächlich benötigt. Nur dann wird dieser seine Fettreserven anzapfen, um Energie zu gewinnen. Dabei ist es nach neueren Untersuchungen gleichgültig, wie lange die energiezehrende Belastung dauert. Auf keinen Fall zählen nur Belastungen jenseits von 30 Minuten. Viel wichtiger ist die Gesamtbelastungszeit pro Tag (pro Woche ...). Je höher diese ist, umso effektiver funktioniert das Abnehmen. Auch kleine „Belastungshappen" wie regelmäßiges Treppensteigen, kurze Fußwege usw. sind unter dem Gesichtspunkt der Fettreduktion relevant. Wenn beispielsweise ein 70 Kilogramm schwerer Büroangestellter statt eine E-Mail zu verschicken stündlich eine Nachricht in einem zweiminütigen Gang persönlich überbringt, bei einem Acht-Stunden-Tag, fünf Tage die Woche, dann verbraucht er dadurch in einem Jahr ein halbes Kilogramm Fett. Nach zehn Jahren wäre er durch den täglich geringfügig höheren Energieverbrauch rein rechnerisch fünf Kilogramm leichter.

Neben der Dauer der Belastung spielt deren Intensität eine weitere, entscheidende Rolle. In Erweiterung des unter Punkt 1 (Seite 114 f.) Ausgeführten ist es nämlich unerheblich, welches Mittel Sie zur Energiegewinnung einsetzen: Schon lange ist beispielsweise bekannt, dass das hochintensive Training der Sprinter, bei dem nahezu ausschließlich Kohlenhydrate zur Energiegewinnung genutzt werden, eine signifikante Körperfettreduktion bewirkt.

Die Ergebnisse von Studien machen diesen Zusammenhang noch deutlicher.

▶ Der Vergleich zweier Trainingsgruppen – die eine führte ein moderates Ausdauertraining durch, die andere ein hochintensives Zirkeltraining – zeigte am Ende der 20-wöchigen Studie einen signifikant höheren Körperfettverlust bei der Zirkeltrainingsgruppe im Vergleich zur Ausdauergruppe. Und dies, obwohl der Energieverbrauch während des

Trainings bei der Ausdauergruppe doppelt so hoch war wie bei der Zirkeltrainingsgruppe. (Tremblay et al., 1994)

▶ Bei einer hypokalorischen Diät von 1200 kcal/Tag wird der normalerweise durch die geringe Energiezufuhr ausgelöste Effekt des Abbaustoffwechsels auf die Muskulatur durch ein Krafttraining gemindert. Untersucht wurden zwei Gruppen. Bei gleicher Energiezufuhr führte die eine ein intensives Gewichtstraining durch, die andere ein Ausdauertraining. Zu einem größeren Körpergewichtsverlust kam es bei der Krafttrainingsgruppe, die anders als die Ausdauergruppe ihre Muskelmasse annähernd erhielt. Bei der Ausdauergruppe setzte sich der Gewichtsverlust demnach aus Fett und Muskulatur, bei der Gewichtstrainingsgruppe folglich überwiegend aus Fett zusammen. (Sing, 1998)

Diese Untersuchungen sowie Beobachtungen aus unserer täglichen Praxis führen uns zu folgender Aussage:

Bei den bisher gültigen Vorgaben bezüglich des Abnehmens wurde allein die Trainingszeit betrachtet. Die Reaktion des Organismus auf dieses Training während der verbleibenden vielleicht 23 Stunden täglich fand dabei wenig Berücksichtigung. Für eine erwünschte Gewichtsabnahme im Sinne einer Reduktion des Körperfettanteils ist aber gerade diese Zeit ausschlaggebend, nicht so sehr die Fettverbrennung während des Trainings. Die sich an ein Training anschließenden Regenerationsvorgänge gehen einher mit einem über mehrere Stunden erhöhten Spiegel freier Fettsäuren im Blut und einer vermehrten Enzymaktivität, die für eine gesteigerte Fettoxidation spricht. Dieser so genannte „Afterburn-" oder „Nachbrenneffekt" dauert umso länger, je intensiver die vorherige Belastung war. Werden bei einer intensiven Belastung vorwiegend Kohlenhydrate verbrannt, wird nach der Belastung umso mehr Fett verbrannt. Wer härter trainiert, profitiert also doppelt: erstens durch den erhöhten Energieverbrauch während der Belastung und zweitens durch den verstärkten „Nachbrenneffekt".

▶ Eine erfolgreiche Gewichtsreduktion muss durch ein zweimaliges intensives Ganzkörper-Krafttraining pro Woche begleitet werden.

Ausschlaggebend für die Fettreduktion ist die Betrachtung der Stoffwechselvorgänge nicht nur während der Belastung, sondern auch danach.

In der Praxis ergeben sich für eine erfolgreiche Gewichtsreduzierung hier und in fünf weiteren Punkten auf der nächsten Seite zusammengefasst folgende Empfehlungen.

*Gegenüberliegende
Seite:
Radfahren ist eine
ideale Abwechslung
zum Laufen, kann
in jedem Lebensalter
betrieben werden
und lässt sich auch
gut in die tägliche
Routine einfügen.
Da das Körperge-
wicht getragen
wird, ist Radfahren
auch optimal für
alle, die mit Über-
gewicht oder Ge-
lenkbeschwerden zu
kämpfen haben.*

▶ Ein zusätzliches ein- bis zweimaliges Ausdauertraining sollte ebenfalls intensiv gestaltet werden. Die Belastung im gleichmäßigen Grundtempo, das mindestens 20 bis 30 Minuten gehalten werden sollte, wird durch den Einbau von intensiveren Belastungsspitzen (Bergauf-Lauf, kurze Zwischensprints) noch effektiver. Je extensiver die Belastung gestaltet wird, umso länger muss trainiert werden.

▶ Die individuelle Belastungsintensität richtet sich primär nach dem Trainingszustand. Natürlich setzen die vorgeschlagenen intensiven Trainingsreize eine entsprechende Grundlage voraus, die man durch wenig intensivere Trainingseinheiten innerhalb der ersten vier bis sechs Wochen erwirbt.

▶ Der Abbau von einem Kilogramm Fett pro Woche mit drei Trainingseinheiten ist offensichtlich möglich. Durch das eigentliche Training verbrennen Sie dabei ca. 1500 kcal, der Nachbrenneffekt erbringt weitere 6000 kcal.

▶ Jede körperliche Aktivität zählt. Die Basis der erfolgreichen Gewichtsreduktion sollte daher immer ein körperlich aktiver Lebensstil sein.

▶ Neben regelmäßiger körperlicher Aktivität ist auf eine ausgewogene, „fettbewusste" Ernährung zu achten (siehe Seite 164 ff.).

In der Vielfalt liegt der Reiz – Crosstraining

Der Begriff Crosstraining meint wörtlich „kreuz und quer" trainieren. Dies kann zweierlei bedeuten. Erstens: Sie trainieren umfassend und vielfältig hinsichtlich der für den Fitness-Sportler relevanten körperlichen Leistungsfaktoren. Durch den Aufbau der von uns angebotenen Trainingsprogramme machen Sie das bereits. Alle enthalten die Bestandteile Ausdauer, Kraft, Beweglichkeit und Koordination in einer für Sie bekömmlichen Mischung. Zweitens: Sie variieren das Training der konditionellen Basiseigenschaft Ausdauer durch Wechsel verschiedener Ausdauersportarten. Und genau damit, mit dem „Kreuz-und-quer" des Ausdauertrainings, beschäftigen wir uns im Folgenden.

Selbst wenn Sie mit Spaß unseren Trainingsempfehlungen folgen, kann die Situation eintreten, dass Sie das auf Laufen

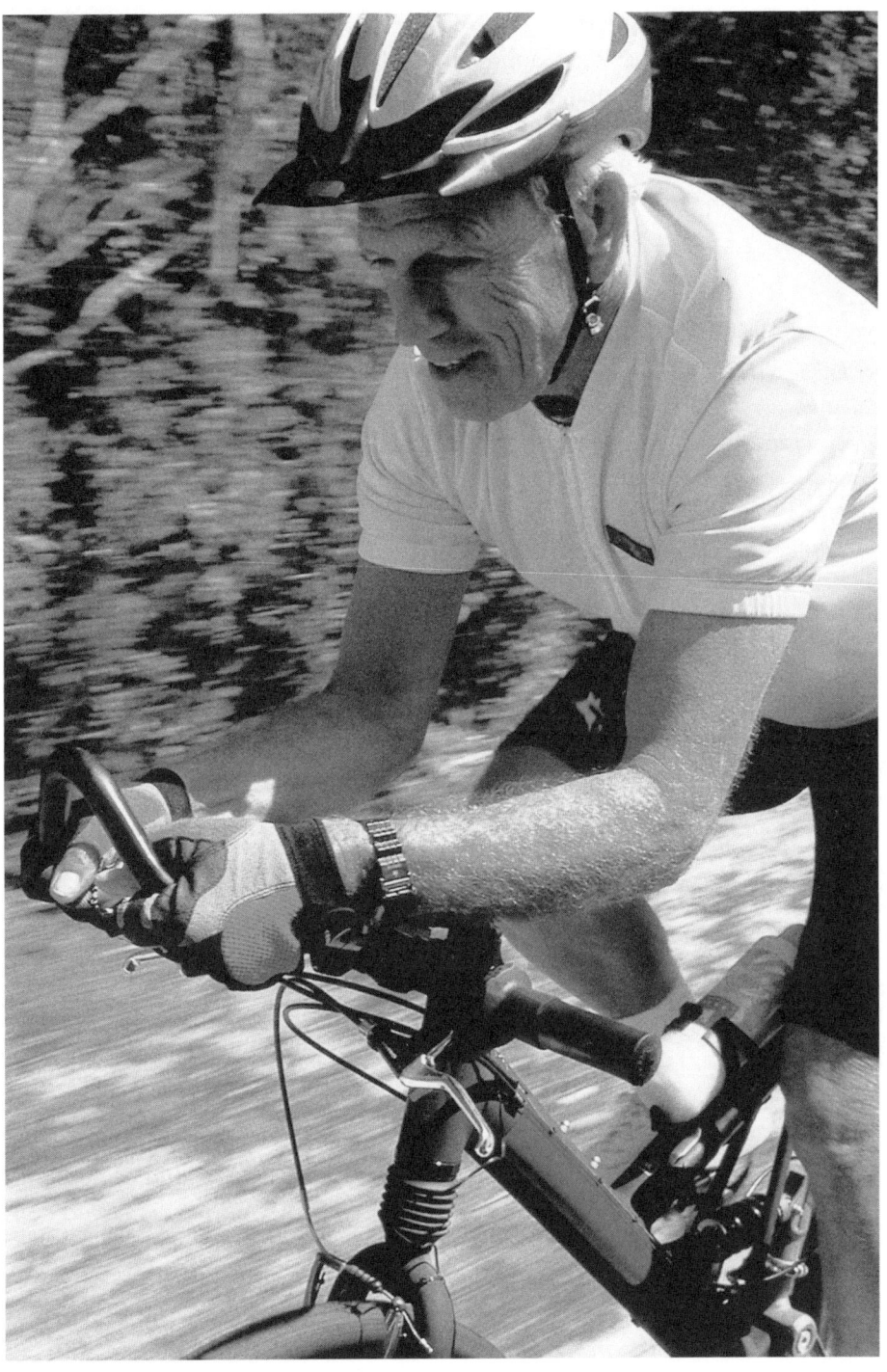

ausgerichtete Ausdauerprogramm als etwas eintönig oder einseitig empfinden. Spätestens dann ist der Zeitpunkt gekommen, die Anforderungen und damit den Erfolg des Trainings durch Einbau einer zweiten Ausdauerdisziplin zu steigern. Machen Sie es wie etwa 90 % aller Freizeitsportler. Für diese ist zwar Laufen die Ausdauersportart Nummer eins, aber sie ergänzen diese je nach persönlichen Vorlieben um weitere Sportarten, wobei Radfahren und Schwimmen an der Spitze liegen.

Die Vorteile abwechslungsreichen Crosstrainings liegen auf der Hand: Sie entgehen der Monotonie einer bestimmten Sportart und minimieren durch die Beanspruchung unterschiedlicher Muskelgruppen das Risiko von Verschleißschäden.

Die Vorteile des Crosstrainings liegen auf der Hand. Durch Kombination mehrerer Ausdauersportarten vermeiden Sie körperliche und mentale Monotonie, bauen stattdessen Abwechslung ein und setzen neue Trainingsreize. Das resultierende Trainingsergebnis ist unter gesundheitlichen Aspekten umfassender. Zwar erreichen Sie unabhängig von der gewählten Sportart dieselben positiven Wirkungen für das Herz-Kreislauf-System. Allerdings sind die Wirkungen für die Peripherie unterschiedlich – je nach Sportart werden verschiedene Muskelgruppen oder die gleichen Muskelgruppen koordinativ unterschiedlich belastet. Und nur in belasteten Muskeln vollziehen sich gesundheitlich wertvolle Anpassungen – neben einer Erhöhung der Anzahl der Zell-Kraftwerke, den Mitochondrien, kommt es zu einer vermehrten Neubildung der kleinsten Blutgefäße, der so genannten Kapillarisierung. Insgesamt verbessern diese Adaptionen die oxidative Kapazität der Muskulatur, sie ermüdet langsamer und wird somit für Dauerbeanspruchungen leistungsfähiger. Die durch einseitiges Ausdauertraining eventuell auftretenden Überlastungen oder muskulären Disbalancen werden durch ein hohes Maß an Vielseitigkeit ebenfalls kein Thema mehr für Sie sein. Augenfällig wird dieser Zusammenhang besonders beim Vergleich von Schwimmen und Laufen:

Beim Schwimmen sorgt in erster Linie die Oberkörpermuskulatur für den Vortrieb, beim Laufen sind es die Bein- und die Gesäßmuskulatur. Es leuchtet ein, dass eine Verknüpfung beider Sportarten, auf den gesamten Körper bezogen, eine vergrößerte Trainingswirkung verspricht – und dies bei ungefähr gleicher Gesamttrainingszeit. Wenn Sie zum Laufen und Schwimmen noch das Radfahren hinzunehmen, dann sind

Sie bei einer Kombination angelangt, die als Triathlon bekannt ist, einer Sportart, die Ihnen das optimale Allround-Ausdauertraining bietet. Dies belegt auch eine Untersuchung, die von der Zeitschrift Focus in Auftrag gegeben wurde: Über 50 Sportarten wurden hinsichtlich der Parameter Fitness, Sicherheit, Gesundheit und Umwelt verglichen. In Bezug auf Fitness wurden die positiven Wirkungen von Ausdauer, Kraft, Beweglichkeit, Schnelligkeit und Koordination bewertet. Dabei erreichte Triathlon Platz eins!

„Crossen" Sie die Ausdauersportarten, die Ihnen Freude machen, und genießen Sie gleichzeitig den Motivations-Kick, der sich durch die für Sie neue Sportart ergibt. Es macht einfach Spaß, wenn man in einer Sportart als Anfänger große Leistungsfortschritte erkennen kann, Leistungsfortschritte, die in der etablierten und gewohnten Sportart nicht mehr so deutlich wahrzunehmen sind oder eventuell gar stagnieren. Bei einer optimalen Kombination der Sportarten sind sogar durch den Einsatz der Nebensportart Leistungsfortschritte in der Hauptsportart möglich. Diesen Zusammenhang belegen Trainingsstudien bei hoch spezialisierten Spitzensportlern.

Nach einem Radtrainingslager kam es z. B. bei einer Gruppe von hoch ausdauertrainierten Triathleten zu einer signifikanten Erhöhung der Laufleistung, obwohl während des zweiwöchigen Trainingscamps ein nur äußerst geringer Laufumfang absolviert wurde.

Allerdings müssen Sie anfänglich mit dem Manko leben, dass der Trainingsreiz in Richtung Ausdauer erst dann zum Tragen kommt, wenn Sie die sportliche Technik zumindest in der Grobform beherrschen. Stellen Sie sich beispielsweise einen Inline-Skating-Novizen oder einen Gelegenheits-Schwimmer vor. Diese werden zu Beginn ihres Trainings in der neuen Disziplin keine nennenswerte Herz-Kreislauf-Belastung erzielen – zuerst müssen sie ihre koordinativen, sportartspezifischen Fähigkeiten schulen. Dieser Lernprozess kann mitunter mühsam sein und sich gemäß des von uns modifizierten Satzes: „Ein alter Hund lernt neue Tricks langsamer", länger hinziehen als erwartet. Wenn Sie Ihre neue Sportart möglichst schnell und in einer effektiven Technik erlernen wollen, sollten Sie die Hilfe eines Coachs in Erwägung ziehen.

Von über 50 wissenschaftlich untersuchten Sportarten erreichte Triathlon Platz eins! Triathlon ist auch eine ausgezeichnete Schule für Willenskraft und mentale Stärke! Beim Triathlon sind die beliebtesten Ausdauersportarten miteinander kombiniert, und in dieser Kombination wird ein hohes Maß an Vielseitigkeit der körperlich-geistigen Beanspruchung nicht nur im Wettkampf, sondern auch im Training erreicht. Führungskräfte, die Triathlon betreiben, teilen diese Auffassung.

Mögliche Überlastungsschäden können Sie durch Crosstraining ebenfalls vermeiden, indem Sie die zur Verfügung stehende Trainingszeit auf mehrere Sportarten verteilen.

Auch das Problem möglicher Überlastungen sollten Sie beim Einstieg in eine neue Ausdauersportart bedenken. Diese können sich nicht nur aufgrund einer unzureichenden Bewegungstechnik ergeben. Stellen Sie sich etwa einen Radfahrer vor, der mit dem Laufen beginnen will. Er verfügt bereits über ein trainiertes Herz-Kreislauf-System. Wenn er seine Laufgeschwindigkeit nun so dosiert, dass seine Herzfrequenz die für ihn optimale Zielzone erreicht, besteht die Gefahr, dass er – trotz richtiger Bewegungstechnik – seine an das Laufen nicht angepassten Muskeln, Sehnen oder Knochen überlastet oder gar verletzt.

Umgekehrt folgt aus dem Beherrschen verschiedener Ausdauersportarten eine Erhöhung von Trainingsfreiheitsgraden. Wenn Sie z. B. aufgrund einer Gelenkverletzung vorübergehend nicht in der Lage sind, zu laufen, dann können Sie trotz Laufpause Ihre Form mit die Gelenke entlastendem Inline-Skating, Radfahren oder Aquajogging konservieren. Ebenso meistern Sie klimatische Zwänge elegant mit Crosstraining:

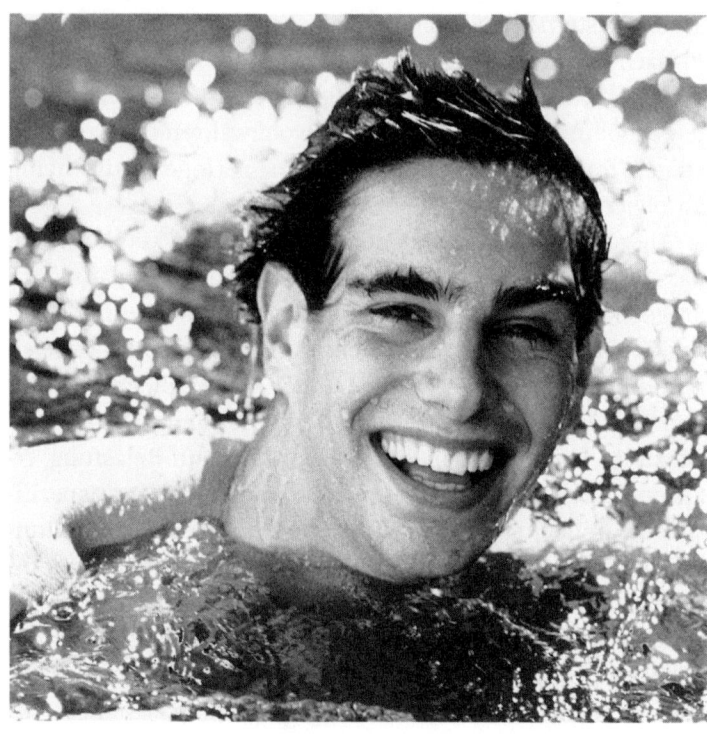

Auftauchen, Luft holen: Schwimmen sorgt ebenfalls für Abwechslung, schafft Ausgleich und neuen Schwung – auch wenn das Wasser bis zum Hals steht.

Wenn es unablässig regnet und Sie deshalb keine Lust auf Outdoor-Betätigung verspüren, dann ziehen Sie einfach im Hallenbad Ihre Bahnen. Und umgekehrt: Ist aufgrund des schönen Sommerwetters das Freibad überfüllt, bevorzugen Sie eben eine andere Ausdaueralternative. Und in den Wintermonaten verzichten Sie auf das Inline-Skating und leben Ihren Wunsch nach Bewegung auf Langlaufskiern aus. Hier auf einen Blick, wie Sie Crosstraining optimal gestalten und praktizieren:

Das beim Laufen zu kurz gekommene Training der Arm- und Schultermuskulatur kompensieren Sie optimal beim Schwimmen.

▶ Passen Sie neben Ihren persönlichen Vorlieben das Training den jahreszeitlichen Gegebenheiten an! Nutzen Sie das ganzjährig mögliche Laufen oder Walking als Basistraining und ergänzen Sie dieses beispielsweise von Frühjahr bis Herbst durch Radfahren oder Inline-Skating. Nutzen Sie die heiße Zeit des Jahres für erfrischendes Schwimmen unter freiem Himmel. Bereichern Sie Ihr Wintertraining durch Skilanglaufen.

Die Vorzüge des Crosstrainings auf einen Blick und die optimale Trainingsgestaltung.

▶ Wenn Sie mit einem Freund oder Partner trainieren, können Sie die Variante „Run & Bike" ausprobieren, bei der sich Läufer und begleitender Mountainbiker regelmäßig abwechseln. Diese Trainingsform variiert neben den Sportarten auch die Belastungsintensität. Der Läufer ist hoch belastet, der Biker gering. Dieses intervallartige Training ist allerdings nur Fortgeschrittenen zu empfehlen.

▶ Laufen oder radeln Sie zum Schwimmbad und zurück. Viel einfacher lassen sich Ausdauerdisziplinen in einer Trainingseinheit nicht koppeln. In diesem Fall sogar doppelt!

▶ Nutzen Sie den bewussten Disziplinwechsel für eine beschleunigte Erholung: Nach einem anstrengenden Lauf bietet sich als Cool-down das betont lockere Ausschwimmen an. Da der hydrostatische Druck die durch das vorherige Training entstandenen Stoffwechsel-Endprodukte zusätzlich „auspresst", ist lockeres Ausschwimmen ideal. Allerdings wirken auch fünf bis zehn Minuten Radfahren in einem mittleren bis kleinen Gang in puncto Regeneration Wunder.

▶ Wenn Sie Ihr Krafttraining wie vorgeschlagen im Fitness-Studio absolvieren, sollten Sie die dort angebotenen zusätzlichen Crosstrainings-Möglichkeiten wahrnehmen. Nutzen Sie die große Bandbreite der vorhandenen Ausdauergeräte und kombinieren Sie mehrere zu einer kurzweiligen Trainingseinheit. Absolvieren Sie beispielsweise Ihren persönlichen Triathlon durch Koppeln von je zehn bis 20 Minuten Ruderergometer, Spinningbike und Laufband.

Die Kunst der Regeneration

Je schneller Sie sich erholen, umso rascher und besser tolerieren Sie die nächste Belastung – sei es eine berufliche, private oder einfach die nächste Trainingseinheit.

Für den Erfolg des Trainings ist neben der eigentlichen Trainingsbelastung die anschließende Wiederherstellung entscheidend. Trainingsbelastung und Wiederherstellung sind eng miteinander verbunden und bedingen sich gegenseitig. Erst der planmäßige Wechsel dieser beiden Faktoren bringt Sie Ihren Trainingszielen näher. Zwar regeneriert der Körper allein – ohne unser aktives Zutun, das ist ein biologisches Grundgesetz –, aber der Aufbau des Trainings unter Beachtung von Regenerationsphasen und des Einsatzes diverser Regenerationsmaßnahmen bringt Sie wesentlich schneller zum Ziel: Je beschleunigter Sie sich erholen, umso schneller und besser tolerieren Sie die nächste Belastung – sei es eine berufliche, private oder einfach die nächste Trainingseinheit.

*Ent*lastung heißt also das Zauberwort. Denn allein in der Entlastungs- oder Regenerationsphase wird dem Körper die Chance gegeben, sich Belastungsreizen anzupassen. Nur dann laufen im Körper all jene Vorgänge ab, die ihn über den ursprünglichen Leistungsstand hinaus auf ein höheres Leistungsniveau führen.

Die beanspruchten Funktionssysteme, z. B. Herz-Kreislauf-System, Bewegungsapparat, Energiespeicher, Nervensystem, Hormonsystem, erholen sich allerdings nicht gleich schnell. Der zeitliche Ablauf der Regeneration reicht beispielsweise von ca. fünf Minuten für die Wiederauffüllung der für die schnellen Muskelbewegungen nötigen Kreatinphosphat-Energiespeicher und bis zu drei Wochen für die psychische Erholung von gesamtorganischem Belastungsstress.

Angepasst an diese so genannte Heterochronizität wirken Regenerationsmaßnahmen ebenfalls zeitlich gestaffelt. Jede der vier folgenden Phasen können Sie im Sinne einer beschleunigten Regeneration positiv beeinflussen.

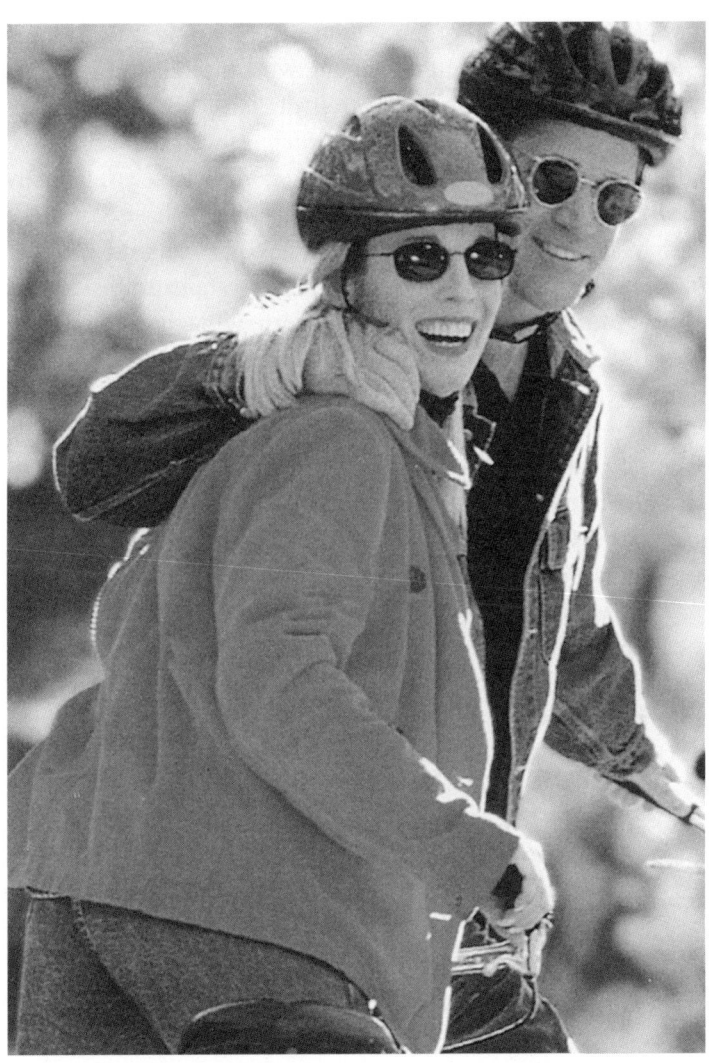

Ob sportliches Radfahren oder gemütliches Rad- wandern – beide Formen des Radelns tun gut, sorgen für Ausgleich und fördern die Regene- ration durch Ent- lastung vom beruf- lichen Alltag.

Bereits während der aktuellen Trainingsbelastung ist der Kör- per in der Lage, sich zu erholen. Training sollte durch die Pla- nung des Trainingsaufbaus, die Wahl und Reihenfolge der Übungen und auch der Pausengestaltung so strukturiert wer- den, dass diese *fortlaufende Regeneration* optimal gefördert wird.

So vermeiden Sie eine zu frühe Ermüdung während einer längeren Ausdauerbelastung, wie z. B. auf einer mehrstündigen Hochgebirgswanderung oder bei einem Lauf in der Sommer- hitze, indem Sie rechtzeitig, bevor die ersten Durst- oder Hun-

Regeneration hat denselben Stellenwert wie das Training, denn wer belastet, muss auch ausreichend entlasten. Unzureichende Regeneration hat schon manchen Trainingserfolg zunichte gemacht.

gergefühle spürbar werden, genügend Flüssigkeit und Energie zuführen. Geschieht dies nicht, wird Ihre Leistung absinken; aufgrund fortschreitender Dehydratation und Unterzuckerung kann sogar ein Leistungsabbruch erforderlich sein.

Bei hochintensiven Belastungsreizen, wie beispielsweise dem Krafttraining, verlängert sich die Erholungsphase deutlich. Durch eine entsprechende Pausengestaltung während des Trainings können Sie die fortlaufenden Regenerationsprozesse allerdings optimieren. Bei den von uns vorgeschlagenen Krafttrainingsprogrammen sind deshalb zwischen zwei Belastungsserien für die gleiche Muskelgruppe Pausen von zwei bis drei Minuten für das Kraftausdauertraining und drei bis fünf Minuten für die intensivere muskelaufbauende Variante unbedingt einzuhalten. Es ist ineffektiv, einen neuen Belastungsreiz zu setzen, wenn nicht ein gewisser Grad der Wiederherstellung der beanspruchten Strukturen, in diesem Fall die bereits erwähnte Auffüllung der Kreatinphosphatspeicher, sichergestellt ist. Um diese nötigen Pausen dennoch trainingswirksam zu nutzen, ist es möglich, in diesen Erholungspausen andere, zuvor nicht belastete Muskelgruppen zu trainieren.

Um die direkt nach dem sportlichen Training einsetzenden Vorgänge der *unmittelbaren Regeneration* zu beschleunigen, sollten Sie jede Trainingseinheit mit einer wenig intensiven Abwärmphase ausklingen lassen. Bewegen Sie sich im fünf- bis zehnminütigen Cool-down betont locker und flechten Sie leichte Dehngymnastik ein, um die durch den erhöhten Muskeltonus eintretenden Muskelverspannungen, die so genannte „Muskelbremse", zu überwinden. Diese Gymnastik unterstützt die Regeneration, weil der durch Belastung tonisierte Muskel wieder entspannt wird. Eine verbesserte Durchblutung mit vermehrtem Abtransport der im Training produzierten Stoffwechselendprodukte ist die Folge. Bevorzugen Sie das dynamisch-intermittierende Dehnen (federnd und mit kurzen Anspannzeiten). Neueste wissenschaftliche Untersuchungen belegen nämlich, dass sich beim als Stretching bekannten statischen Dehnen Kapillaren im Muskel schließen, was den Abtransport dieser Stoffwechselendprodukte behindert.

Außerdem sollten Sie in dieser unmittelbaren Nachbelastungsphase Ihren Wasserverlust ausgleichen. Sobald dies geschehen ist, werden Sie dem aufkommenden Hunger mit einer kohlenhydratreichen Mahlzeit begegnen (siehe Seite 165 f.), um die durch das Training entleerten Kohlenhydratspeicher wieder zu füllen.

Besonderes Augenmerk gilt auch der dritten Regenerationsstufe, der *nachwirkenden Regeneration*. Beispielsweise ist nach Extrembelastungen wie durch einen Marathonlauf mit einer Erholungszeit insbesondere für die Beinmuskulatur von fünf bis zehn Tagen zu rechnen. Auch hier können Sie beschleunigend einwirken, indem Sie ein besonders leichtes und entspannendes Training einflechten. Dieses Regenerationstraining entspricht in seiner Wirkung dem bereits beschriebenen Cool-down. Bewegen Sie sich also betont locker nicht länger als 15 bis 20 Minuten – durchaus auch im Sinne des Crosstrainings in einer anderen, die Regeneration fördernden Ausdauerdisziplin (siehe Seite 123 f.).

Diese Trainingsart verhilft Ihnen selbstverständlich nicht nur nach sportlichen, sondern auch nach beruflichen Höchstleistungen zu einer schnelleren Kompensation.

Auch in diesem Zusammenhang ein Wort zum Alkohol. Normalerweise schadet ein Bierchen nicht. Die beruhigende Wirkung des Hopfens macht sich gerade nach einem auch psychisch aufreibenden Arbeitstag positiv bemerkbar. Aber: Alkohol ist ein Zellgift und greift auf vielen Ebenen in den Stoffwechsel ein. Unter anderem senkt Alkohol den körpereigenen Testosteronspiegel. Dieses Hormon ist essenziell nötig und besitzt anabole (aufbauende) Wirkung. Beispielsweise können durch Belastung beeinträchtigte oder gar zerstörte Muskelstrukturen nur unter der Wirkung von Testosteron erneuert werden. Außerdem sorgt Alkohol für eine leistungsmindernde Entwässerung des Körpers. Im Übermaß stört er den Schlaf, und dieser stellt die natürlichste Form der Regeneration dar.

Schnelles Einschlafen und eine entsprechende Schlaftiefe sorgen für gesunden Schlaf. Welchen Wert ausreichender Schlaf im Erholungsprozess besitzt, verdeutlicht allein schon die Tatsache, dass nur im Schlaf das Wachstumshormon ausgeschüttet wird, dem zusammen mit dem oben bereits erwähnten Testosteron eine besondere Rolle im zellaufbauenden Stoffwechsel zukommt.

Trinken Sie nach dem Training, und zwar mehr, als Sie im Training an Flüssigkeit verloren haben, da ein Teil der getrunkenen Flüssigkeit mit dem Urin wieder ausgeschieden wird. Die benötigte Trinkmenge ist in Abhängigkeit von der Getränkezusammensetzung höher als das errechnete Defizit (Wasserdefizit in Liter = Körpergewichtsverlust in Kilogramm minus 0,5). Ideale Getränke enthalten 500 bis 1000 mg/l Natrium (Flüssigkeitszufuhr um den Faktor 1,3 erhöht), reines Wasser ist nicht so gut geeignet (Faktor 2).

Schlafen Sie auf einer festen Matratze und in einem warmen, aber gut gelüfteten Raum.

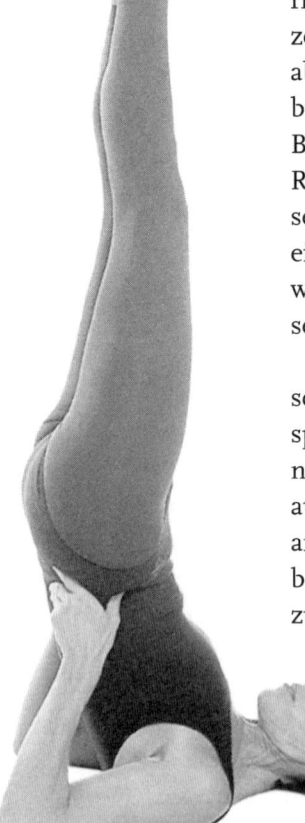

Zum Zweck der Regeneration hat auch die Kerze noch längst nicht ausgedient. Der verstärkte Blutfluss vertieft die Atmung und verbessert die Stimmung – besonders, um stundenlanges Bürositzen auszugleichen. Aber Vorsicht bei Nackenproblemen!

Die notwendige Schlafdauer ist individuell unterschiedlich und liegt in der Regel zwischen sechs und zehn Stunden. Eine längere Schlafdauer bedeutet allerdings nicht gleichzeitig eine größere Regeneration. Unter Regenerationsaspekten hat nämlich besonders die Tiefschlafphase, die im ersten Drittel der Nacht dominiert, vorrangige Bedeutung.

Erweiterte Regenerationsmaßnahmen sind nötig, um eine „zentrale" Ermüdung zu vermeiden. Falls Sie über längere Zeit Symptome wie Trainingsunlust, Appetitlosigkeit, Schlafstörungen und eine generelle Abnahme der Leistungsfähigkeit feststellen, sollten Sie versuchen, durch zusätzliche aktive Regenerationstage oder -wochen Ihre psychische Ermüdung zu verringern. Gönnen Sie sich einen kurzen Tapetenwechsel. Schalten Sie ab, indem Sie Zeit mit Dingen verbringen, die Ihnen Spaß machen. Bergwandern, Skilaufen, Surfen, Radtouren sind in dieser Situation sehr zu empfehlen, allerdings auch einfache Entspannungstechniken wie Kinobesuch, Musik hören, Lesen usw.

Weitere Möglichkeiten der beschleunigten Erholung bieten beispielsweise die echten Entspannungsübungen (siehe Seite 87 ff.), außerdem Sauna, Massagen und andere Maßnahmen, wie sie der tabellarischen Übersicht Seite 129 f. zu entnehmen sind.

Die finnische Sauna

Diese Saunaform ist im Wesentlichen ein Zweiphasenbad, in dem Erwärmung und Abkühlung miteinander abwechseln. Aus der Folge von Erwärmung und Abkühlung (mit anschließender Ruhephase) ergeben sich die spezifischen Wirkungen der Sauna:

▶ „Entschlackung" des Körpers durch die infolge der starken Schweißsekretion über die Haut ausgeschiedenen „Abfallstoffe" wie Harnsäure, Milchsäure und freie Fettsäuren

▶ Entspannung der Muskulatur durch die Wärmeapplikation

▶ Verbesserte Infektabwehr, vor allem im Bereich der oberen Atemwege durch vermehrte Bildung von Abwehrstoffen unter Hitzeeinwirkung

▶ Durch erhöhte Stoffwechselfunktion stärkere Durchblutung, Förderung der Regeneration von belasteten Strukturen

▶ Schnellere Wiederauffüllung der Energiespeicher in der „Nachsaunaphase"

▶ Verkürzung der Phase eines überlastungsbedingten Muskelkaters und der damit verbundenen eingeschränkten muskulären Belastbarkeit

▶ Psychische Dämpfung nach dem Saunabesuch durch schnellere Einstellung auf den beruhigenden Anteil des vegetativen Nervensystems

Weitere Regenerationsmaßnahmen

Im Rahmen Ihres Regenerationsprogramms sollten Sie auch Saunabesuche einplanen. Saunieren entspannt und regt den Stoffwechsel an. Ärzte empfehlen einen Saunabesuch pro Woche, auch zwei sind verträglich. Damit stärken Sie Ihr Immunsystem, beugen Erkältungen und Infektionen vor und trainieren die Blutgefäße. Wer gesund ist, kann die Sauna bedenkenlos aufsuchen. Ab dem 50. Lebensjahr sollten Sie als „Sauna-Neuling" unbedingt Ihren Arzt konsultieren. Dann steht dem Vergnügen nichts mehr im Weg.

Maßnahme	Funktion	Wirkung
Regenerationsmassage	Vom Physiotherapeuten am besten im direkten Anschluss an das Training manuell durchgeführt	Lokale und großflächige Durchblutungssteigerung in Haut und Muskulatur; Resorption von Stoffwechselschlacken; Normalisierung des Muskeltonus; psychische Wirkung: belebend und entspannend

Unter dem Begriff Umweltfaktoren lassen sich alle Faktoren subsumieren, die in vielfältiger Weise die Wiederherstellung begünstigen oder auch verzögern. Berufliche Überforderung, private Sorgen und auch der Einsatz von gezielten Regenerationsmaßnahmen beeinflussen vielschichtig die Dauer der Wiederherstellungsprozesse.

Maßnahme	Funktion	Wirkung
Whirlpool	Warmes Teil- oder Vollbad, Wasserdruckdüsen üben massierenden Effekt aus	Mechanische, thermische und chemische Reize führen zu Entspannung, Ausschwemmung von Stoffwechselendprodukten und psycho-vegetativer Beruhigung
Wärmepackung	Heiße Moor- oder Fangoumschläge (vor Massagen)	Durch große Eindringtiefe erfolgt intensive Durchblutung der Muskulatur
Dampfbad	Dampfraum in Kombination mit Warmlufträumen	Durch hohe Luftfeuchtigkeit im Dampfraum entsteht ein großer Wärmestau im Körper, Anwendung nur selten, weil tief greifende Stoffwechselreaktionen eine 3- bis 4-tägige Erholungsphase erfordern
Kaltabreibung; kaltes Duschen	Teil- oder Ganzkörpereinreibung mit Menthol, Kampfer, Franzbranntwein u. Ä.; Duschen oder Baden mit kaltem Wasser	Die Haut ist ein hervorragendes Aufnahmeorgan für erfrischende Reize, Verdunstungskälte entzieht der Haut Wärme; reaktiv verstärkte Durchblutung der Haut; Stimmungsumschwung von müde zu angeregt
Warme Bestrahlungen	Rotlicht mit oder ohne feuchte Tuchauflage auf ermüdete Muskulatur	Reflektorische Durchblutungssteigerung
Besonnung	„Künstliche" oder „natürliche" Bestrahlung des Körpers mit UV-Strahlung	Evtl. positive psychische Momente

Großen Saunen sind oft Massagestudios oder physiotherapeutische Abteilungen angeschlossen. Die Massage fördert die Durchblutung von Haut und Gewebe, entspannt verkrampfte Muskeln. Eine gute Massage wirkt auch positiv auf die Atmungsorgane. Vertrauen Sie sich nur staatlich geprüften Physiotherapeuten an. Einen guten Masseur erkennen Sie daran, dass er bei einer Regenerationsmassage schmerzlos arbeitet. Bei akuten Schmerzen sollte keine Massage angewandt werden. Sie können sich auch selbst mit einer Trockenbürste massieren. Am besten beginnen Sie an den Füßen und arbeiten sich in kreisenden Bewegungen hoch zum Herzen hin.

Regenerationsvorgang	Zeitdauer
Vollständige Auffüllung der muskulären Kreatinphosphat-Speicher	4–6 Minuten
Rückkehr der Herzschlagfrequenz und des Blutdrucks zum Ausgangswert	20–30 Minuten
Abbau von Blutlaktat	1–3 Stunden
Elektrolytausgleich (Natrium, Kalium)	6 Stunden
Glykogenauffüllung (Kompensation)	24–36 Stunden
Aufbau kontraktiler Muskeleiweiße	12–48 Stunden
Ausgleich verlorener Muskelenzyme	48–60 Stunden
Neuaufbau von Struktureiweiß (z. B. Mitochondrien)	2–3 Tage
Superkompensation der Glykogenspeicher	2–3 Tage (Kohlenhydrat-Zufuhr)
Elektrolytausgleich (Magnesium, Eisen)	2–3 Tage
Ausgleich im Hormonhaushalt	2–5 Tage
Wiederaufbau von Struktureiweiß (Binde-, Stützgewebe)	1–3 Wochen

Diese tabellarische Übersicht gibt Auskunft über die durchschnittlichen Zeitspannen ausgewählter Regenerationsabläufe (nach Keul, Kindermann, Badtke, Neumann).

Regenerations-
maßnahmen und
die Regeneration
fördernde Substan-
zen. Diese Tabelle
veranschaulicht
vor allem, dass
Regeneration den-
selben Stellenwert
hat wie das sport-
liche Training.

Regenerationsmaßnahmen (Überblick)	Regenerationsfördernde Substanzen
• Cool-down-Programme mit Lockerungs- und Dehnungsübungen • Regenerations- und Kompensationstraining (REKOM) • Erholungstage, Entlastungswochen, Aktivurlaub • Wärmeanwendungen wie z. B. Entmüdungsbäder, Entspannungsduschen, Sauna, Fangopackungen, Moorbäder • Kälte- und Eisanwendungen • Massage • Solarium • Ausreichender Schlaf • Entspannungstechniken • Autogenes Training • Ausgleich von Flüssigkeits- und Energiedefizit • Regenerationsfördernde Substanzen	**Energiestoffwechsel:** Komplexhydrate, Kreatin, verzweigtkettige Aminosäuren, mittelkettige Fettsäuren **Mikronährstoffe:** Magnesium, Zink, Selen, Chrom, Vitamin C **Antioxidanzien:** Vitamin E, Selen, Vitamin C Betacarotin **Antikatabolika:** Glutamin, verzweigtkettige Aminosäuren, Beta-Hydroxy-Beta-Methylbutyrat, Arginin, Ornithin, Kohlenhydrat-Proteingemische **Immunstimulanzien:** Sonnenhut (Echinacea), L-Carnitin, Eberraute, Mistel, Kamille u. a.

(nach Neumann, Institut für angewandte Trainingswissenschaft, Leipzig)

„Seit ich trainiere, bewege ich mehr" – ein Manager erzählt

„Die ersten zehn bis 15 Minuten habe ich noch mit meinen akuten Problemen zu tun, aber dann schaffe ich es, diese wegzuschieben und nur noch auf mich zu achten. Dann kommen und gehen die Gedanken wie kurz vor dem Einschlafen. Trotz der körperlichen Belastung erfasst mich oft ein Gefühl der

Leichtigkeit, des Schwebens. Das zu spüren ist einfach herrlich. Ich fühle mich aufgehoben in mir, bin im Rhythmus mit
mir." So eindrücklich berichtet Dirk, ein befreundeter Manager, heute von seinen Lauferlebnissen.

Wie die aus dem Lot geratene Work-Life-Balance Schritt für Schritt wieder stabilisiert wurde.

Doch das war nicht immer so.

Dirk, 46 Jahre alt, führt seine Marketing-Firma mit knapp
20 Angestellten bereits seit 14 Jahren sehr erfolgreich. Zu Beginn seiner beruflichen Selbständigkeit erging es ihm wie den
meisten Hochleistungsarbeitern: Er sah nur seine beruflichen
Aufgaben, der Aufbau seiner Firma forderte ihn enorm. Er begann seinen Arbeitstag bereits um fünf Uhr morgens. Selten
verließ er seine Firma vor 19.00 oder 20.00 Uhr am Abend.

In seinem Terminkalender waren nahezu täglich Geschäftsessen vermerkt. Zur Pflege und zum Ausbau der Geschäfts-
verbindungen waren wöchentliche Flüge nach Osteuropa die
Regel. Nicht nur seine Frau und seine vier Kinder kamen zu
kurz, sondern auch seine Gesundheit. Seine Work-Life-Balance
drohte vollkommen aus dem Lot zu geraten.

Zwei Dinge unterschieden ihn aber von vielen anderen Managern in derselben Situation: Zum einen war er in seiner Jugend bereits sportlich aktiv gewesen und hatte in einem Karate-
club erfahren, wie gut er sich durch regelmäßiges Training
fühlen konnte. Deshalb hatte er gute Vergleichsmöglichkeiten
und konnte noch rechtzeitig feststellen, wie seine geistige und
auch körperliche Form aufgrund der enormen Arbeitsbelastung und des fehlenden Ausgleichs immer mehr litt. Zum anderen nahm er aufgrund seiner Vergleichsmöglichkeiten ob-
jektive Anzeichen seiner ungesunden Lebensweise wie unru-
higen Schlaf, Übergewicht, Rückenschmerzen und bedenkliche
Blutwerte ernst.

Er reagierte deshalb früh, indem er sich mit der gesamten
Thematik rund um eine gesunde Lebensführung intensiv auseinander setzte. „In Fragen der Wirtschaft und Unternehmensführung war ich Experte, aber wie mein Körper funktionierte,
wusste ich nur bruchstückhaft." Schnell wurde ihm klar, dass
die beiden Säulen einer gesunden Lebensführung, Ernährung
und körperliche Aktivität, bei ihm nicht mehr trugen. Als er
schließlich beschloss, seine Lebensführung zu ändern, tat er
dies planvoll und konsequent.

Das Training zeigte schon bald seine Wirkung: Nach vier Wochen zwei Kilogramm weniger Gewicht – auch die Rückenschmerzen waren nach kurzer Zeit verschwunden.

„Vor zwölf Jahren meldete ich mich in einem Fitness-Studio um die Ecke an und begann in den Mittagspausen zu trainieren, erst einmal, schließlich bis zu dreimal pro Woche. Auf meinen vielen Geschäftsreisen suchte ich mir die Hotels auch nach den sportlichen Möglichkeiten aus – Hallenbad, Fitnessraum und Sauna waren Mindeststandard. Ich investierte maximal 45 Minuten pro Training. Mehr Zeit war einfach nicht drin; für mehr reichte auch meine Motivation nicht aus. Erstaunlicherweise schlug das Training schnell an. Ich verlor innerhalb der ersten vier Wochen zwei Kilogramm Gewicht, nach acht Wochen waren meine Rückenschmerzen verschwunden. Die Schlafstörungen waren wie weggeblasen. Insgesamt fühlte ich mich leistungsbereiter und stressresistenter.

Anfänglich trainierte ich allein, doch sehr bald motivierte ich weitere Mitarbeiter meiner Firma, mich zu begleiten. Dabei hatte ich zwei Hintergedanken: Zum einen fiel es mir durch den ‚Gruppenzwang‘ selbst leichter, den inneren Schweinehund zu überwinden. Andererseits ging ich davon aus, dass meinen Mitarbeitern das Training genauso gut tun würde wie mir selbst.“

Das Trainieren im Fitness-Studio griff um sich wie eine Grippe, aber mit wohltuenden Effekten. Nach einem knappen Jahr war nahezu die gesamte Belegschaft angesteckt. Mit durchschlagendem Erfolg: „Meine Mitarbeiter gingen irgendwie entspannter miteinander um. Gleichzeitig waren sie weniger krank und konzentrierter bei der Arbeit“, erinnert sich Dirk. Durch diese Beobachtung bestärkt, optimierte er das Angebot für seine Angestellten. Er ließ einmal pro Woche einen Masseur in die Firma kommen, der allen Interessierten eine Lockerungsmassage verabreichte – während der Arbeitszeit und auf Kosten der Firma wohlgemerkt! Zusätzlich sorgte er dafür, dass die Mitarbeiter in ihren Pausen immer frisches Obst und Gemüse vorfanden, mit dem sie ihren kleinen oder auch großen Hunger stillen konnten. Seine Bemühungen wurden und werden von den Angestellten sehr positiv aufgenommen. Die Tatsache, dass sich die Fluktuation unter den Angestellten merkbar verringerte, sei nur am Rande erwähnt.

So gelungen sich diese Geschichte bis hierher anhört, sie ist noch nicht zu Ende erzählt: Als sich Dirk vor vier Jahren gelegentlich eines beruflichen Anlasses nur mit Badehose bekleidet vor großem Publikum und auch Fernsehkameras präsentieren sollte, nahm er dies zum Anlass, im Vorfeld den Umfang seines Trainingsprogramms deutlich zu erhöhen.

Durch die Zusammenarbeit mit dem Personal Trainer Frank wurde das Training methodisch verfeinert und optimiert.

„Meine medizinischen Werte goutierte der Arzt längst wieder mit einem Kopfnicken, aber jetzt ging es mir um die Optik. Ich wollte bei diesem Event einfach eine gute Figur machen, im wahrsten Sinne des Wortes. Deshalb setzte ich mir zum Ziel, durchtrainierter auszusehen. Ich hatte noch gute vier Wochen bis zu meinem Auftritt. Um die maximale Performance zu erreichen, tat ich zwei Dinge: Ich reduzierte mein Arbeitspensum und schaufelte mir so täglich vier Stunden Trainingszeit frei. Ich hatte mittlerweile zwar einige Erfahrung bezüglich Training gesammelt, zweifelte aber, ob ich meinen Plan allein würde verwirklichen können. Zu wenig differenziert waren meine Trainingskenntnisse, zu groß der Respekt vor möglichen Überlastungen oder gar Verletzungen. Also nahm ich Kontakt zu einem Personal Trainer auf, der mir nicht nur einen individuellen Trainings- und Ernährungsplan erarbeiten, sondern diesen mit mir auch umsetzen sollte. So kam der Kontakt zu Frank zustande."

Frank forderte Dirk im Rahmen seiner Möglichkeiten maximal. Vier Wochen lang absolvierten die beiden täglich ein bis zwei Trainingseinheiten: „Es war Hochsommer, und meistens begannen wir mit der ersten Einheit schon um sechs Uhr morgens, nachdem ich bereits eine Stunde gearbeitet hatte. Zum ersten Mal absolvierte ich mein Fitnesstraining nicht nur im Studio, sondern auch draußen. Frank führte mich auf immer neuen Pfaden in die Wälder rund um Freiburg, teils joggend, teils bikend. Ich genoss die frische, würzige Schwarzwaldluft, erfreute mich an den Strahlen der milden Morgensonne. Wir sahen Rehe grasen und Graureiher fliegen. Wir hörten Buntspechte hämmern und Waldbäche plätschern. Es war ein lange nicht mehr gekanntes Naturerlebnis und deshalb wohl so intensiv, weil ich mir all dies körperlich erarbeitete, einfach fantastisch.

Natur neu erleben und ihre Schönheit genießen – Sport macht beides möglich.

Gleichzeitig dosierte Frank das Training, indem er den Umfang erhöhte, aber die Belastung nicht zu hart gestaltete. Ich wusste bis dato nicht, dass ich in der Lage sein könnte, 90 Mi-

Sport zum Bestandteil des Lebensprogramms machen und auf der Gewinnerseite sein – durch ein deutliches Plus an Lebensqualität.

nuten am Stück zu rennen oder über zwei Stunden zu radeln. Ich war überrascht, wie gut es mir dabei ging. Obwohl Frank mir wirklich viel abverlangte, fühlte ich mich nie vollkommen ausgepowert. Im Gegenteil: Ich merkte, wie ich tagtäglich stärker wurde. Besonders das morgendliche Work-out gab mir einen richtigen Kick, der über das Training hinaus manchmal den ganzen Tag nachwirkte."

Das Training war ein voller Erfolg. Dirk erzielte durch vier Wochen Schliff von Ausdauer und Kraft ein beachtliches Ergebnis: Er reduzierte sein Körpergewicht noch einmal um fünf Kilogramm; er hatte zwar noch keinen Waschbrettbauch, aber der Ring um seine Hüften war deutlich geschmolzen; die richtigen Muskelwölbungen an den optisch wichtigen Stellen waren mittlerweile mehr als nur zu erahnen. „Ich fühlte mich pudelwohl und war seit langem wieder stolz auf meinen Körper. Entsprechend waren die Rückmeldungen, nicht nur anlässlich des beruflichen Events, das der ursprüngliche Grund meiner Bemühungen war."

Nach dem vierwöchigen „Trainingslager" normalisierte Dirk seine sportlichen Gewohnheiten. Aus vier Stunden körperlicher Bewegung pro Tag wurden wieder drei pro Woche. Allerdings verbrachte und verbringt er bis heute seine Trainingszeit nicht nur im Fitness-Zentrum, sondern wann immer es möglich ist, draußen, meist laufend – des Öfteren in Begleitung seines Coachs Frank.

„Diese vier Wochen Intensivtraining erschlossen mir eine neue Dimension: Davor trainierte ich meist kopfgesteuert, oft ohne richtigen Spaß. Es musste halt sein. Mittlerweile genieße ich es, wann immer ich meine Laufschuhe anziehen und durch den Wald joggen kann. Ich empfinde meine sportliche Aktivität mittlerweile als mein persönliches, kleines Abenteuer. Und das verschafft mir insgesamt gesehen ein deutliches Plus an Lebensqualität. Und wenn ich diesen Sommer an meinem ersten Volkstriathlon teilnehmen werde, dann deshalb, um mich noch ein klein wenig mehr auf dieses Abenteuer einzulassen."

Nie für möglich gehaltene Erfolge stellen sich ein

Mehr Erfolg durch Coaching

Coaching ist durch selbst ernannte Gurus und Scharlatane zu einem Begriff geworden, mit dem nicht selten völlig falsche Vorstellungen verbunden werden.

In der Bedeutung eines persönlichen Trainers tauchte der Begriff „coach" um 1850 erstmals an britischen Universitäten auf, zehn Jahre später dann auch als Synonym für einen „athletic trainer", sodass die Bezeichnungen „Coach" und „Coaching" zunächst im Sportbereich zu festen Begriffen wurden, die sich bis heute erhalten haben.

Coaching hat also seinen Ursprung im Sport. Ein Coach begleitet Sportler in ihrem Training und entwickelt gemeinsam mit ihnen einen optimalen Trainingsplan. Was im Sport zum Erfolg führt, nämlich als Coach andere anzuspornen, ihr Bestes zu geben und als Team gemeinsam an einem Strang zu ziehen, ist entsprechend auch auf das Management und unser modernes Geschäftsleben übertragbar. Kein Wunder also, dass diese Begriffe ebenso im Managementtraining Einzug hielten, zuerst in den USA Anfang der 70er Jahre und in Europa Mitte der 80er Jahre des abgelaufenen Jahrhunderts.

Coaching hat seinen Ursprung im Sport. Was im Sport zum Erfolg führt, nämlich als Coach andere anzuspornen, ihr Bestes zu geben und als Team an einem Strang zu ziehen, ist entsprechend auch auf das Management und unser modernes Geschäftsleben übertragbar.

Allerdings ist mit der Übernahme des Coaching-Begriffs aus den USA ein Wandel im Begriffsverständnis verbunden. In Deutschland und in den Nachbarländern Schweiz und Österreich ist ein Coach primär ein überwiegend *externer* Berater, der Führungskräfte oder qualifizierte Spezialisten im Rahmen individueller Betreuung bei der Lösung von Problemen unterstützt. Die Amerikaner hingegen verstehen Coaching in erster Linie als beratende und fördernde Aspekte der Mitarbeiterführung, die Führungskraft ist Coach der eigenen Mitarbeiter.

Wie die St. Gallener Studie „Führungspersönlichkeit", vorgelegt von Alexander Schieffer (siehe dazu Seite 15 ff. und Seite 206 im Serviceteil), anschaulich zeigt, bedienen sich im deutschsprachigen Raum nicht nur Führungskräfte der mittleren und

oberen Führungsebene, sondern auch zunehmend Spitzenfüh-
rungskräfte der Unterstützung durch einen *externen Coach*.

Dr. Dana Schuppert, Top-Management Coaching Frankfurt
a. M., führt das gestiegene Bedürfnis nach externem Coaching
darauf zurück, dass viele „Manager an der Grenze dessen sind,
was sie physiologisch tragen und in der wenigen Zeit, die ihnen zur Verfügung steht, absorbieren können". Dabei steht
die Schwierigkeit der Aufgabenbewältigung häufig noch er-
schwerend in einer negativen Wechselwirkung mit der Unternehmenskultur. Nach Schupperts Einschätzung ist die „Kultur
des Umgehens miteinander zunehmend schlechter geworden.
Es gibt kein Klima des Vertrauens, sondern der Angst, und
Schwächen dürfen nicht voreinander zugestanden werden."
Dieser Mangel an gegenseitigem Vertrauen wiederum führt –
so Schuppert – zum einen dazu, dass viel Kraft und Zeit verwendet werden, um sich abzusichern und zu wehren, anstatt
diese Ressourcen in die optimale Sachlösung fließen zu lassen;
zum anderen mache dieser Mangel vielen Managern auf der
obersten Führungsebene das Delegieren unmöglich. Auf unter-
geordneten Führungsebenen hingegen führe das geringe Vertrauen dazu, dass versucht werde, Verantwortung nach oben
zurückzuschieben. „Und das hat zur Folge, dass die oberste
Ebene keine strategischen Aufgaben mehr wahrnehmen kann,
weil sie viel zu stark in das operative Geschäft involviert ist."
Schuppert sieht es im Rahmen der von ihr begleiteten Coachingprozesse als ihre Aufgabe, diesen negativen Kreislauf von
mangelndem Vertrauen, Unfähigkeit zu delegieren, Überlastung und falscher inhaltlicher Aufgabenstruktur aufzulösen:
durch die Auslösung von Veränderungsprozessen in der Persönlichkeit der zu beratenden Führungskraft.

Beim externen Coaching handelt es sich in der Regel „um
einen länger andauernden Prozess der Einzelberatung, der dazu beitragen soll, dass durch gezielte Intervention eines Bera-
ters Wahrnehmungs- und Denkblockaden der zu beratenden
Person aufgelöst und dadurch Prozesse der Selbstorganisation
in Gang gesetzt werden, was es … ermöglicht, die eigenen Verhaltensweisen und die umgebende Situation aus einer anderen Perspektive zu sehen und damit kreativer und mit inno-
vativen Impulsen an die Lösung von Problemen zu gehen".

Ein derart verstandener Coachingprozess meint immer Hilfe zur Selbsthilfe. In intensiven Vier-Augen-Gesprächen versucht der Coach „zu helfen, welche ‚blinden Flecken' den Beratenden daran hindern, bestimmte Probleme zu erkennen, was ihn von notwendigen Entscheidungen zurückhält oder ihn immer wieder in gleiche ‚Fallen' laufen lässt".

Voraussetzung für erfolgreiches Coaching ist ein hoher Grad von Akzeptanz, denn der Coach muss durch eigene Berufs- und Lebenserfahrung überzeugen.

Voraussetzung für effektive Coachingprozesse ist ein hoher Grad von Akzeptanz, den der Coach insbesondere bei Führungspersönlichkeiten auf höchster Ebene entwickeln muss. Das unterstreicht z. B. der Top-Personalberater Dr. Bruno Slongo. „Es ist ... sehr schwierig, auf dieser Führungsebene zu coachen, weil viele Coachs nicht genügend Akzeptanz bei den Top-Führungskräften finden."

Coaching kann, wenn es auf der Grundlage intellektueller Akzeptanz und hoher persönlicher Kompetenz des Coachs basiert, als eines der wesentlichen Hilfsmittel gesehen werden, Persönlichkeitsentwicklungsprozesse bei obersten Führungskräften auszulösen. Coaching hilft, den „Druck der Veränderungsprozesse in einem anderen Licht zu sehen. Mit diesem Instrument kann ein ausgesprochen hoher Wirkungsgrad erreicht werden." Dr. Dana Schuppert fügt hinzu: „Durch diese Dienstleistung wird eine Hilfestellung gewährleistet, die auf den Prozess der Leistungsoptimierung einen so umfassenden Einfluss nimmt, dass man besondere Ergebnisse erzielen kann – bei entsprechendem Potenzial ... Es ist die bewusste und systematische Verbesserung von Fähigkeiten." Sie ergänzt: „Wichtiges Ziel des Coachings muss sein, dass das Wirkungspotenzial der Führungskraft zu einem möglichst hohen Maß ausgeschöpft wird, sodass die Führungskraft im Unternehmen eine wesentlich größere Wirkung zeitigen kann. Erst dann kann die Führungskraft das nach außen kommunizieren, was sie selbst geworden ist."

Schuppert kritisiert, viele oberste Führungskräfte hätten den Nutzen von wirksamen Coachingprozessen noch nicht erkannt. „Coaching ist vielen Top-Führungskräften ... als Instrument zur Selbstentwicklung und zur Selbstreflektion noch weitgehend unbekannt."

> **»Coaching hilft, den Druck der Veränderungsprozesse in einem anderen Licht zu sehen.«**
> Dr. Dana Schuppert

Der Personalchef eines Forschungszentrums zeigt anhand eines Beispiels, wie wertvoll Coaching in der Form des internen Coachings *sogar für oberste Führungskräfte sein kann.*

Coaching kann auch in der Form des *internen Coachings* sehr wertvoll für oberste Führungskräfte sein. So sagt z. B. Rolf Fink, Personalchef des IBM-Forschungszentrums Schweiz: „Ich selbst habe viele Top-Führungskräfte gecoacht und habe dabei quasi als ‚Spiegel‘ fungiert. Dabei ging es mir vor allem darum, diese Personen mit sich selber zu konfrontieren." Fink erläutert, dass ein derartiges Coach-Verhältnis in den meisten Fällen dadurch entstanden sei, „dass die Personen ... mit einer ‚Wie sollte man ...?‘- oder ‚Wie kann man ...?‘-Frage auf mich zukamen. Ich erkannte schnell, dass diese Personen sich innerlich weigerten, ihren persönlichen Beitrag zur Situation wahrzunehmen. Meine anschließende Frage: ‚Was ist Ihr Beitrag zu dieser Situation?‘, führte dann teilweise zu einer Reihe sehr konstruktiver Gespräche über die Person und ihr Verhalten."

Rolf Fink betont in diesem Zusammenhang, dass eine Art Freund oder Vertrauter, mit dem über alles – auch über Schwierigkeiten und Schwächen – gesprochen werden kann, der beste Entwicklungsansatz für eine oberste Führungskraft sei. Er selbst habe vielfach diese Rolle wahrgenommen. Die Rolle des Vertrauten kann auch ein externer Geschäftspartner sein, wichtig ist – so Fink – vor allem eine freundschaftliche, „offene Beziehung" (Ausführungen offene Beziehung, Ausführungen über das Coaching von obersten Führungskräften zitiert nach der St. Gallener Studie Seite 206 Serviceteil).

Für Manager der oberen und mittleren Führungsebene hat Karl Kubowitch in seinem Fachbuch „Power Coaching" (siehe dazu Seite 206) einige Leitlinien für professionelles Coaching erarbeitet, an denen auch wir uns im Grundsätzlichen orientieren und die wir unseren Klienten ebenfalls empfehlen, weil diese Leitlinien als Checkliste ebenso für ein Vorgespräch wie als Reflexion der Zusammenarbeit während des Coachings verwendet werden können:

Leitlinien für professionelles Coaching:

Der Coach kann nur mit jemandem arbeiten, der anwesend ist.

▶ Achten Sie darauf, ob sich der Coach auf *Ihre* Probleme und Ziele konzentriert. Manchmal steht unausgesprochen die indirekte Beeinflussung bestimmter Personen oder Rahmenbedingungen im Unternehmen im Vordergrund. Lassen Sie sich nicht als Medium für die „Behandlung" anderer in Ihrem Umfeld missbrauchen.

▶ Ein Coach muss sich darum bemühen, Ihre Motive, Ziele und persönlichen Sichtweisen zu verstehen. Das bedeutet nicht, dass Sie oder er Ihnen in allen Punkten zustimmen muss. Aber niemand kann von Ihnen verlangen, dass Sie die Zusammenarbeit auf Ziele ausrichten, die gegen Ihre Interessen verstoßen, so wie Sie selbst sie im Moment wahrnehmen.

Der Coach darf von Ihnen nicht verlangen, gegen Ihre eigenen Interessen zu handeln.

▶ Meist wird Ihr Unternehmen der Auftraggeber für die Coachingmaßnahme sein und auch die Kosten übernehmen. Achten Sie darauf, ob der Coach dies akzeptiert und seine Aktivitäten an den Schnittstellen zwischen Ihren persönlichen Zielen und denen des Unternehmens ausrichtet. Wenn ein Coach die Interessen des Auftraggebers missachtet, warum sollte er dann Ihre Interessen respektieren?

Der Coach darf nicht gegen die Interessen des Unternehmens handeln.

▶ Verbalen Schilderungen liegt immer ein subjektiver Maßstab als Bezugssystem zugrunde. Das gilt auch für Sie. Überprüfen Sie deshalb, was ein Coach unternimmt, um sich ein Bild des zu bearbeitenden Problems in realen oder möglichst realitätsnahen Situationen zu machen. Nur dann kann er Ihnen wirkungsvolle Unterstützung geben.

Der Coach kennt ein Problem erst, wenn er sich ein Bild davon gemacht hat.

▶ Ein Coach muss nicht den gesamten Prozess der Zusammenarbeit im Voraus „traditionell planen". Aber er muss zu jedem Zeitpunkt genügend Prozesskompetenz aufbringen, um zu wissen, welche Dinge er aus welchen Gründen tut. Überlegen Sie, ob Ihr Coach Ihnen beispielsweise Fragen erst dann stellt, wenn er weiß, was er mit der Antwort anfangen wird.

Der Coach muss wissen, was er tut.

▶ Das persönliche Auftreten und Verhalten des Coachs sollte Vorbildcharakter für die Coaching-Ziele haben. Können Sie sich vorstellen, dass sich der Coach als „Modell" eignet? Verkörpert er selbst, was er anderen empfiehlt?

Der Coach praktiziert, was er empfiehlt.

▶ Überlegen Sie, welche Funktionen Ihre bisherigen Verhaltensweisen für Sie hatten. Auch wenn bestimmte Handlungen zu Problemen führen oder nicht den gewünschten Erfolg bringen: Sie waren auf irgendeine Weise wichtig für Sie, sonst hätten Sie sich nicht stabilisiert. Erst wenn auch das „neue Verhalten" diese Funktion erfüllt (oder Sie sicher sind, das „alte Verhalten" ab jetzt nicht mehr zu brauchen), können Sie mit einem guten Gefühl an weiteren Zielen arbeiten.

Der Coach sägt nicht an dem Ast, auf dem Sie sitzen – ohne vorher mit Ihnen gemeinsam eine Leiter angebracht zu haben.

Der Coach vermittelt das Gefühl, Veränderungen selbst bewirkt zu haben.

▶ Überprüfen Sie, wie stark der Coach bei Fortschritten Ihre Leistung als Klient anerkennt. Er soll Sie bei der Optimierung Ihres Selbstmanagements unterstützen – und nicht bei Ihnen und dem Unternehmen vor allem Anerkennung für seine eigene Leistung suchen.

Die Interessen des Coachs kollidieren nicht mit Ihren Interessen.

▶ Beziehen Sie die Interessenlage des Coachs und seine Ziele in Ihre Überlegungen mit ein. Welche Aufgaben hat der – interne oder externe – Coach selbst im Unternehmen? Sind Interessenkonflikte denkbar? Können Probleme auftreten, obwohl der Coach die Schweigepflicht einhält – z. B. wenn er an Entscheidungen beteiligt ist, die Ihre Person betreffen? Selbst bei den besten Absichten aller Beteiligten kann für den Coach ein ethisches Dilemma entstehen, das Sie alle sich ersparen sollten.

Der Coach darf nicht versuchen, die Verantwortung für Ihr Leben zu übernehmen.

▶ Ein Coaching soll Ihnen dabei helfen, klarer zu erkennen, was Sie selbst möchten und wie Sie es am besten erreichen. Wenn ein Coach versucht, Ihnen diese Entscheidungen abzunehmen, ist etwas schief gelaufen.

Der Coach nimmt Ihnen nicht die Arbeit ab.

▶ Wenn Sie den Eindruck haben, dass Ihr Coach härter an Ihren Problemen arbeitet als Sie selbst, dann macht er etwas falsch.

Coaching ist also die *professionelle Unterstützung von Führungskräften*, um effektiv an Problemen, schwierigen Entscheidungen oder Zielen zu arbeiten. Coaching kann demnach eindeutig gegenüber der Beratung abgegrenzt werden: In der Beratung weiß der Berater das, was der Manager nicht weiß. Der Manager schildert sein Problem, und der Berater liefert die Lösung. Der Coach hingegen geht davon aus, dass der Manager die für ihn beste Lösung nur selbst erarbeiten kann, und unterstützt ihn dabei.

Coaching sollte nie mit (Psycho-) Therapie verwechselt werden.

Coaching darf jedoch nicht mit (Psycho-)Therapie verwechselt werden. Therapie beschäftigt sich im Gegensatz zum Coaching mit Erkrankungen. Vor allem die Psychotherapie ist eher in die Vergangenheit orientiert, versucht zu erklären, warum sich Menschen in einer bestimmten Art und Weise verhalten oder etwas fühlen. Coaching hingegen ist stärker in die Gegenwart und Zukunft gerichtet. Die zentrale Frage lautet daher: *Was* kann ich tun, um mich *künftig* besser zu fühlen und meine Ziele zu erreichen? Das neue Verhalten muss trainiert werden, bis es verinnerlicht ist. Auch dabei hilft Coaching.

Coaching ist demnach weder mit Beratung noch mit Therapie zu verwechseln. Und Coaching ist auch kein Ersatz für Führungsarbeit und On-the-job-Training. Es ist Einzelarbeit an privaten und beruflichen Problemen. Beim Coaching geht es darum, den Klienten darin zu unterstützen, seine Probleme zu sortieren, Lösungen zu erarbeiten und die eigenen Ressourcen besser zu nutzen.

Coaching begleitet vor allem Unternehmer und Manager, Selbständige und Freiberufler in Phasen hoher Belastung und/oder einer Neuorientierung. Beispiele für solche Situationen:

Wenn Coaching richtig gehandhabt wird, führen gezielte Reflexionen und Übungen in den meisten Fällen für die Teilnehmer und ihr berufliches, aber auch privates Umfeld zu einem neuen und positiveren Führungs- und Lebensstil.

▶ Unzufriedenheit mit der derzeitigen beruflichen Situation
▶ Ängste beim Wechsel vom Angestelltenstatus in die Selbständigkeit
▶ Berufliche (Um-)Orientierung und Bewerbungstraining
▶ Unklarheit über Ziele und Erwartungen
▶ Selbstzweifel und/oder Versagensängste (z. B. mangelndes Selbstbewusstsein, Lampenfieber)
▶ Ungenügende Zeiteinteilung und Stress
▶ Schwierigkeiten mit Mitarbeitern, Vorgesetzten, Kollegen (etwa Mobbing) und/oder Kunden
▶ Ungeklärte Beziehungen im Familien- und Freundeskreis

Coachs findet man über Empfehlung oder über die Medien. Die meisten Coachs bieten ein erstes Kennenlern-Gespräch kostenfrei an. Hier kann festgestellt werden, ob die „Chemie" stimmt. Auch dient dieses erste Gespräch dazu, die Rahmenbedingungen für die weitere Vorgehensweise festzulegen. Nach der ersten Sitzung sollten Sie für sich überprüfen, ob Ihr Coach fähig ist, Ihnen im Sinne des Coachings zu helfen.

Der Klient bestimmt mit Unterstützung des Coachs, wie lange die Beratung dauern soll. Im besten Fall ist der Coach schon nach wenigen Sitzungen überflüssig, denn der Klient kann sich dann selbst coachen. Coaching dauert im Regelfall vier bis sechs Sitzungen, wobei die Sitzungen zwischen einer und zwei Stunden variieren. Es gibt aber auch die Möglichkeit einer längeren Zusammenarbeit. Beispielsweise kann im

Wie findet man den richtigen Coach?

Langzeitcoaching die Lebenszielplanung eine zentrale Rolle
einnehmen. Die Stundenhonorare für professionelles Coaching beginnen bei 150 Euro und haben nach oben keine
Grenzen. Genaue Honorarsätze sollten deshalb im Vorfeld er-
fragt werden.

Professionelles Coaching schafft *Befähigungen*. Man könnte
auch von Schlüsselqualifikationen sprechen. Hierzu gehören
Begriffe wie soziale Kompetenz, emotionale Intelligenz, Erfolgsintelligenz, Kommunikationsfähigkeit, Führungsqualifikation,
Teamfähigkeit und Kreativität. Letztlich ist das wesentliche Ziel
des Coachings dann erreicht, wenn der Klient seine Aufgabe
sowie Chancen erkennt und weiß, wie er optimal handeln
kann. Zu diesem *Wie* verhilft vorwiegend Kreativität, und der
kreative Akt wiederum hat in besonderer Weise mit Führung
zu tun: Wer sich unter Nutzung seines kreativen Potenzials
auf Menschenführung versteht, kann durchschnittliche Mitarbeiter sogar dazu bringen, dass sie Leistungen überdurch-
schnittlicher Mitarbeiter erreichen.

Schlummernde Kreativität wecken

Wir radeln, schwimmen und laufen nicht zuletzt deshalb so
gerne, weil Ausdauersport ein bewährtes Mittel ist, Denkblockaden zu beseitigen und einen freien Kopf zu bekommen. Es
liegt auf der Hand: Wenn wir unseren Körper belasten, nimmt
die Blutzufuhr auch im Gehirn – und ebenso die Sauerstoffzufuhr – erheblich zu. Wie positiv sich dies auswirkt, wissen
alle Ausdauersportler, die bereits entsprechende Erfahrungen
gesammelt haben. Sie sind wacher, aufnahmefähiger und haben einen klareren Kopf. Auch wissenschaftlich ist erwiesen:
Laufen verbessert z. B. noch im Alter Gedächtnis, Lernvermö-
gen und Kreativität, weil bei maßvollem Laufen – ungestört
und im rhythmischen Gleichmaß der Bewegungen – neben
der besseren Sauerstoffversorgung auch der Anteil des Stim-
mungshormons Serotonin im Gehirn steigt.

Ein freier Kopf wiederum ist erforderlich, um für neue
Ideen offen zu sein. Ähnlich wie wir beim Radfahren nach
vorne schauen, bedeutet für uns Kreativität zunächst der Blick

nach vorn. Jeder Mensch ist kreativ, und die Fähigkeit zur Kreativität kann weiterentwickelt werden. Der Blick nach vorn setzt die Bereitschaft voraus, den täglichen Trott und tausend Vorurteile hinter sich zu lassen, denn sie blockieren die Kreativität.

»Kreativität soll nicht nur neue Ideen hervorbringen, sondern auch ermöglichen, den alten zu entrinnen.« Edward de Bono

Wenn wir den Blick nach vorn richten, sind wir zugleich bereit, uns mit allen Aspekten des Gegenwärtigen auseinander zu setzen und Belastendes definitiv hinter uns zu lassen. So lassen sich schon mit einfachen Mitteln Probleme im Beruf, im Alltag und in der Beziehung zu anderen Menschen auf kreative Weise lösen.

Spielen Sie völlig unverkrampft mit Ihrer Fantasie und Ihrer Erfahrung, und Sie kommen zu neuen und besseren Lösungen.

Der schöpferische Weg führt außerdem oft zu besseren und erfolgreicheren Ergebnissen als die rein logische Überlegung. Fantasie, begünstigt von einem unbelasteten Kopf, schlägt durchaus den Verstand. Kreativität in diesem Sinn brauchen wir alle. Jeder von uns an seinem Platz.

Fantasie und Vorstellungsvermögen sind die Grundlagen für Kreativität, verbunden mit Erfahrung und Wissen. Wissen und Erfahrung aber haben Sie aufgrund Ihrer Lebens- und Berufspraxis. Betrachten Sie wie wir Kreativität als spielerisches Kombinieren mit Versatzstücken Ihrer Erfahrung, und Sie werden feststellen, dass Sie intuitiv und völlig unverkrampft zu neuen, besseren Lösungen kommen.

Der erste Schritt auf diesem Weg ist die Förderung der Neugier und des Interesses. In dieser Hinsicht haben Kinder häufig einen Vorteil gegenüber Erwachsenen. Der Gegenstand muss in ihren Augen nicht nützlich, attraktiv oder kostbar sein. Solange er geheimnisvoll ist, verdient er Aufmerksamkeit. Mit zunehmendem Alter verlieren viele Menschen die Fähigkeit zum Staunen. Aber ohne Staunen bekommt das Leben etwas Routinehaftes, Mechanisches. Kreative Menschen sind kindlich in dem Sinn, dass sie sich diese Neugier bis ins hohe Alter bewahren. Sie freuen sich am Fremden und Unbekannten, und weil das Unbekannte kein Ende nimmt, nimmt auch die Freude kein Ende.

Zunächst ist die Neugier noch diffus und unspezifisch. Die Aufmerksamkeit des Kindes wird von allem angezogen, was neu ist – sei es eine Wolke, ein Käfer oder das typische Lachen der Großmutter. Mit der Zeit verlagert sich das Interesse üblicherweise auf eine besondere Vorliebe. Ein 90-jähriger Physiker bewahrt möglicherweise viel von der kindlichen Neugier bei seiner Beschäftigung mit subatomaren Teilchen, wird aber selten genügend freie Aufmerksamkeit übrig behalten, um über andere Dinge zu staunen. Deshalb geht die Kreativität auf einem bestimmten Gebiet oft Hand in Hand mit Konformität im übrigen Leben. Auf dem Höhepunkt seines kreativen Schaffens auf dem Gebiet der Physik spielte z. B. Albert Einstein gerne auch einfache Stücke auf der Geige. Doch die Fokussierung der Aufmerksamkeit auf ein besonderes Gebiet bedeutet nicht, dass die Fähigkeit zur Hervorbringung von etwas Neuem eingeschränkt ist. Im Gegenteil, komplexe Gebiete wie Poesie, Geschichte, Physik oder Politik eröffnen ständig neue Perspektiven für alle, die sich auf ihre Erforschung einlassen.

Kreativität auf einem bestimmten Gebiet geht häufig Hand in Hand mit Konformität im übrigen Leben.

Kreative Menschen müssen morgens nicht aus dem Bett gezerrt werden. Sie können den neuen Tag vor Freude kaum erwarten. Das hat nichts damit zu tun, dass sie besonders fröhliche, enthusiastische Menschen sind. Es ist auch nicht so, dass sie etwas besonders Aufregendes vorhaben. Aber sie sind überzeugt, dass man jeden Tag etwas Bedeutungsvolles schaffen kann, und sie können es kaum erwarten, damit anzufangen.

»Ehrliche, herzliche Begeisterung ist einer der wirksamsten Erfolgsfaktoren.« Dale Carnegie

Die meisten Menschen haben nicht den Eindruck, dass ihr Tun bedeutungsvoll ist. Trotzdem kann jeder mindestens eine Sache pro Tag finden, für die sich das Aufwachen lohnt. Am besten gelingt dies, wenn Sie abends vor dem Einschlafen über den nächsten Tag nachdenken und eine spezielle Aufgabe auswählen, die im Vergleich zu einer anderen interessant und aufregend ist. Öffnen Sie am nächsten Morgen die Augen, und stellen Sie sich das ausgewählte Ereignis vor – spulen Sie es in Gedanken ab, wie einen inneren Videofilm, bis Sie es kaum noch erwarten können, in Ihre Kleider zu schlüpfen und anzufangen. Es spielt keine Rolle, ob die Ziele anfangs banal und nicht besonders interessant sind. Das Wichtige ist, dass man die einfachen Anfangsschritte übt, bis man sie gemeistert hat, und sich dann langsam zu komplexeren Zielen vorarbeitet.

Ob man als Manager eine mittelfristige Planung zu Papier bringt, als Forscher ein wissenschaftliches Experiment durchführt oder als Sportler an einem Wettkampf teilnimmt, die Erlebnisqualität steigt im Verhältnis zur investierten Anstrengung. Der Läufer mag erschöpft sein und jeden Muskel schmerzhaft spüren, aber er erlebt auch ein Hochgefühl, wenn er beim Wettlauf alles aus sich herausholt. Je mehr Aktivitäten wir formvollendet und erstklassig ausführen, desto mehr Lebensbereiche bieten Belohnungen von innen her.

Die Erlebnisqualität steigt im Verhältnis zur investierten Anstrengung.

Die Bedingungen, die zu Glücksgefühlen führen, geben Aufschluss darüber, wie man Alltagsaktivitäten so verwandeln kann, dass sie mehr Freude bereiten. Man muss nur bei allem, was man tut, klare Ziele und Erwartungen haben, man muss die Folgen des eigenen Handelns berücksichtigen, die eigenen Fähigkeiten und die äußeren Handlungsmöglichkeiten aufeinander abstimmen und sich ohne Ablenkungen auf die anstehende Aufgabe konzentrieren – das sind die einfachen Regeln, die den Unterschied zwischen einem unangenehmen und einem erfreulichen Erlebnis ausmachen können. Wenn wir beschließen, Sport zu treiben oder eine Fremdsprache zu lernen, aber frustriert oder gelangweilt sind, werden wir die Sache wahrscheinlich schon bei nächstbester Gelegenheit hinschmeißen. Aber wenn wir mit Freude an die Vorhaben herangehen, werden wir unser kreatives Potenzial kontinuierlich ausweiten, einfach, weil es Spaß macht.

Man sollte am besten mit den profansten Aktivitäten beginnen, die jeden normalen Alltag kennzeichnen. Wie kann man mehr Freude beim Aufstehen entwickeln? Beim Anziehen? Frühstücken? Nehmen Sie die einfachsten dieser Routinetätigkeiten und experimentieren Sie damit. Um die Freude an einer Tätigkeit zu bewahren, müssen Sie nur die Komplexität der Aktivität erhöhen. Wie schon Heraklit im Altertum erkannte, können wir nicht zweimal in denselben Fluss steigen. Wir können auch nicht exakt dieselbe Aktivität ständig aufs Neue genießen, es sei denn, wir entdecken darin neue Herausforderungen, neue Möglichkeiten. Andernfalls wird die Tätigkeit langweilig. Dennoch kann auch die einfachste Akti-

Wie Sie schon am Morgen mehr Freude für den ganzen Tag gewinnen können.

vität eine Herausforderung bleiben, wenn man sie mit etwas anderem verbindet – wie Sie z. B. beim morgendlichen Anziehen über die Ereignisse des Vortages nachdenken können. Aber im Allgemeinen ist es befriedigender, wenn man sich auf Aktivitätsbereiche einlässt, die unerschöpflich sind – Musik, Dichtung, Heimwerken, Computer, Gartenpflege, Philosophie oder tiefe persönliche Beziehungen.

Gute Gründe, weshalb Kreativität auch dazu animiert, Grenzen zu erweitern, und ein Leben lang Freude bereiten kann.

Die meisten Gebiete sind so komplex, dass die eigene Lebenszeit nicht ausreicht, um sie voll auszuschöpfen, nicht einmal die Lebenszeit der Menschheit. Es ist immer möglich, ein neues Lied zu lernen oder zu komponieren. Es ist immer möglich, neue Führungskonzepte, bessere Verfahren usw. zu entwickeln. Das ist der Grund, weshalb Kreativität – der Versuch, die Grenzen eines Gebiets zu erweitern – ein Leben lang Freude bereiten kann.

Wenn die kreative Energie geweckt ist, muss sie geschützt werden. Wir müssen Schutzwälle gegen Ablenkungen errichten, Maßnahmen treffen, damit die Energie ungehinderter fließen kann, und Strategien entwickeln, um äußere Versuchungen und Ablenkungen zu vermeiden. Wenn wir das nicht tun, wird die allzu große Ungewissheit, die Entropie, mit Sicherheit die Konzentration untergraben, die wir zur Verfolgung unserer Interessen brauchen. Dann kehrt die geistige Aktivität zu ihrem Grundumsatz zurück – zum vagen, unfokussierten, ständig abgelenkten Normalzustand.

Wer feste Gewohnheiten entwickelt und sich auf das Wesentliche konzentriert, schafft gute Voraussetzungen dafür, scheinbar unmögliche Aufgaben zu bewältigen.

Es erstaunt viele, wenn besonders erfolgreiche, produktive Menschen wie z. B. Margit Schönberger, Pressechefin der Verlagsgruppe Bertelsmann, die „nebenbei" noch Sachbücher schreibt, sagen, dass sie im Grunde ziemlich faul seien. Aber die Aussage ist durchaus glaubwürdig. Diese Menschen haben nicht mehr Energie oder Disziplin als Sie und wir, aber sie entwickeln feste Gewohnheiten, die ihnen erlauben, scheinbar unmögliche Aufgaben zu bewältigen. Diese Gewohnheiten sind häufig so banal, dass die Menschen, die sich strikt daran halten, kauzig und etwas abgedreht erscheinen.

Viele Leute waren z. B. etwas schockiert, dass der große Albert Einstein immer denselben alten Pullover und dieselbe ausgebeulte Hose trug. Warum verhielt er sich so sonderbar? Natürlich hatte Einstein keineswegs die Absicht, andere vor den

Kopf zu stoßen. Er reduzierte einfach die tägliche Anstrengung, die mit der Auswahl der passenden Kleidungsstücke verbunden ist, damit er sich auf die Dinge konzentrieren konnte, die ihm wichtig waren. Man denkt vielleicht, dass die Auswahl von Hosen und Hemden so wenig Zeit in Anspruch nimmt, dass es albern ist, sich darüber Gedanken zu machen. Aber angenommen, es dauert nur zwei Minuten jeden Tag, bis man entschieden hat, was man anziehen will, dann sind das immerhin 730 Minuten oder 12 Stunden pro Jahr. Kein Wunder also, dass der kühle Rechner Einstein lieber auf Nummer Sicher ging und immer dieselben Sachen trug.

Sich auf das Wesentliche konzentrieren und die Kontrolle über die kreative Energie behalten.

Einige Leser entdecken jetzt vielleicht einen Widerspruch. Einerseits sagen wir, dass man, um kreativ zu sein, offen auf Erfahrungen reagieren sollte, sich sogar auf die profansten Aufgaben – wie das morgendliche Anziehen – konzentrieren und sie effizienter und kunstvoller gestalten sollte. Andererseits sagen wir, dass man seine kreative Energie schützen sollte, indem man den größten Teil des Alltagslebens zur Routine macht, damit man sich voll und ganz auf das Wesentliche konzentrieren kann. Ist das ein Widerspruch?

Es ist prinzipiell kein Widerspruch, gleichzeitig offen und konzentriert zu sein, weil diese gegensätzlichen Anwendungsmöglichkeiten kreativer Energie eine Gemeinsamkeit aufweisen, die wichtiger ist als die Unterschiede. Beide Formen verlangen, dass Sie entscheiden, ob es im Moment besser ist, offen oder konzentriert zu sein. Beide Varianten sind Ausdruck Ihrer Fähigkeit, die Aufmerksamkeit zu steuern, und das ist das Entscheidende, nicht, ob Sie offen oder konzentriert sind. Bevor Sie ein spezielles Interesse an etwas Bestimmtem entdeckt haben, ist es sinnvoll, der Welt so offen wie möglich zu begegnen. Nachdem Sie ein dauerhaftes Interesse entwickelt haben, kann es dagegen sinnvoller sein, so viel Energie wie möglich zu sparen, damit man sie in dieses spezielle Interessengebiet investieren kann. Das Entscheidende ist in beiden Fällen, dass man die Kontrolle über die kreative Energie behält und nicht zulässt, dass sie sich ungezielt verteilt.

Viele Menschen, vor allem diejenigen, die Erfolg und Einfluss haben, nehmen das Bild von der „Hetzjagd des Lebens" zu ernst und fühlen sich unwohl, sogar ängstlich, wenn sie

Aktiven Lebensstil nicht in Aktionismus entarten lassen.

»Mit dem Leben ist es wie mit einem Bühnenstück: Wichtig ist nicht, wie lange es gedauert hat, sondern wie gut es gespielt worden ist.« Lucius Annaeus Seneca

nicht unentwegt beschäftigt sind. Sogar zu Hause haben sie das Gefühl, dass sie ständig etwas tun müssen. Dieser unermüdliche Tatendrang ist lobenswert und sicher wesentlich besser, als einfach die Zeit zu vertrödeln und sich selbst Leid zu tun. Aber pausenlose Geschäftigkeit und Aktionismus sind kein gutes Rezept für die Kreativität. Man sollte eine gewisse Zeit am Tag, in der Woche, im Jahr einplanen, um eine Bestandsaufnahme seines Lebens zu machen und zu analysieren, was man bislang erreicht hat und welche Aufgaben noch vor einem liegen.

Diese Zeit dient nicht dazu, irgendwelche Aufgaben zu erledigen oder Entscheidungen zu treffen. Man sollte einfach dem Luxus frönen, das Nachdenken um seiner selbst willen zu genießen. Es werden auf jeden Fall, ob gewollt oder ungewollt, neue Ideen und Schlussfolgerungen auftauchen, und je weniger wir versuchen, den Prozess zu steuern, desto kreativer wird er sein. Es empfiehlt sich, diese Phasen der Reflexion mit einer anderen Aufgabe zu verbinden, die ein gewisses Maß an Aufmerksamkeit, aber keine volle Konzentration verlangt. Sie sollte möglichst ein körperliches Element umfassen. Zu den Aktivitäten, die unbewusste kreative Prozesse fördern, gehören normalerweise die Aktivitäten, auf die wir bereits zu Beginn dieses Abschnitts eingingen.

Weder ständiger Stress noch Monotonie sind der Kreativität besonders förderlich. Stress und Phasen der Entspannung sollten sich abwechseln. Übersehen Sie dabei aber bitte nicht, dass die beste Entspannung keineswegs Nichtstun ist. Normalerweise gehört dazu, dass man Dinge tut, die sich erheblich von den sonstigen Aufgaben und Tätigkeiten unterscheiden. Einige der anspruchsvollsten Aktivitäten wie Bergsteigen, Skifahren oder Gleitschirmfliegen können für einen Menschen, der überwiegend am Schreibtisch sitzt, äußerst entspannend sein, weil sie intensive Erfahrungen in völlig ungewohnten Bereichen eröffnen.

Von großer Bedeutung ist auch, dass man lernt, seine Schlafgewohnheiten selbst zu steuern. Einige sehr erfolgreiche Manager und Politiker sind stolz darauf, mit wenigen Stunden

Schlaf auszukommen, und sagen, dass sie sich tatkräftiger und entschlossener fühlen, wenn sie wenig schlafen. Aber in der Regel schlafen kreative Menschen recht lange und erklären, dass die Originalität ihrer Ideen darunter leidet, wenn sie keinen ausreichenden Schlaf haben. Man kann keine allgemein gültigen Aussagen darüber treffen, wie viel Schlaf ideal ist. Auch hier ist das Entscheidende, dass man herausfindet, welcher Schlafrhythmus den eigenen Bedürfnissen am besten entspricht. Und niemand sollte sich schuldig fühlen, weil er ein paar Stunden länger schläft, als gemeinhin für normal gehalten wird. Was man quantitativ an Wachzeit einbüßt, wird zweifellos durch die Qualität der erlebten Zeit aufgewogen.

Es ist erstaunlich, wie wenig die meisten Menschen ihre eigenen Gefühle kennen. Manche Manager erzählen uns, dass sie nicht einmal sagen können, ob sie jemals glücklich sind, oder wissen nicht, wann und wo sie Glück empfinden. Ihr Leben zieht an ihnen vorüber wie ein nichts sagender Erfahrungsstrom, eine kaum wahrgenommene Aneinanderreihung von Ereignissen im Nebel der Gleichgültigkeit. Im Gegensatz zu diesem Zustand chronischer Apathie stehen kreative Menschen in sehr engem Kontakt mit ihren Gefühlen. Sie wissen immer, warum sie etwas tun, und sie reagieren sehr sensibel auf Schmerz, auf Langeweile, auf Freude, Interesse und andere Gefühle. Sie lassen schnell von einer Sache ab, wenn sie sich langweilen, und sind andererseits genauso schnell bereit, sich zu engagieren, wenn sie interessiert sind. Und weil sie diese Fähigkeit seit langer Zeit geübt haben, müssen sie keine psychische Energie in die Selbstkontrolle investieren. Sie müssen sich ihrer selbst nicht bewusst werden, um ihren inneren Zustand zu erkennen. Wie wird man mit der Dynamik der eigenen Gefühle vertraut?

Das Leben nicht im Nebel kaum wahrgenommener Ereignisse vorüberziehen lassen.

Sie brauchen kein ausgefeiltes Experiment, um festzustellen, was Sie fühlen. Seien Sie kreativ und erfinden Sie Ihre eigene Methode der Selbstanalyse. Die griechische Philosophie basierte auf dem Rat: *Erkenne dich selbst!* Der erste Schritt zur Selbsterkenntnis besteht darin, dass man eine klare Vorstellung davon entwickelt, womit man sein Leben verbringt und was man dabei empfindet.

Selbstanalyse bewahrt vor Illusionen und kann wie ein Blick in den Spiegel zu besserer Selbsterkenntnis führen.

Kreativität hat
substanziell auch
mit Veränderung
zu tun – im beruf-
lichen wie persön-
lichen Bereich.

Kreativität hat ganz wesentlich auch mit Bereitschaft zur Veränderung zu tun. Ein Manager ist so gesehen kreativ, wenn er z. B. die Ausübung der Führung verändert. Wer sein eigenes Leben verändern kann, ist persönlich kreativ. Die Domäne des persönlichen Lebens basiert auf den Gesetzen, die die psychische Energie steuern, und auf den Gewohnheiten und Praktiken, die unser tägliches Verhalten bestimmen. Wie wir uns kleiden, wie wir arbeiten und wie wir unsere Beziehungen führen, ist entscheidend für diese Domäne, und wenn wir sie verbessern, verbessert sich unsere gesamte Lebensqualität. Die in diesem Abschnitt erörterten Vorschläge zielen im Sinne einer Work-Life-Balance daher auf die Steigerung der Kreativität sowohl im Beruf als auch im Alltagsleben.

Obwohl das persönliche Leben sehr komplex sein kann, ist sein Wirkungskreis doch begrenzt. Vieles von dem, was das Leben interessant und bedeutungsvoll macht, gehört zu speziellen Vorlieben bzw. Gebieten: Musik, Kochen, Dichtung, Gartenarbeit, Bridge, Geschichte, Politik, Religion und Sport sind Systeme mit ganz eigenen, spezifischen Regeln, und sie alle bestehen unabhängig vom Leben des Einzelnen. Diese und viele ähnliche Systeme machen das aus, was wir als Kultur bezeichnen, und unser Leben wird davon geprägt, dass wir die Welt durch die Linse dieser Systeme wahrnehmen. Wer die Regeln eines dieser Gebiete lernt, kann das Spektrum seiner Kreativität enorm erweitern.

Zu viele Menschen meinen, dass ein Großteil der Welt ihnen verschlossen sei. Einige denken, sie hätten keinen Zugang zur Kunst, zum Sport oder zur Musik. Oder zum Tanz, zur Wissenschaft, zur Philosophie – die Liste dieser „Nicht-für mich-"Dinge kann endlos sein. Es ist zwar zutreffend, dass nicht jeder Mensch sich mit jedem Gebiet intensiv befassen kann, aber im Allgemeinen liegt das Problem eher darin, dass kulturelle Ressourcen zu wenig genutzt werden. Entweder aufgrund von Unwissenheit, geringer Selbstachtung oder sehr früh etablierter Denkgewohnheiten wird die Möglichkeit bezweifelt, dass wir auch genießen und gut machen könnten, was andere glücklich macht.

Manche Menschen mussten beschwerliche Irrwege gehen, bis sie die Faszination des Sports, der Religion, der Kunst oder

Menschenführung erkannten und ihre Begabung in diesen Bereichen für sich entdeckten.

Wenige wissen von vornherein, wo ihre Interessen in besonderer Weise liegen. Wunderkinder zeigen sehr früh eine deutliche Begabung für einen bestimmten Bereich, aber die meisten von uns sind keine Wunderkinder und müssen oft jahrelang herumprobieren, um festzustellen, wofür sie am besten geeignet sind.

Entscheidend ist, dass man so viele Gebiete wie möglich ausprobiert. Beginnen Sie mit Dingen, die Ihnen bereits Freude machen, und schnuppern Sie in angrenzende Bereiche hinein. Wenn Sie z. B. gerne Biografien lesen, könnten Sie es einmal mit Geschichte probieren. Laufen und zur Abwechslung Rad fahren und Schwimmen führen schließlich zum Triathlon – warum nicht? Der erste Kontakt mit einem neuen Gebiet ist immer etwas schwierig, und Liebe auf den ersten Blick ist selten, ebenso wie ein oder mehrere Interessengebiete zu finden, die zu Ihren Neigungen passen, Dinge, die Sie genießen und die Ihr Leben bereichern. Im Idealfall sollten wir Freude an möglichst vielen Dingen des Lebens finden. Doch in der Praxis macht unsere begrenzte psychische Energie es unmöglich, sich mit mehr als einigen wenigen unabhängigen Dingen ernsthaft zu beschäftigen.

»Viel Freizeit kann ermüdend wirken, wenn die Menschen sich nicht vernünftig und interessant beschäftigen können.« **Bertrand Russell**

Was letztlich wirklich zählt, ist nicht, ob Ihr Name mit einer genialen Entdeckung verbunden ist, sondern ob Sie ganzheitlich ein erfülltes und kreatives Leben geführt haben – als Vorgesetzter ebenso wie in Ihrem persönlichen Bereich.

Die Oberstufe mentalen Trainings für Höchstleistungen

Erfolgreiche Führungskräfte werden unsere Empfehlungen nicht nur zustimmend zur Kenntnis nehmen, sondern sie bewusst für die Optimierung mentaler Stärke im Rahmen ihrer Selbstdynamisierung dienstbar machen und damit zugleich ihr Team durch ihren Erfolgsschwung mitreißen. Das erhof-

Mentale Fähigkeiten optimieren und mit dem Schwung erzielter Erfolge das ganze Team im Unternehmen mitreißen.

fen wir jedenfalls, denn ein erfolgreicher Vorgesetzter sieht dann nicht mehr zweifelnd, misstrauisch, missgünstig oder ablehnend auf seine Mitarbeiter, sondern konzentriert seine Blicke auf das gemeinsame Ziel, auf die der Erfolgsverwirklichung dienenden Maßnahmen und auf die positiven Kräfte, die er in sich wie in seinem Team mobilisiert.

Letztlich ist die Geschichte jedes bedeutenden Unternehmens immer eine Geschichte der großen Könner, die mit ihrem Werk zugleich sich selbst verwirklichten, was nicht mit Egoismus verwechselt werden darf. Sie sind die eigentlichen Vorbilder und Bildner ihrer Mitarbeiter, die Schöpfer dessen, was die Unternehmensangehörigen zu erreichen streben.

Mit ihrer imponierenden Ausstrahlung, die geprägt ist von der Kraft der Überzeugung, Flexibilität, Beständigkeit und Integrität, ziehen sie verwandte Charaktere automatisch an – oder sie verwandeln ihre Mitarbeiter in zielstrebige Mithelfer beim Aufbau und Aufstieg des Unternehmens, indem Sie konsequent und mit der Ihnen eigenen mentalen Stärke diese Regeln befolgen:

▶ Sie bleiben aufgrund ihrer inneren Überlegenheit nach außen tolerant, unparteiisch, fair und züchten weder Günstlinge noch Prügelknaben

▶ Sie sorgen dafür, dass ihre Gesten, Worte und Handlungen stets positiv wirken

▶ Sie versprechen wenig, halten aber jede Zusage ein

▶ Sie ersetzen die negativen Tendenzen von Ärger, Unmut, Groll und Tadel durch anspornende Ermutigungen und – wann immer möglich – durch Energie weckendes Lob, weil Sie wissen, dass Sie dadurch noch mehr Grund zum Loben erhalten

▶ Sie beachten, dass jede Angelegenheit mindestens zwei Seiten hat, weshalb Sie stets auch die andere Seite zu Wort kommen lassen und ihr die erforderliche Aufmerksamkeit schenken

▶ Sie lassen einer unvermeidlichen Kritik umgehend den Hinweis auf das Bessere folgen, um alle Kräfte in positive Bahnen zu lenken

▶ Sie sind ein mitreißendes Vorbild der Zuversicht, Tatkraft und Entschlossenheit

Mit nebenstehenden Regeln, die wie alle unsere Empfehlungen modifizierbar sind, führen Sie Ihre Mitarbeiter zu zielstrebigen Mitunternehmern im Unternehmen. Erfolge, die Sie und andere zuvor für unmöglich hielten, stellen sich ein. Goldene Regel sollte immer sein: Muten Sie Ihren Mitarbeitern nicht Dinge zu, die Sie sich selbst nicht abverlangen, übertragen Sie als Führungskraft nicht das, was Sie sich zumuten, auch auf Ihre Mitarbeiter und behandeln Sie jeden so fair, wie Sie selbst behandelt werden möchten.

> ▶ Sie zeigen durch Anerkennung und Belohnung, dass sie Qualitätsleistungen erkennen und mit Aufstiegsmöglichkeiten beantworten
> ▶ Sie beobachten besondere Begabungen sorgfältig und bieten dem Tüchtigen Chancen rascheren Aufstiegs, um seinen Leistungswillen zu steigern und zugleich den der anderen anzuspornen
> ▶ Sie erwecken bei ihren Mitarbeitern die Bereitschaft, mehr Verantwortung zu übernehmen und ihr Bestes zu geben, um die Höchstleistung zu erreichen
> ▶ Sie folgen der goldenen Regel, jeden so fair zu behandeln, wie Sie selbst behandelt werden möchten, und verwandeln dadurch ihr Arbeitsteam in eine verschworene Gemeinschaft, in der alle das Gleiche wollen und anstreben

Engagierte Mitarbeiter zu verantwortungsbewussten Mitunternehmern im Unternehmen machen.

Die Gewohnheit ständiger Bejahung der Vielfalt positiver Kräfte im eigenen Innern hat zur Folge, dass der so denkende Vorgesetzte auch bei den Mitarbeitern zuerst auf ihre guten Seiten schaut, erkannte Fähigkeiten aktivieren hilft und mit dem harmonischen Kontakt zunehmende Willensgleichrichtung bewirkt. Wer seine Mitarbeiter sympathisch findet, ihre latenten Talente mobilisieren hilft und ihre Tatkraft dem gemeinsamen Ziel dienstbar zu machen versteht, der weckt über die Sympathie hinaus jene Folgebereitschaft, die dem Führenden freiwillig geschenkt wird.

Die so vorbildlich Führenden erweitern damit ihr eigenes Wesens- und Willenskraftfeld um das aller Mitwirkenden, entfalten und stärken ihre Führungskraft in eben dem Maß, in dem sie mit der eigenen inneren Führung zu lebendiger Partnerschaft gelangen.

In einem so geschaffenen gemeinsamen Willenskraftfeld haben alle Mitarbeiter das Gefühl, dass es ihr eigener Wunsch und Stolz ist, dem Unternehmen zu optimalem Erfolg zu verhelfen. Die Folge ist, dass jedes Wort der Führenden zu einem motivierenden Appell an den Willen aller zum Mehrsein und Mehrkönnen wird – mit der Konsequenz, dass nicht nur die gewünschten, sondern darüber hinaus Höchstleistungen erzielt werden. Die zum Bewusstsein ihrer eigenen mentalen Stärke ge-

»Das Geheimnis des Erfolgs ist, den Standpunkt des anderen zu verstehen.« Henry Ford I.

Im Bewusstsein
mentaler Stärke
und ihrer Anwen-
dung nimmt die
Gesamtleistung
der Mitarbeiter
quantitativ und
qualitativ zu.

langten Mitarbeiter entwickeln eigene Ideen, verbessern ihren Arbeitsgang, schalten Leerläufe aus, verwenden das Arbeitsmaterial rationeller, arbeiten freudiger und bewusster, sodass die Gesamtleistung nicht nur quantitativ, sondern qualitativ zunimmt, und ebenso Stellung und Einkommen aller sich ständig verbessern.

Nichts ist für eine Führungskraft überzeugender als der Erfolg bzw. die Höchstleistung. Übersehen Sie dabei aber nicht: Höchstleistungen können auch einsam machen. Es ist daher gut, wenn Sie Karriere machen, jedoch darüber Ihr Privatleben und Ihren Sport nicht vernachlässigen müssen. Dazu gehört ebenfalls, dass Sie in Ihrer Familie und bei guten Freunden Ausgleich finden und die Rückenstärkung, die Sie auf Ihrem Weg an die Spitze brauchen. Wenn Sie nun nicht alles erreichen sollten, was Sie sich einst erträumten – bedenken Sie, dass es nicht wenigen Frauen und Männern ebenso ergeht. Die Plätze ganz oben sind rar. Wichtig ist nur, dass die Leistung, die Sie erbringen, zuerst in Ihren Augen „Spitze" ist. In aller Regel wird sie dann auch von anderen so gesehen.

Die Einsicht in die eigenen Möglichkeiten mit durchaus verschiebbaren Grenzen lässt Sie irgendwann gelassen werden. Es ist doch wunderbar, wenn Sie einen Beruf ausüben, der Sie ausfüllt. Vielleicht gehören Sie sogar zu den wenigen Glücklichen, denen der Beruf zugleich Hobby ist. Frauen und Männer im Top-Management sind nicht unbedingt zu beneiden. Die Luft dort oben ist dünn, und manche haben ihren Erfolg auf Kosten der Gesundheit erreicht oder ihn mit dem Verlust eines glücklichen Privatlebens teuer bezahlt.

Selbstverständlich ist es wichtig, das Beste aus sich und seinem Leben zu machen. Das sollten Sie deshalb stets versuchen – aber im Rahmen Ihrer Möglichkeiten und so, dass Sie nicht körperlich und seelisch Schaden nehmen. Vielleicht helfen hier einige Hinweise weiter.

Ohne ausgeprägtes
Selbstbewusstsein
erreichen Sie ebenso
wenig wie aufgrund
mangelnder
mentaler Power.

Selbstbewusstsein ist auf dem Weg zum Erfolg und zur Höchstleistung eine wesentliche Voraussetzung. Es klingt unwahrscheinlich, doch jeder zweite Mensch hat Schwierigkeiten mit der Selbstsicherheit, leidet unter Minderwertigkeitsgefühlen und Selbstzweifeln. Unabänderliches Schicksal? Keineswegs. Denn Selbstvertrauen ist keine angeborene Tugend, sondern erlernbar. Bereits in unserer Kindheit wird durch Zuwendung, Bestätigung und Anerkennung der Grundstein unseres Selbstbewusstseins gelegt, doch ein Mangel an dieser „Seelennahrung" lässt sich in jedem Lebensalter ausgleichen. Selbstbewusstsein kann man also lernen – durch Änderung der Einstellung und durch praktisches Training. Fangen Sie am besten noch heute damit an!

Selbstbewusstsein ist erlernbar. Erster Schritt: Überwindung von Selbstzweifeln und Grübeleien. Sie brauchen niemandem etwas zu beweisen – nur sich selbst!

Mit negativen Gedanken und Erwartungen programmieren Sie Misserfolge vor. Deshalb: Vermeiden Sie Selbstzweifel und besorgte Grübeleien. Verbieten Sie sich ab sofort Äußerungen wie: „Das schaffe ich nie." Denken und sprechen Sie stattdessen positiv: „Ich weiß, was ich kann!" Oder: „Ich werde es in jedem Fall schaffen!" Damit werten Sie automatisch Ihr Selbstbild auf und gehen sogleich auf Erfolgskurs.

Vergleichen Sie sich nicht mit anderen. Sie sind Sie. Andere sind anders, aber nicht unbedingt besser als Sie. Jeder Mensch ist einzigartig, auch Sie. Versuchen Sie sich so zu akzeptieren, wie Sie sind. Richten Sie Ihr Augenmerk vor allem auf Ihre Stärken.

Schwächen und Fehler sind menschlich, also völlig normal. Stehen Sie zu solchen Unvollkommenheiten, anstatt sich dauernd zu rechtfertigen oder zu entschuldigen. Mit sachlicher Selbstkritik z. B. nehmen Sie Ihren Widersachern den Wind aus den Segeln. Wichtig: Kritisieren Sie nur eine Handlung, aber nie sich selbst insgesamt. Sagen Sie z. B.: „Was ich da gemacht habe, war nicht so toll ..." oder: „Das war heute nicht mein Tag, morgen ist ein anderer." Vermeiden Sie aber Äußerungen wie: „Ich bin schlecht, völlig ungeschickt, unsicher, unfähig ..."

Unsichere Menschen sprechen oft leise und unterdrücken ihre Mimik und Gestik. Deshalb: Machen Sie aus Ihren Empfindungen und Gefühlen keinen Hehl. Sprechen Sie

»Der Stil ist die Physiognomie des Geistes.« Arthur Schopenhauer

deutlich und mit fester Stimme. Machen Sie ein ärgerliches Gesicht, wenn Sie sich ärgern. Und lachen Sie herzlich und ohne falsche Scheu, wenn Sie sich freuen. Bemühen Sie sich nicht darum, mit verkrampfter Höflichkeit Haltung zu bewahren. Das wirkt gehemmt.

Widersprechen Sie, greifen Sie an – wie Sie es auch vom Sport gewohnt sind! Sagen Sie nicht „ja", wenn Sie „nein" meinen. Stehen Sie ohne Wenn und Aber zu Ihrer eigenen Meinung.

Verwenden Sie ganz bewusst das Wort Ich. Sagen Sie nicht: „Man könnte ...", sondern: „Ich werde ..." Auch auf die Gefahr hin, dass Sie von schüchternen Zeitgenossen als arrogant abgestempelt werden – so wirken Sie stärker und selbstbewusster.

Wehren Sie Komplimente nicht ab, sondern bestätigen Sie den positiven Eindruck Ihrer Bewunderer. Sogar Eigenlob kann Ihre Selbstsicherheit stärken – vorausgesetzt Sie formulieren diese Selbstaufwertung diplomatisch, unbefangen und ohne Übertreibung. Planen Sie nicht alles bis ins kleinste Detail im Voraus. Kurz-, mittel- und langfristige Planungen gehören zu Ihrem ständigen Instrumentarium als Manager – machen Sie sich daher auch einen Spaß daraus, hin und wieder zu improvisieren. Lassen Sie also manche Dinge einfach auf sich zukommen, anstatt sicherheitshalber alle Eventualitäten in banger Vorausschau durchzuspielen. So werden Sie spontaner, unbefangener und tragen damit wesentlich zu Ihrer Leistungspotenzierung bis hin zur Höchstleistung bei.

Führungskräfte mit mentaler Stärke beherrschen die Kunst der Improvisation, wenn sie gelegentlich erforderlich wird. Sie wissen aber auch: Wer nur improvisiert, beweist, dass er nicht planen kann.

Wir wissen, dass durch Selbst- und Arbeitsdynamisierung mit der optimalen Konstellation mentaler Fähigkeiten, die alle erlernbar sind und die mentale Stärke ausmachen (siehe dazu unseren Überblick Seite 159 ff.), das Leistungsvermögen potenziert, d. h. gesteigert wird und vermehrte Wirksamkeit und höchster Wert zu erreichen sind. Wenn wir geniale Menschen fragen, die Höchstleistungen fast wie am Fließband erbringen, welchen Faktoren sie dies zuschreiben, dass sie immer wieder zu völlig neuen Erkenntnissen kommen und ihr Leistungspotenzial optimal ausschöpfen können, erhalten wir so unterschiedliche Antworten, dass es zunächst scheint, als würden Inspirationen und Höchstleistungen durch ganz entgegengesetzte Anreize ausgelöst. Bei genauerer Betrachtung entdecken wir jedoch einige allen gemeinsame Merkmale, deren Beachtung für die eigene Leistungspotenzierung bis hin zur Höchstleistung maßgeblich ist. Bei manchen blitzen die genialen Intuitionen im Sturm der Begeisterung auf. Im Wort „Begeisterung" kommt noch das Bewusstsein des Überschattet-, Durchpulst- und Erfülltseins von einem höheren Geist zum Ausdruck. Ähnlich umschreibt das aus dem Griechischen stammende Fremdwort *Enthusiasmus* die Erleuchtung des Geistes durch eine Inspiration von „innen" oder „oben".

Als Leistungssportler haben wir schon in jungen Jahren die Erfahrung gemacht, dass mentale Stärke erlernt und nicht ererbt wird. Jeder Mensch ist daher selbst die zentrale Steuerungs- und Umstellungsinstanz. Diese Beeinflussung unseres Gehirns und damit auch die Änderung unseres Verhaltens, unserer Reaktionen und unseres Denkens hängen maßgeblich von unserer mentalen Stärke ab. Im Folgenden geben wir zusammenfassend einen Überblick über die Konstellation der mentalen Fähigkeiten, die erlernbar sind und mentale Stärke im Wesentlichen ausmachen.

Enthusiasmus ist die positive Kraft der Zuversicht. Er kommt von innen und kann zu unglaublichen Leistungen beflügeln.

Überblick über die optimale Konstellation mentaler Fähigkeiten

▸ Sie haben es nicht nötig, von außen angestoßen, angeschoben oder gedrängt zu werden. Ihre Weisungen kommen von innen. Sie sind interessiert und engagiert, weil Sie es wollen, weil es Ihre Sache ist und nicht die irgendeines anderen.

Selbst-motiviert und selbst-bestimmt. Ihre Weisungen kommen von innen.

▸ Sie sind niemand, der sich beklagt, kritisiert oder herumnörgelt. Sie sind ein Erbauer, kein Zerstörer. Ihr Kennzeichen ist eine Mischung aus Realismus und Optimismus. Ihr Blick richtet sich stets auf den Erfolg, auf das, was geschehen kann und möglich ist – nicht auf den Gegenpol.

Sie sind positiv, aber realistisch.

▸ Auf der Führungsebene verhält es sich im Hinblick auf Disziplin und Kontrolle von Gefühlszuständen/-ausbrüchen kaum anders als z. B. bei einem Fußballspiel. Jeder Spieler kennt nur allzu gut die ärgerlichen Leistungskonsequenzen, zu denen es bei mangelhafter emotionaler Kontrolle kommt. Unbefriedigende Schiedsrichterentscheidungen, vermeidbare Fehler, unliebsame Gegner, schlechte Spielbedingungen usw. – dies alles sind starke Auslöser negativer Emotionen. Emotionen wie Zorn, Frustration und Angst müssen von Ihnen selbst kontrolliert werden, sonst unterliegen Sie deren Einfluss. Der mental starke Manager hält ebenso wie der mental starke Sportler diese innere Gefahr im Zaum.

Sie haben stets die Kontrolle über Ihre Gefühle.

Sie sind ruhig und entspannt auch unter Druck.

▶ Sie gehen Druck nicht aus dem Weg. Vielmehr fühlen Sie sich durch ihn herausgefordert. Sie sind am besten, wenn Sie unter Druck stehen und die Chancen sich gegen Sie richten. Auf die Probe gestellt zu werden bedeutet für Sie keine Bedrohung. Vielmehr stellt dies eine weitere gute Gelegenheit dar, die äußeren Grenzen Ihres Leistungspotenzials zu erforschen.

Sie sind energiegeladen und handlungsbereit.

▶ Sie sind fähig, sich selbst mit Energie zu laden, um als Führungskraft oder als Sportler im Wettkampf Ihr Bestes zu geben – ganz gleich, wie Sie sich fühlen oder wie schlecht oder sinnlos die Situation ist. Trotz Erschöpfung, persönlicher Probleme oder Pech können Sie sich immer wieder selbst motivieren.

Sie sind entschlossen. Rückschläge überwinden Sie mit mentaler Stärke.

▶ Ihre enorme Willenskraft, erfolgreich mit dem zu sein, was Sie begonnen haben, übersteigt das Verständnis jener, die nicht dieselbe Vision teilen. In Ihrem Streben nach Zielen sind Sie konsequent und hartnäckig. Rückschläge überwinden Sie aufgrund Ihrer mentalen Stärke, während Sie sich Schritt für Schritt weiter nach vorn bewegen.

Sie sind mental hellwach und fokussiert.

▶ Sie sind in der Lage, sich über eine lange Zeitspanne hinweg vollständig zu konzentrieren. Sie sind fähig, sich auf das einzustimmen, was wichtig ist, und das abzuschalten, was unwichtig ist – gleichgültig, ob Sie unter Druck stehen oder nicht. Kurzum, Sie wissen Ihre Aufmerksamkeit zu kontrollieren.

Sie verfügen über unerschütterliches Sebstbewusstsein.

▶ Sie lassen ein nahezu unerschütterliches Gefühl von Selbstbewusstsein erkennen, ebenso einen unerschütterlichen Glauben an sich selbst und an Ihre Fähigkeit, Höchstleistungen zu erbringen. Selten werden Sie Opfer von selbstzerstörerischen Gedanken oder Ideen – seien es eigene oder die anderer. Deshalb ist es nicht einfach, Sie einzuschüchtern. Im Gegenteil: Weil Sie eine solch selbstbewusste Erscheinung sind, sind Sie derjenige, der anderen Respekt abnötigt.

Sie übernehmen für das, was Sie tun oder unterlassen, stets die volle Verantwortung.

▶ Für Ihre eigenen Handlungen übernehmen Sie die volle Verantwortung. Es gibt weder Entschuldigungen noch Rechtfertigungen. Entweder haben Sie etwas getan, oder Sie haben es nicht getan. Schließlich beginnt und endet alles mit Ihnen, und Sie fühlen sich wohl dabei. Sie sind sich dessen voll bewusst, dass Ihr Schicksal als Führungskraft oder als Leistungssportler maßgeblich in Ihrer Hand liegt. Sie sind der Schöpfer Ihrer eigenen Zukunft.

Diese Fähigkeiten sind charakteristisch für einen mental, d. h. innerlich starken und ausdauernden Menschen, der sich auf der Führungsebene ebenso wie als Leistungssportler erfolgreich entwickeln und auf jeweils gegebene Situationen einstellen kann.

Willensstärke, die Berge versetzen kann

Der Alltag in der modernen Gesellschaft bereitet uns kaum darauf vor, schwere Prüfungen zu bestehen. Wenn jedoch Menschen durch einen Unfall oder eine andere Fügung des Schicksals einer extremen Situation ausgesetzt sind, erweisen sie sich oft als erstaunlich zäh und weitaus widerstandsfähiger, als es ihre körperlichen Kräfte eigentlich vermuten lassen.

Der Grund liegt darin, dass der körperliche Aspekt nur die ein Seite der Medaille ist. Neben den Gefahren für den Körper wie Isolation, Naturgewalten, Verletzung usw. sind Situationen, in denen es um das nackte Überleben geht, häufig auch von emotionalen Belastungen geprägt: Einsamkeit, Ungewissheit, Selbstmitleid und Angst. Die Fähigkeit, diesen Gefühlen gegenzusteuern, kann zwischen Leben und Tod entscheiden.

Rational können die Herausforderungen solcher Situationen auf vielerlei Weise angegangen werden. Doch eine geistige Eigenschaft bildet nahezu in jedem Bericht eines Überlebenden den zentralen Angelpunkt: die Willenskraft, der Entschluss zum Durchhalten. Wer schreckliche Prüfungen hinter sich hat, erinnert sich im Allgemeinen an Augenblicke, die eine Entscheidung abverlangten: durchhalten oder aufgeben. Dies dürfte von allen Prüfungen, mit denen ein Mensch in sehr extremen Situationen konfrontiert wird, höchstwahrscheinlich die sein, die bestimmt, wer überlebt und wer stirbt.

In kritischen Momenten gelingt es manchen Menschen, die eigenen Grenzen zu überschreiten, Angst und Selbstzweifel zu überwinden, um scheinbare Wunder an Kraft, Ausdauer und Denkvermögen zu vollbringen. Natürlich hat nicht jeder

Nur der eigene Wille bringt Sie weiter. Er ist das Machtzentrum des Geistes und der Seelenstärke. Ob herausragende Erfolge im Beruf oder ein zuvor nie für möglich gehaltenes Comeback im Sport – stets ist der eiserne Wille, verbunden mit einer klaren Vorstellung von dem, was man anstrebt, die entscheidende Voraussetzung.

»Der Mensch kann alles, was er will.
Aber ein normaler Mensch will nur,
was er kann.« Reinhold Messner

die Veranlagung zum Helden, aber jeder Mensch besitzt die Fähigkeit, Energie aus seinen inneren Reserven zu mobilisieren und ein höheres Leistungsniveau zu erlangen.

Niemand weiß genau, was manche Menschen zu Helden und andere zu Statisten werden lässt – warum die einen sich selbst unerschrocken in einer Gefahr beweisen, während andere in Erwartung des Unheils zur Salzsäule erstarren. In den letzten Jahren sind jedoch Wissenschaftler, die die Arbeitsweise von Gehirn und Körper erforschen, zu neuen Erkenntnissen über die komplexen Abläufe gelangt, die die Reaktionsfähigkeit des Menschen bestimmen und beschleunigen. Ihnen zufolge verfügen wir über verborgene Kraftquellen, die sowohl unbewusst als auch bewusst als Reaktion auf ein breites Spektrum an Herausforderungen aktiviert werden können.

Die Fähigkeit, die innere körpereigene Maschinerie bedarfsgerecht anzukurbeln, ist kein angeborenes Merkmal. Allerdings kann prinzipiell jeder Mensch lernen, durch Willensstärke das körperliche und geistige Leistungsvermögen zu steigern. Viele Sportler stärken durch Konzentrationstraining Geschwindigkeit, Körperkraft und Ausdauer. Denn sie wissen, dass ein durchtrainierter Körper ohne eisernen Willen und Konzentration nicht ausreicht, um in der Spitze bestehen und einen schweren Wettkampf gewinnen zu können.

In einem von beruflichem Erfolg geprägten Leben ist es kaum anders als im Sport: Auch hier ist ein trainierter Wille sozusagen der „Chef" aller anderen „Abteilungen" des Geistes, denn im Willen liegt der Ausgangspunkt, an dem wir unser großes Vorrecht der ausschließlichen Kontrolle über unser Denken auszuüben beginnen. Der Wille ist die Instanz, deren Bejahung oder Verneinung unsere geistige Fähigkeit beflügelt oder lahm legt – er entscheidet über Sieg oder Niederlage. Die Kraft des Willens wächst oder verkümmert. Sie wird genau wie Beine, die wir nicht benutzen, schwach, wenn wir diese Kraft ungenutzt lassen. Willensstärke und Zielstrebigkeit sollten nie mit Egoismus verwechselt, sondern als wesentliche Eigenschaften auf dem Weg zum Erfolg gesehen werden.

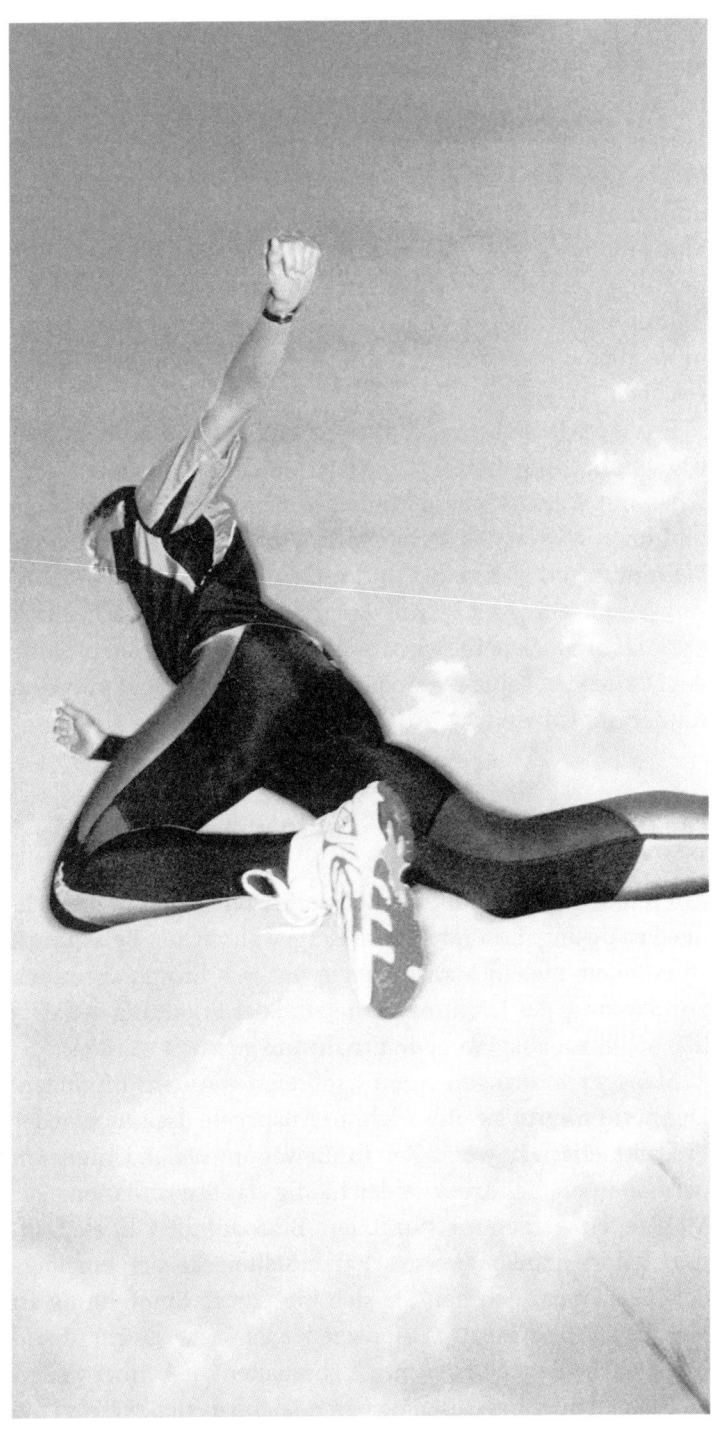

Wer Ausdauer
trainiert, schult
automatisch seinen
Willen und damit
mentale Aktivitäten
und Antriebe, die
auf ein Ziel gerich-
tet sind. Wenn Sie
es entschlossen
wollen, können Sie
mit dieser Kraft
ebenso neue Lebens-
qualität gewinnen.
Es ist Ihr Wille,
mit dem Sie starke
Gegenkräfte und
Hemmnisse über-
winden und Ihr
Potenzial umfassend
nutzen können.
Mit der unerschüt-
terlichen Kraft Ihres
Willens verschieben
Sie daher auch
Grenzen und über-
springen Hürden in
ungeahnter Höhe.

Auch so gesehen ist der Sport eine ideale Schule fürs Leben. Man lernt schon in jungen Jahren, wie man Ausdauer auf hohem Niveau halten und Höchstleistungen erzielen kann – Höchstleistungen, die oft nicht einmal das engere Umfeld für möglich gehalten hätte: Willenskraft verbunden mit Dynamik und Selbstbewusstsein, Aktivierung mentaler Reserven durch Motivation und klare Zielsetzungen. Nie für möglich gehaltene Erfolge erzielt, wer willensstark und von innen heraus Erfüllung und Glück in seinem Tun findet, denn jeder Erfolg muss auch Freude bereiten, ohne die dem Willen keine Flügel wachsen.

Erfolgreiche Führungskräfte sind selbstmotiviert „in Fahrt", sie verleihen ihrem Geist Flügel und werden vom Aufwind getragen.

Erfolgreiche Führungskräfte wissen: Wer aufhört besser zu werden, hat aufgehört gut zu sein! Manager sind daher Menschen mit Willenskraft und Initiative, die sich weiterentwickeln und nicht warten, bis andere sie motivieren und ermuntern. Sie motivieren sich selbst und setzen ihre Willensstärke unverkrampft ein. Anstatt mit Ausreden halten sie sich durch Vorsätze und Ziele in Schwung. Sie sind im wahrsten Sinne des Wortes „in Fahrt", verleihen ihrem Geist Flügel und sind immer im Aufwind.

Die richtigen Treibstoffe – Eat to win

Bewusste Ernährung heißt vor allem kluge Ernährung, denn die Nahrung sollte wie im Sport auch im Hinblick auf besondere Belastungen im beruflichen Alltag stets bedarfsangepasst sein.

Zur reibungslosen Funktion der Gehirnzellen gehört die richtige Ernährung. Besonders in außergewöhnlichen Belastungssituationen, die ein Manageralltag mit sich bringt, aber auch zur Stärkung des Immunsystems und der Erhaltung der Vitalität sollte auf ausgewogene Ernährung geachtet werden.

Manager verbringen einen Großteil des Alltags im Sitzen. Der Beruf nimmt sie oft so sehr in Anspruch, dass auch in der Freizeit vielfach zu wenig Zeit für Bewegung bleibt. Unter dem permanenten Zeitdruck leidet häufig das Essverhalten. Die Mahlzeiten werden meist mit dem Blick auf die Uhr als lästiges „Kalorientanken" eingeschätzt. Sollten Sie sich ebenfalls dabei ertappen, nehmen Sie sich bitte diese Empfehlung zu Herzen: Lernen Sie, das Essen wieder als Genuss wahrzunehmen. Vermeiden Sie es, nicht „abzuschalten", nebenher weiterzuarbeiten oder bei Geschäftsessen (siehe dazu Seite 167) die

Nahrungsaufnahme zur Begleiterscheinung einer beruflichen Besprechung zu machen. Ein ununterbrochen beschäftigter Geist erschöpft sich schnell. Nutzen Sie Ihre Essenszeit als „Denkpause", um neue Energie für die anstehenden Aufgaben zu tanken. Dann können Sie das Essen zu einer Achtsamkeitsübung machen, wie sie im Abschnitt über Entspannung Seite 86 ff. beschrieben ist. Lenken Sie Ihre ganze Aufmerksamkeit auf das Essen, beurteilen und werten Sie dabei nicht, sondern achten Sie nur auf Ihre Wahrnehmung. Dadurch steigern Sie nicht nur Ihre Freude am Essen und erreichen ein gesünderes Essverhalten, Sie werden gleichzeitig auch gegen die negativen Auswirkungen von Stress aktiv. Beachten Sie, dass Sie durch die sitzende Tätigkeit und den eventuell fehlenden Sport nur einen relativ geringen Kalorienverbrauch haben. Die Gefahr, durch übermäßige Kalorienzufuhr Übergewicht zu entwickeln, ist besonders groß bei zu wenig Bewegung.

Modernen, heute gültigen ernährungswissenschaftlichen Richtlinien folgend, sollte unsere Ernährung zu ca. 60 % aus Kohlenhydraten bestehen, zu ca. 30 % aus ungesättigten Fetten und zu ca. 10 % aus Eiweißen.

Bedingt durch falsche Ernährungsgewohnheiten kommt nach Meinung der Fachleute in vielen Fällen das Vitamin B etwas zu kurz. Dieser Mangel kann durch eine bewusstere Ernährung behoben werden. Für gute Gehirnleistung sind Vitamine wichtig. Dabei ist der angesprochene Vitamin-B-Komplex, die so genannten neurotropen Vitamine, von besonderer Bedeutung. Vitamin B ist enthalten in: Vollkorngetreide, Sojabohnen, Eiern, Milch, Fleisch und Fisch.

Ebenso unverzichtbar für unsere Gehirnzellen sind Spurenelemente wie Selen, Zink und Jod. In der Kindheit nicht erkannter Jodmangel oder eine auf Jodmangel zurückzuführende Schilddrüsenfunktionsstörung kann eine irreparable Schädigung der zerebralen Leistungsfähigkeit hervorrufen. Sollten Sie ein solches ernährungsbedingtes Problem haben: Neben dem Verzehr von Seefisch ist Jodzufuhr über jodiertes Speisesalz sinnvoll. Konsultieren Sie in jedem Fall aber einen Arzt, der mit Ernährungsphysiologie vertraut ist. Achten Sie bewusst darauf, dass Sie mit Fetten, Kohlenhydraten und Eiweißen als Energielieferanten ausreichend, aber nicht im Übermaß versorgt sind.

Für Ihre Brainpower sind Vitamine wichtig. Hüten Sie sich jedoch vor den Empfehlungen selbst ernannter Fitness-Gurus, die Vitaminzufuhr im Übermaß propagieren. Vitamine sind lebensnotwendige Substanzen, die Sie ausreichend zu sich nehmen, wenn Sie gesund sind und regelmäßig Gemüse, Obst, Fisch und – in Maßen – Fleisch und Eier verzehren.

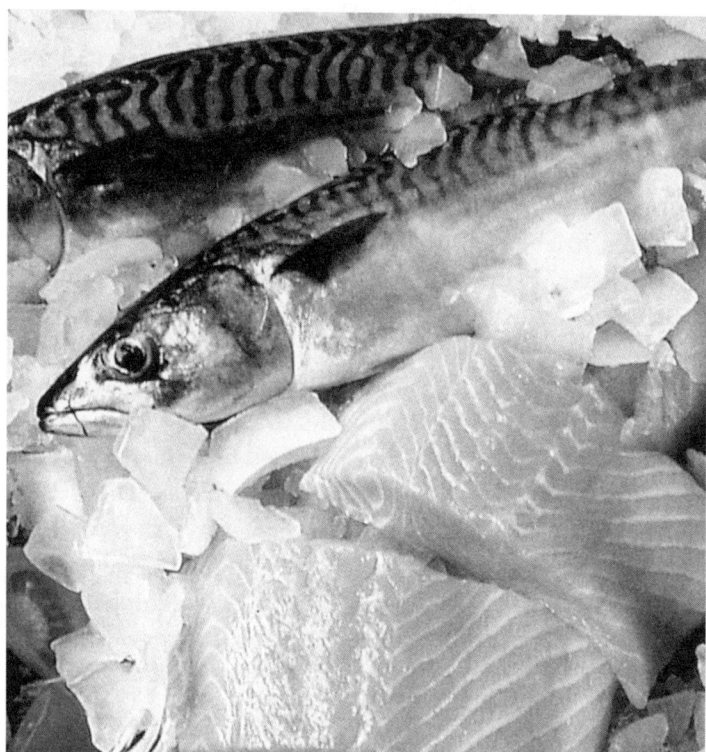

Fitmacher Meeres-
fische. Wappnen
Sie sich gegen Herz-
infarkt durch Köst-
lichkeiten aus der
Fischküche. Denn
Omega-3-Fettsäuren
garantieren auch
eine bessere Durch-
blutung von Orga-
nen und Gewebe.

Das deutsche Standardfrühstück Weißmehlbrötchen, Butter, Konfitüre, Honig und Kaffee ist ernährungsphysiologisch hinsichtlich einer Verbesserung der Konzentrations- und Leistungsfähigkeit eher negativ einzustufen. Durch die Bereitstellung isolierter Kohlenhydrate/Zucker steigt zwar der Glukose-(Blutzucker)-Spiegel im Blut schnell an, doch auf ihn folgt ein sehr schneller Abfall, der zu Konzentrationsschwächen führen kann.

Sie sind daher gut beraten, das genannte Standardfrühstück zu verändern oder wenigstens durch eine entsprechende Kombination mit Getreideerzeugnissen, Obst und Quark/Milch/Joghurt aufzuwerten. Das viel gelobte Müsli etwa stellt durch langsam anflutende Kohlenhydratträger wie Vollwertgetreide sowie hochwertige, leicht verdauliche Eiweißträger eine ideale Ergänzung dar. Die Zugabe von frischen Fürchten ermöglicht eine weitere Nahrungsaufwertung durch die damit verbundene Aufnahme von Fruchtzucker, Elektrolyten,

Spurenelementen und Vitaminen. Aufgrund der Vielfalt des vorhandenen Angebots an Früchten gibt es genügend Variationsmöglichkeiten für ein energiereiches Frühstück – auch hinsichtlich des Geschmackserlebnisses und des optischen Eindrucks.

Das Beispiel zeigt, dass eine ausgewogene Ernährung nicht mit großem Aufwand verbunden ist. Es gibt viele individuelle Möglichkeiten, durch bewusste Ernährung die Gesundheit zu erhalten oder zurückzugewinnen und in besonderen Belastungssituationen eine optimale Unterstützung der Hirnfunktionen zu gewährleisten. Das bekannte Sprichwort „Ein voller Bauch studiert nicht gern!" verweist knapp und präzise auf die wesentlichen Empfehlungen für eine Ernährung zur Optimierung der Gehirnleistung.

Ein einfaches Mittagessen, in Ruhe eingenommen, steht einem arbeitsreichen Nachmittag nicht im Weg, bestätigen Führungskräfte immer wieder. Nach einem mehrgängigen Geschäftsessen im Restaurant hängt man dagegen noch stundenlang durch.

Die Erklärung ist relativ einfach. Ein Geschäftsessen ist im Allgemeinen eine Stresssituation. In solchen Situationen sind die Nerven, die den Verdauungsapparat koordinieren sollen, nur zum Teil aktiv, während andere Bereiche wie Muskeln und Herzschlag umso angespannter sind. Ein opulentes Mahl liegt infolgedessen „wie Blei" im ausgeschalteten Verdauungstrakt. Hier hilft es, bei einem Geschäftsessen wenigstens einfache Gerichte auszuwählen – also Suppen oder gekochte, gedünstete und eingelegte Speisen, nicht jedoch Körnersalat oder andere schwer verdauliche Vollwertkost. Ein frischer Salat mit Putenstreifen hingegen ist leicht verdaulich, hat wenig Fett und bremst Sie nicht aus.

Eine reichliche und regelmäßige Zufuhr von Flüssigkeit (Wasser) ist für den Gesamtorganismus und damit auch für das Gehirn unerlässlich. Flüssigkeitsmangel schränkt die zerebrale Leistungsfähigkeit ein. Besonders auch ältere Menschen, die oft ein geringes Durstempfinden haben, sollten auf ausreichende Versorgung mit Flüssigkeit achten. Flüssigkeit und die darin enthaltenen Elektrolyte und Spurenelemente fördern die Hirnfunktionen nachweislich.

„Wasser ist das Allerbeste" – pries schon der griechische Lyriker und Sänger Pindar vor über 2500 Jahren unser wichtigstes Lebenselixier in einer seiner Oden zu Ehren der damaligen olympischen Sieger. – „Wer tief ins Glas schaut" und jeden Tag etwa einen Liter Mineralwasser trinkt, hat bereits zum Nullkalorientarif die Hälfte des täglichen Flüssigkeitsbedarfs gedeckt.

Für die ausreichende Versorgung des Körpers mit Flüssigkeit sind neben der richtigen Selbstversorgung in Einzelfällen ärztlicher Rat und ärztliche Empfehlungen einzuholen. Dies gilt besonders bei Stoffwechselerkrankungen wie dem Diabetes mellitus.

Nahrung ist mehr als die Summe ihrer Inhaltsstoffe. Wie und was Sie essen, ist daher gleichermaßen entscheidend für Ihre Fitness.

Zusammenfassend halten wir fest: Nahrung ist mehr als die Summe der Inhaltsstoffe. Qualität, Erlebnis und Wirkung einer Symphonie erklärt sich auch nicht durch die Ansammlung einzelner Töne, sondern durch die gesamte Komposition. Genauso sollten wir Nahrung verstehen. „Ein Training gustatorischer und olfaktorischer Wahrnehmungsfähigkeit befähigt dazu, Qualität und Bekömmlichkeit von Nahrungsmitteln zu erleben", sagt Professor Malte Bühring. „Ein solchermaßen intensiviertes Erleben kann zur Grundlage einer Ästhetik der Nahrungsaufnahme und einer Esskultur werden, die für die Gesundheit wahrhaft förderlich ist." *Wie* und *was* Sie essen, ist daher ganz entscheidend für Ihre Fitness. Wenn Sie sich überlegt und vernünftig ernähren, bleiben Sie leistungsfähig, gesund und fühlen sich wohl. Sie sehen besser aus, bleiben auch geistig in Form. Sie beugen vielen Krankheiten vor, nehmen das Tempo aus dem Alterungsprozess. Mit der Aussage: „Der Mensch ist, was er isst", wird die Bedeutung der Ernährung für Gesundheit und Wohlbefinden angesprochen, gleichzeitig aber auch eine krank machende Rolle von Fehlernährung mit eingeschlossen.

In unserer heutigen bewegungsfaulen Gesellschaft ist die Ernährung häufig zu energiereich und fett, dafür aber zu arm an Kohlenhydraten und einigen wichtigen Vitaminen und Mineralstoffen. Diese Ernährungsweise ist mit eine Ursache für die vielen Zivilisationskrankheiten wie Karies, Übergewicht, Darmträgheit, Fettstoffwechselstörungen, Bluthochdruck, Herzinfarkt, Schlaganfall, Gicht und Diabetes. Wie die Forschung inzwischen herausgefunden hat, spielen bei diesen Erkrankungen auch unsere Erbanlagen eine nicht unbedeutende Rolle. So ist im Wesentlichen das Zusammenspiel von Veranlagung und Umweltfaktoren Grundlage z. B. des Übergewichts. Dennoch kann man Entschuldigungen wie: „Dafür kann ich nichts, das Übergewicht ist mir in die Wiege gelegt worden", nicht gelten lassen. Es besteht immer die Möglichkeit, durch äußere

Bedingungen wie bewusste Ernährung, verbessertes Essverhalten und sportliche Aktivität das Körpergewicht positiv zu beeinflussen.

Zum Thema „Ernährung" gibt es ausgezeichnete Ratgeber, die wir im Serviceteil Seite 205 ff. aufgelistet haben und deren Lektüre wir hiermit gern empfehlen.

Aus Fehlern und Niederlagen lernen

Vieles, was Sie bisher gelesen haben, beruht auf eigenen Erfahrungen und Erkenntnissen im Umgang mit mentalen Steuerungsenergien. Damit haben wir das Geheimnis entdeckt, wie man Ausdauer auf hohem Niveau halten und Höchstleistungen erzielen kann: mit Entschlusskraft, mit Dynamik und Selbstbewusstsein, durch Aktivierung mentaler Reserven, durch Motivation und klare Zielsetzungen, mit der Kraft des Willens und – mit Schweiß.

Erfolgreiche Strategien erfordern auch entsprechende Anstrengungen, was aber nicht mit Überanstrengung verwechselt werden darf. Das richtige Ziel zu finden, das einen motiviert – und das ist im Sport nicht anders als auf der Führungsebene in einem Unternehmen –, ist eines der wesentlichen Geheimnisse des Erfolgs. Um dieses Ziel zu erreichen, braucht man ein starkes Motiv, wie z. B. einen Ironman, die Langdistanz im Triathlon, bestehend aus 3,8 km Schwimmen, 180 km Radfahren und abschließendem Laufen über die Marathondistanz von 42,2 km, unter neun Stunden zu absolvieren oder schneller als andere in eine leitende Position berufen zu werden und gleichzeitig im Sport Erfolge zu erzielen – oder z. B. den Vorsatz, für einen ganz besonderen Anlass auf die Stunde oder den Tag genau topfit zu sein.

> *»Wer sein Ziel kennt, findet den Weg.«* Laotse

Setzen Sie sich für die Realisierung Ihrer Ziele einen Termin, und halten Sie ihn ein. Die Zeit vergeht schnell, und wenn Sie durchhalten – Monat für Monat, Woche für Woche, Tag für Tag –, wird der Erfolg sichtbar. Das Ziel vor Augen motiviert Sie, aber auch schnelle Zwischenresultate bewegen Sie dazu, weiterzumachen – harte Arbeit will ja auch belohnt sein –,

Im Beruf ist es wie im Sport: Die Ampeln stehen nur für die auf Grün, die wissen, wohin sie wollen.

und doch sollten Sie Ihr Programm allmählich, aber in einem Ihnen angemessenen Rahmen steigern.

Fehler machen alle.
Wer sie jedoch als
Lernschritte sieht,
hat gute Chancen,
Fehler zu minimie-
ren und die Erfolgs-
rate deutlich
zu vergrößern.

Wenn Sie Erfolg anstreben, ist es ganz normal, dass auch Fehler – wir selbst bezeichnen sie lieber als Lernschritte – gemacht werden. Es ist falsch, sich bei jedem „Fehler" als Versager zu fühlen, auch wenn andere Sie das glauben machen möchten.

Richtig ist, dass wir in uns ein selbstkorrigierendes Lernsystem haben. Es werden so lange Fehler gemacht, bis die Fehlerquelle eindeutig erkannt ist. Dann setzen Korrekturen ein. Es gibt immer weniger Fehler, die Erfolgsrate steigt.

Wer im Lebensunternehmen gewinnen will, kann nicht früh genug lernen, auch mit Niederlagen umzugehen. Kein Mensch vermag die Beziehungen zu sich, zu seinem Lebenspartner, zu seiner Familie und als Vorgesetzter zu seinen Mitarbeitern so perfekt zu gestalten, dass ihm Fehler, Konflikte und auch die eine oder andere Niederlage erspart blieben.

Niemand ist gegen Niederlagen gefeit, jeder Mensch scheitert im Lauf seines Lebens mehrere oder viele Male. Aber wir haben auch das Privileg und die Mittel, nach eigenem Belieben in der einen oder anderen Weise darauf zu reagieren. Umstände, die nicht in unserem Einflussbereich liegen und die sich unseren Kontrollmöglichkeiten entziehen, können manchmal zu einer Niederlage führen. Es gibt jedoch keine Umstände, die dauerhaft verhindern können, dass wir auf eine Niederlage in einer Weise reagieren, die dem eigenen Wohl am besten dient.

»Eine stolz getragene
Niederlage ist auch ein
Sieg.« Marie von Ebner-Eschenbach

Eine Niederlage ist nicht selten ein verhüllter Segen, denn sie öffnet die Tür zu neuen Chancen und vermittelt nützliches Wissen über die Realitäten des Lebens – wenn auch durch Fehlschläge, schmerzhafte Erfahrungen oder durch Irrtum.

Wie sehr im Umgang mit Niederlagen gerade Sport eine ausgezeichnete Schule für das Leben sein kann, veranschaulicht besonders eindrucksvoll Kurt Bendlin, ehemaliger zweifacher Weltrekordler sowohl im internationalen Fünfkampf als auch im Zehnkampf, der auch heute noch mit beiden Beinen im Leben steht. Wie die Niederlage bei der Olympiade in Mexiko-

City zu seinem größten Lehrstück wurde, schilderte Kurt Bendlin jüngst als Antwort auf die Frage nach dem Sinn des Lebens. Diese Schilderung ist in unseren Augen ein brillantes Lehrstück, das wir gerne auch an unsere Leser weitergeben möchten:

Wie die größte Niederlage eines Weltrekordlers im Zehnkampf zum Lehrstück für sein Leben wurde.

„Gewinnen heißt, sein Ziel erreicht zu haben. Wenn ich antrat, wollte ich immer gewinnen. Und ich habe einfach immer das Beste gegeben von Anfang bis Ende. Ich empfand meinen Körper wie einen Transformator, einen Hochspannungsmast, den ich aufgeladen habe, in dem ich Spannung sammelte. Ich habe es einfach gut gelernt.

Strahlen aus der zweiten Welt habe ich das genannt, aus dem Universum, indem ich mich innerlich geöffnet habe, innerlich auch die Arme ganz weit gemacht habe, und ich habe durch die Hitzewallung und Strahlung meinen Körper so zum Glühen gebracht, dass ich das in der Disziplin in den Moment der Explosion übertragen habe.

Das ist sehr schön. Das ist, als wenn tausend Blitze den Körper treffen, das sind riesige Wallungen von Gänsehaut. Ich nenne das die Bereitschaft sich hinzugeben. Vor allem beim 400-m-Lauf. Das ist natürlich auch die Angst, denn an die Grenze zu gehen und über die Grenze zu gehen bedeutet nicht nur Schmerzen aushalten bis zu einem Punkt, wo Schmerzen nicht mehr stattfinden, sondern wo sie auch, zumindest im Hochleistungsbereich, wie ich ihn erlebt habe, den Körper verlassen und nebenherlaufen, in Zeitlupe. Das ist ganz komisch, aber als ich das erste Mal dieses Gefühl hatte, war ich total irritiert, weil ich das Gefühl hatte, auch nicht mehr in meinen Körper zurückkehren zu können. Man läuft in einem inneren, friedlichen, harmonischen Gleichgewicht weiter, und von außen sieht das total verzerrt aus und wahrscheinlich schmerzvoll für den Zuschauer, aber für einen selbst ist das nicht so, für mich ist es die tiefste körperliche Erfahrung von Sinnhaftigkeit.

Die Leute, meine Konkurrenten waren immer irritiert. Sie haben mich ‚das Tier' genannt. Ich weiß nicht, warum. Vielleicht, weil ich immer siegte, weil ich einfach anders war.

Die Olympiade in Mexiko-City 1968 war was anderes, da bin ich Dritter geworden. Da habe ich es einfach nicht ge-

Kurt Bendlin:
„... Ich glaube, dass
ich viel mehr aus
mir herausholen
konnte als die ande-
ren ... Auf einmal
war ich Weltrekord-
ler, alle Medien
stürzten sich auf
mich, alle Menschen
hielten mich für
einen Über-
menschen ..."

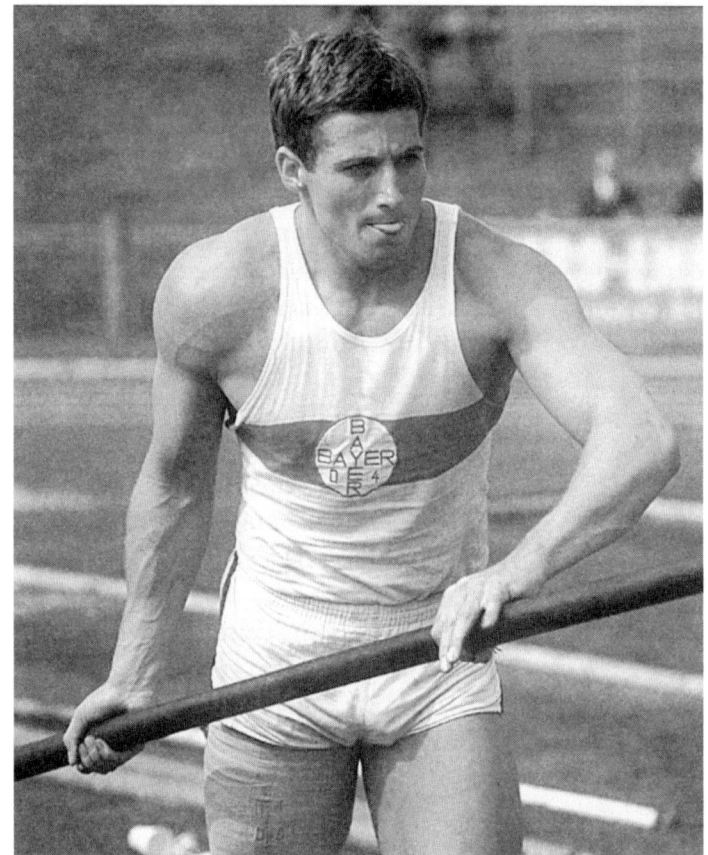

schafft. Da war ich Weltrekordler, Favorit. Alle Zehnkämpfer der Welt hatte ich zuvor mit Hunderten von Punkten geschlagen. Und es war für mich wie ein Abhaken. Ich fuhr nach Mexiko, um diesen Olympia-Sieg abzuhaken. Aber ich bin nur Dritter geworden. Ich hatte sechs Wochen vorher einen Muskelriss im Oberschenkel bekommen, sodass man zwei Finger da reinlegen konnte in den Oberschenkelbeuger.

Ich konnte also diesen Zehnkampf nicht gewinnen. Mit einem Schlag war das klar. Drei von den sechs Wochen habe ich im Bett gelegen, und dann bin ich aufgestanden. Mein Freund Werner von Moltke, mein Zehnkampfkollege, hat mir immer Essen gebracht. Es ist natürlich ein Wahnsinn, in der Höhenluft von 2600 m dann zu sagen: Jetzt mache ich den Zehnkampf trotzdem.

Und dann bin ich in diesen Zehnkampf reingegangen, obwohl ich nicht wusste, ob ich überhaupt 100 m durchhalten würde mit dieser Verletzung. Und am ersten Tag lag ich dann auch an siebter Stelle, und es war aussichtslos. Aber ich habe dann nicht aufgegeben. Am zweiten Tag bin ich immer näher rangekommen und war fast schon wieder dabei, Olympia-Sieger zu werden. Ich habe dann jedoch bei 1500 m keine Kraft mehr gehabt in dieser Höhe von Mexiko und bin dann nur Dritter geworden. Aber für mich war es der größte Wettkampf, den ich je gemacht habe.

Die Hoffnung nie aufgeben – auch nicht in ausweglosen Situationen. Wer wieder aufsteht, auch wenn er ganz unten ist, und sich selbst besiegt, kann nur gewinnen. Wahre Sieger im Lebensunternehmen geben deshalb nie auf.

Vor allen Dingen habe ich da gelernt, zu verlieren und daraus noch das Beste zu machen. Vor mir selbst war ich also ein Gewinner. Ich habe auch nie wieder mehr aus mir herausholen können als in diesen zwei Tagen. Es war wirklich mein größter Sieg über mich selbst und meine größte Leistung, und es war mir vollkommen egal, was die Medien dazu gesagt haben. Sie haben es runtergespielt, sie haben gesagt: Der Favorit ist nur Dritter geworden, aber sie wussten ja nicht, dass ich mit dieser Verletzung in die Wettkämpfe hineingegangen bin. Mexiko, das war eine Lehrstunde für mein Leben. Da habe ich gelernt, die Hoffnung nicht aufzugeben. Ich bin aufgestanden, obwohl ich ganz unten war. Mir, der ich bisher nur Siege kannte, war auf einmal klar: Du kannst nicht gewinnen, du verlierst. Aber jetzt machst du das Beste daraus. Und das war eine Lehrstunde für mein Leben insofern, als ich auch in aussichtslosen Situationen nicht aufgebe. Ich habe das vollständig in mein Leben hineingenommen, dass ich nicht aufgegeben habe, sondern aus einem schlechten Tag einfach noch einen guten gemacht habe. Ich habe gelernt, dass sich in der Niederlage ein tiefer Lebenssinn verbirgt. Zusammenfassend kann ich sagen:

Sport ist einer der wichtigsten Lehrmeister für das Leben, weil man lernt zu verlieren. Verlieren hat mich stark gemacht, weil ich gelernt habe, aus allem das Beste zu machen. Und ich habe die Gebrauchsanweisung, wie ich wieder aufstehen kann. Ich habe meine Klarheit gefunden. Oder ich kann auch sagen: meine Wahrheit. Wenn es um den Sinn des Lebens geht, heißt das für mich, dass mein Leben klar strukturiert ist, dass ich einfach sehr gelassen bin für den Rest meines Lebens. Gelas-

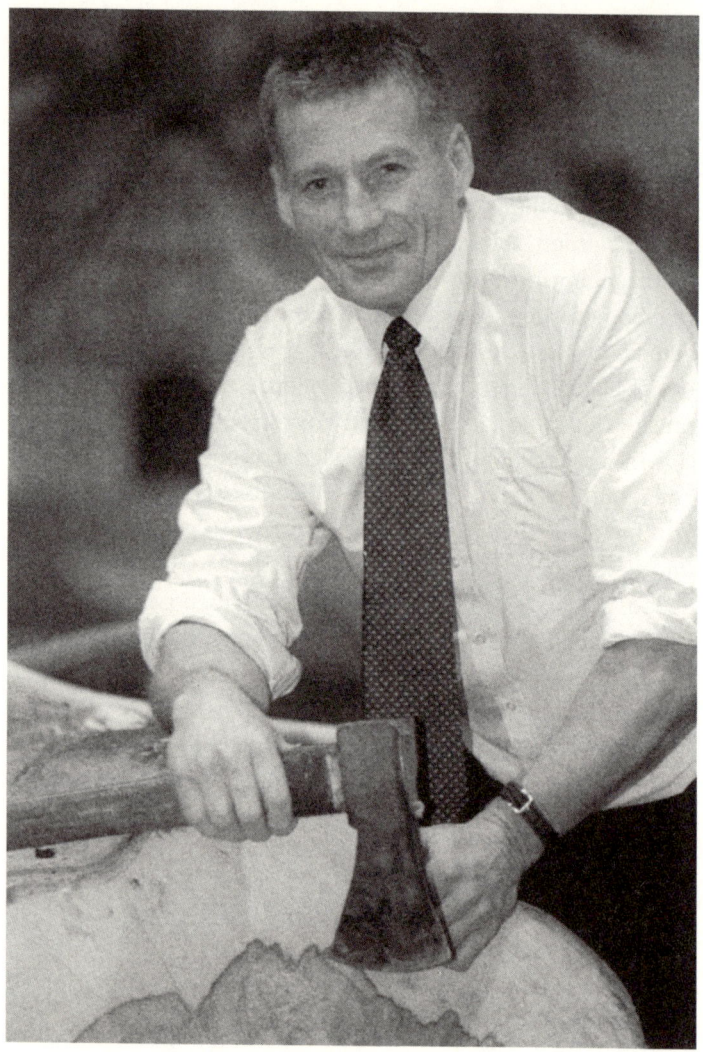

Kurt Bendlin:
„... Sport ist einer
der wichtigsten
Lehrmeister für das
Leben, weil man
lernt zu verlieren.
Verlieren hat mich
stark gemacht, weil
ich gelernt habe,
aus allem das Beste
zu machen ..."

sen insofern, als ich meine: Es ist so viel passiert, so eine Mischung aus Himmel und Hölle, dass ich daraus Kraft geschöpft habe und Mut.

Denn die größte Gefahr ist ja darin zu sehen: Wenn man nur siegreich ist, dann ist man nicht mehr hungrig. Und das Entscheidende bei allem ist, dass man das, was man tut, mit ganzem Herzen machen muss. Dieses Scheitern sensibilisiert auch für den Sieg, es bringt Erneuerung für einen anderen, neuen Sieg, der nicht in Punkten zu messen ist."

Das Leben zu seinem höchsten Wert steigern

„Die Grundidee des Guten ist, das Leben zu seinem höchsten Wert zu steigern." In diesen Worten von Albert Schweitzer liegen Erkenntnis, Aufforderung und Zielsetzung lebensrichtigen Verhaltens – die Basis für ein Gewinner-Management im besten Sinn des Wortes. Es geht dabei nicht um das Erreichen eines absoluten, ein für allemal zementierten Erfolgs, sondern vielmehr um den ständigen Prozess des Auffindens stets erfolgreicherer Lösungen, Strategien, Aktivitäten – eines Prozesses, der das Leben an sich zu seinem höchsten Wert weiterentwickelt.

Auf der soliden Basis eines Gewinner-Managements lässt sich Ihr Lebensunternehmen zu seinem höchsten Wert steigern.

Erfolg ist in unserer Gesellschaft mit Normvorstellungen belegt, die durchaus neu zu überdenken sind. Wir jedenfalls meinen, dass es schon als Erfolg zu bezeichnen ist, wenn Sie eine Meinungsverschiedenheit beilegen konnten, einem anderen Menschen die Hand zur Versöhnung reichen, eine charakterliche Schwäche überwinden oder belastende Gemütszustände auflösen. Orientieren Sie sich nicht so sehr an den von den Medien verbreiteten Erfolgsnormen. Legen Sie Ihre eigene Richtschnur fest! Schaffen Sie sich kleine Etappen. Dann haben Sie mehrere Erfolgserlebnisse, mit denen Sie so viel Energie in Ihr System bringen, dass Sie ganz sicher auch Ihre großen Ziele erreichen. Lassen Sie uns auch das mit einem anschaulichen Beispiel belegen. Hubert Schwarz, Extremsportler und Manager mit großem sozialen Engagement, soll hier zu Wort kommen:

„Was ich persönlich im Sport erprobt und immer weiter ausgebaut habe, wollte ich auch in meiner unternehmerischen Entwicklung versuchen. Als Resümee weise ich in meinen Vorträgen gerne auch darauf hin, dass die Gesetzmäßigkeiten immer dieselben sind. In der Familie, in der Freizeit, im Beruf oder im Unternehmen. Das meiste spielt sich im Kopf ab. Was ich mir nicht vorstellen kann, werde ich auch nicht erreichen. Mein fester Glaube an mich und an meine Fähigkeiten sind Grundlage für mein Weiterkommen. Wenn ich nach Lösungen nicht stets bei anderen suche, sondern immer zuerst bei mir beginne, habe ich etwas Wesentliches verstanden. Meine eigenen Gedanken sind es, die mich beschränken

Ein Extremsportler und Manager sieht auf sein bisheriges Leben zurück und zeigt wegweisende Perspektiven auf.

»Wir verlangen, das Leben müsse einen Sinn haben – aber es hat nur ganz genau so viel Sinn, als wir selber ihm zu geben imstande sind.«   Hermann Hesse

oder mir neue Möglichkeiten eröffnen.

Ein weiterer wesentlicher Faktor meines persönlichen Erfolgs ist mein soziales Engagement. Zusammen mit meiner Frau Renate habe ich die Hubert-Schwarz-Stiftung gegründet, und im Frühjahr 2002 durften wir das erste Hubert-Schwarz-Kinderdorf in Rumänien eröffnen. Als Partner haben wir hier die Kriegskindernothilfe Roth e. V., die seit vielen Jahren sehr engagiert und erfolgreich Hilfsprojekte in Krisengebieten organisiert und auch Träger mehrerer Kinderhäuser ist. Gemeinsam können wir 100 Waisen- und Straßenkindern eine Zukunft ermöglichen.

Diese Arbeit gibt mir sehr viel Kraft und Energie zurück, denn es ist ein wunderbares Gefühl, wenn man seine Erfolge nicht nur für sich lebt, sondern anderen dadurch helfen kann. Viele Menschen geben uns Spenden und unterstützen unser soziales Engagement, geben mir und meiner Frau eine sehr hohe Anerkennung und schenken uns ihr Vertrauen. Jede eingehende Spende für unsere Stiftung, jedes Engagement ehrenamtlicher Helfer werte ich als Anerkennung meiner Leistungen, was mich noch mehr anspornt. In nur $1^1/_2$ Jahren sind über $1^1/_2$ Mio. Euro Spenden eingegangen, und es ist weitere Unterstützung erfolgt. Das ist für mich mehr Auszeichnung als alle Pokale und Urkunden."

Wenn Sie die Absicht haben, neue berufliche oder private Herausforderungen anzunehmen, im Sport oder wo auch immer Ihre Grenzen ausloten möchten – arbeiten Sie nicht immer nur daran, das nächste Ziel auf Ihrem Lebensweg zu erreichen. Beschäftigen Sie sich gleichzeitig damit, neue Wege zu finden, die nicht nur Sie allein voranbringen. Wer spürt, dass er in dem, was er tut und wie er es tut, Erfolg hat – möglicherweise sehr viel mehr Erfolg als andere – wird ein seltsames Phänomen erleben. Zunächst wird er versuchen, seine Erfolge zu steigern. Er wird sie ausloten bis zu den Grenzen, um dann wiederum diese Grenzen mehr und mehr zu verschieben.

▨ Serviceteil

Stressmanagement und Fitness von A bis Z

Wenn es um die erstrebenswerte Work-Life-Balance geht, werden uns im Rahmen unserer Vortrags- und Coachingtätigkeiten immer wieder Fragen gestellt, die zeigen, dass im Hinblick auf die sportliche Praxis verbunden mit dem Ziel, optimale Fitness zu erreichen und zu erhalten, viele Begriffe nicht klar oder falsche Vorstellungen damit verbunden sind. Ähnliches gilt auch für Prävention sowie Erkenntnisse aus der Stressforschung und ihrer praktischen Umsetzung in einem effizienten Stressmanagement. Deshalb geben wir hier zusätzliche Orientierungshilfe.

Adaptationssyndrom
Der kanadische Arzt Hans Selye prägte die Stressforschung entscheidend, indem er 1936 vor allem auf die Krankheitsbedeutung der Stressreaktion aufmerksam machte und als Erster die zentrale Rolle der Hormone bei der Stressreaktion beschrieb. Schließlich definierte der Forscher Stress als eine Anpassungsreaktion des Körpers auf jegliche Beanspruchung (Stressor). Er teilte diese Reaktion auf einen Stressor in drei Stadien ein (Adaptationssyndrom):
- Alarmstadium mit beginnender Adaptation (Anpassung) nach initialer Schockwirkung;

- Widerstandsstadium gekennzeichnet durch Abwehr mit voller Adaptation und erhöhter Widerstandskraft;
- Erschöpfungsstadium bei zu langer Einwirkung Stress auslösender Faktoren; Auftreten von Krankheiten als Zeichen mangelnder Anpassung des Körpers an die Beanspruchung.

Adipositas
Fettsucht oder Fettleibigkeit, die mit professioneller Hilfe behandelt werden muss, denn selbst ernannte Gurus und Crash-Diäten sind bei krankhaftem Übergewicht gleichermaßen fehl am Platz! Meistens entsteht eine Adipositas dadurch, dass mit der Nahrung ständig erheblich mehr Kalorien zugeführt als durch körperliche Aktivität verbraucht werden. Es gibt aber auch Stoffwechselstörungen, die zu Adipositas führen können. Sie ist ein erheblicher Risikofaktor für Herz-Kreislauf-Erkrankungen, verknüpft mit erhöhtem Blutdruck und ist ab einem BMI (Body-Mass-Index, siehe dort) von 40 und mehr mit der Prognose vorzeitiger Sterbewahrscheinlichkeit verbunden.

Adrenalin
Hormon, das in der Nebenniere gebildet und bei Bedarf ins Blut ausgeschüttet wird. Dies ist vor allem in Stresssituationen der Fall. Durch das ausgeschüttete Adrenalin wird der Herz-

schlag beschleunigt, der Blutdruck steigt, die Atemfrequenz nimmt zu und der Blutzuckerspiegel wird erhöht. Der Körper wird dadurch in einen Zustand erhöhter Alarmbereitschaft versetzt. Tiere werden durch diese Reaktion in Belastungssituationen in die Lage versetzt, mit maximaler Leistungsfähigkeit zu kämpfen oder zu fliehen. Die durch das Stresshormon Adrenalin zur Verfügung gestellte Zusatzenergie ist danach verbraucht und der Körper kehrt in den Ruhezustand zurück. Beim Menschen wird dagegen der Stress, präzise gesagt die Stressreaktion, häufig nicht mehr körperlich abgebaut.

Aerob
Eigenschaft von Prozessen, deren Ablauf von der Verfügbarkeit von Sauerstoff abhängig ist.

Aerobe Fitness
oder aerobe Leistungsfähigkeit bezeichnet in der Sportmedizin die Fähigkeit, die für körperliche Anstrengungen benötigte Energie durch die Verbrennung von Kohlenhydraten und Fetten unter Ausnutzung von Sauerstoff bereitzustellen. Somit ist eine gute aerobe Fitness mit einer guten Ausdauerleistungsfähigkeit kombiniert.

Aerobes Training
Training auf der Basis von aeroben (siehe dort) Belastungen mit dem Ziel, die aerobe Kapazität, aerobe Ausdauer und aerobe Leistungsfähigkeit zu verbessern. Am effektivsten wirkt zwar ein Training

im Bereich von 90 bis 100 % der maximalen Sauerstoffaufnahme (siehe dort), wobei man aber nicht übersehen darf, dass jeder Trainingseffekt auch vom individuellen Trainingszustand abhängt. Einsteiger sowie Breiten- und Gesundheitssportler sollten die Belastungen vorwiegend im aeroben Trainingsbereich durchführen, was im Allgemeinen 50 bis 55 % der maximalen Sauerstoffaufnahme oder 70 % der maximalen Herzfrequenz (siehe dort) entspricht. Entgegen der Meinung mancher Fachleute können Belastungen längerer Dauer und niedrigerer Intensität nämlich zu gleich großen Effekten führen wie ein hochintensives Training, das vor allem bei Einsteigern das Risiko des Übertrainings (siehe dort) vergrößert.

Alltagsstress
Alltagsstress kann das seelische Erleben, besonders das Fühlen stark beeinträchtigen. Zum Alltagsstress zählen Überforderungen, Verluste, Niederlagen, quälende Ereignisse, Zeitdruck, Eile und Hetze, unangenehme Überraschungen, Meinungsverschiedenheiten, Erwartung schwieriger Situationen. Summieren sich diese Belastungen, wird nicht nur die Lebensqualität stark eingeschränkt, sondern es werden auch körperliche Vorgänge erheblich beeinträchtigt, sodass es zu Krankheiten kommt. Stress und seine Folgen begleiten uns zwar von der Wiege bis zur Bahre, aber wir können mit dem richtigen Antistresstraining (siehe dort) auch eine ganze Menge dagegen tun.

Anaerob
Ohne Sauerstoff. Begriff, der Prozesse kennzeichnet, deren Verlauf nicht von Sauerstoff abhängig ist.

Anaerobe Belastungen
Bezeichnet Belastungen von kurzer Dauer, für die kein Sauerstoff als Wirkmechanismus verfügbar sein muss, sondern Kreatinphosphat und/oder Glykogen (siehe dort) in den Muskeln, wie z. B. für Gewichtheben, Sprint und für Wurfsportarten, die typisch sind für anaerobe Belastungen.

Anaerobe Dauerleistungsfähigkeit
Maximale Leistung, die etwa 90 Sekunden lang erbracht werden kann.

Anaerobe Kapazität
Gesamtmenge an Energie, für deren Bereitstellung kein Sauerstoff erforderlich ist, also vom anaeroben Energiesystem (siehe dazu auch „Laktat" und „Laktatanalyser") bereitgestellt werden kann.

Anaerobe Kurzzeitleistung
Maximale Belastung, die man innerhalb von zehn Sekunden erbringen kann.

Anaerobe Schwelle
Grenzbelastung, bei der das Gesamtsystem Körper die erforderliche Energie noch aerob bereitstellt. Bereits entstehendes Laktat (siehe dort) wird in gleichem Maße eliminiert (fachsprachlich als „Laktat-steady-state" bezeichnet). Zur Bestimmung des Schwellenwertes be-

dient man sich der Atemminutenvolumenmethode (siehe dort) oder der Stoffwechselmethode. Die Laktatschwellenwerte sind individuell und liegen bei Austrainierten niedriger als bei Untrainierten. Die erbrachte Leistung ist jedoch höher.

Angina pectoris
Durch verengte Herzkranzgefäße wird der Herzmuskel nicht mehr ausreichend mit Sauerstoff und Nährstoffen versorgt. Die Folge sind plötzlich einsetzende, Sekunden bis Minuten anhaltende Schmerzen in der Brust, in den Schultern oder im linken Arm, manchmal auch im Hals oder Unterkiefer. Statt als Schmerz wird die Angina pectoris auch häufig als Brustenge erlebt. Für Laien ist die Angina pectoris, die einige Mediziner auch als „Managerkrankheit" bezeichnen, nur schwer von einem Herzinfarkt zu unterscheiden, wenn sie erstmalig auftritt. In jedem Fall sollte sofort ein Arzt konsultiert werden.

Antistresstraining
Damit kann Alltagsstress (siehe dort) wirkungsvoll abgebaut werden. Dabei geht es vor allem darum, die individuelle StresseEmpfindlichkeit so weit abzubauen, dass uns nicht jede Belastung des Alltags gleich umwirft. Man wählt aus bewährten Übungen zur Entspannung (siehe dort) die Methoden aus, die auf Anhieb zusagen. Man bleibt dabei, wenn sie sich bewähren, und entscheidet erst später, welche Übungen

man auf Dauer beibehalten will. Die Art der Übungen führt aber nicht in erster Linie zum Trainingserfolg. Es kommt vielmehr darauf an, jeden Tag an sich selbst zu arbeiten – lebenslang. Denn Stress ist ein ständiger Begleiter, dem wir nicht ausweichen können.

Aquajogging
Die positiven Effekte des Joggings für das Herz-Kreislauf-System werden damit ebenfalls erreicht. Man steht beim Aquajogging aufrecht im tiefen Wasser und läuft auf der Stelle, ohne den Boden des Schwimmbeckens zu berühren. Ein Auftriebsgürtel verhindert das Untergehen. Da beim Aquajogging die Gelenke nicht belastet werden, ist es eine ideale Trainingsmethode für alle, die noch unter Übergewicht oder Adipositas leiden. In einem Pilotprojekt der von der Arzneimittelfirma Boehringer Ingelheim geförderten „Initiative Zweite Lebenshälfte" wurde gezeigt, dass bislang völlig Untrainierte und Übergewichtige durch Aquajogging zu regelmäßiger körperlicher Aktivität und Sport motiviert werden konnten.

Arteriosklerose
oder Arterienverkalkung ist die häufigste Erkrankung der Arterien, die das Blut vom Herzen in den Körper leiten. In ihrem chronischen Verlauf führt sie zu entzündlichen Veränderungen in den Wänden der Blutgefäße. Die Gefäßwände verhärten sich, verlieren ihre Elastizität und werden durch Ablagerungen verengt. Eine Reihe von Fakto-

ren ist an der Verursachung von Arteriosklerose beteiligt: zu fettreiche Ernährung, Rauchen, Zuckerkrankheit Fettstoffwechselstörungen, Übergewicht, Bluthochdruck, rheumatische Erkrankungen, Bewegungsmangel und höheres Lebensalter. Die gefährlichsten Folgen der Arteriosklerose sind Herzinfarkt, Schlaganfall und periphere arterielle Verschlusskrankheit (siehe dort).

Atemminutenvolumenmethode
Methode zur Bestimmung der anaeroben Schwelle (siehe dort), wobei die Zunahme des Atemminutenvolumens – das ist die Luftmenge, die pro Minute ein- und ausgeatmet und im Allgemeinen als die Ausatmungsmenge gemessen und nach einer bestimmten Gleichung angegeben wird – während eines ansteigenden Belastungstests auf einem Laufband oder einem Fahrradergometer bestimmt wird. Die Belastungsintensität, ab der die Atmung überproportional ansteigt, wird als die Intensität bezeichnet, die der anaeroben Schwelle entspricht oder geringfügig darüber liegt.

Augenblickssituation
Die Stressempfindlichkeit hängt nicht nur von der Veranlagung, sondern insbesondere vom Ermüdungsgrad und vom Gesundheitszustand ab, der Augenblickssituation. Das bestätigt auch die tägliche Erfahrung und markiert zugleich den hohen Stellenwert, der Entspannung und Ausgeglichenheit zukommt. Was im entspannten und aus-

geglichenen Zustand kaum anstrengt oder uns aufregt, kann z. B. bei starker Ermüdung zum massiven Stressor werden.

Ausdauerleistungsfähigkeit
Bezeichnet in der Sportmedizin die Eigenschaft, eine definierte körperliche Anstrengung, z. b. auf dem Fahrradergometer oder auch beim Laufen und anderen Ausdauersportarten, ohne muskuläre Ermüdung durchzuhalten.

Autogenes Training
Seinem Wesen nach ist das autogene Training eine Selbsthypnose (Beispiel: „Mein rechter Arm wird ganz schwer"). Durch gezielte Übungen werden ein hypnotischer Ruhezustand und Entspannung erreicht, die ein „Umschalten" des gesamten Organismus ermöglichen. Die positiven Wirkungen zeigen sich am auffälligsten in einer Steigerung der geistigen und körperlichen Frische und Leistungsfähigkeit.

Autosuggestion
Selbsteinredung durch unbewusste, aber auch bewusste Beeinflussung der eigenen Vorstellungen und Urteile (siehe dazu als Beispiel den Power-Monolog auf Seite 51). Mit Autosuggestion lässt sich die Affektivität lenken, das Selbstbewusstsein ebenso wie das Selbstwertstreben heben.

Belastungsintensität
Bezeichnung für die Stärke eines Reizes (siehe dort) oder der Menge an Arbeit pro Zeit, die innerhalb einer Trainingseinheit absolviert wird. Im Ausdauer- und Schnelligkeitstraining ergibt sich die Belastungsintensität aus der Geschwindigkeit und Häufigkeit der Trainingsläufe. Für das Krafttraining wird die Belastungsintensität von der Größe des Widerstands bestimmt, gegen den die Bewegung ausgeführt wird (siehe dazu auch „Individuelle Trainingssteuerung" Seite 107 ff.).

Betacarotin
Gelber Farbstoff in Nahrungsmitteln wie Möhren, Aprikosen und Mangos. Betacarotin zählt zur Gruppe der Antioxidantien, die im Körper die gefährlichen Freien Radikale (siehe dort) abfangen. Bei Bedarf kann Betacarotin im Körper in Vitamin A umgewandelt werden.

Bewegungsmangel
Wer sich nicht bewegt, hat es außerordentlich schwer, körperlich und seelisch im Gleichgewicht zu bleiben. Schon ein Hauch von Stress kann umwerfen. Man entwickelt vegetative Störungen wie Schlaflosigkeit, Müdigkeit, Abgespanntheit, Nervosität usw. Kreislaufbeschwerden stellen sich ein, es kommt zur so genannten vegetativen Dystonie (siehe dort). Auch der Blutdruck steigt oft an. Arteriosklerose und Adipositas werden gefördert. Bewegung aber wirkt beiden entgegen. Wer sich nicht bewegt, bekommt auch eher einen Herzinfarkt oder Schlaganfall als der Sporttreibende. Jedes vernünftige Bewegungstraining ist daher von doppeltem Nutzen: Es ist

ein Antistress- und zugleich ein Gesund-
heitstraining.

Bewusstes/Unterbewusstes/Unbewusstes
Von den meisten Psychologen ist heute
die Tatsache akzeptiert, dass unser Bewusstsein in Schichten organisiert ist.
Das „Bewusste" ist in der äußersten
Gehirnschicht lokalisiert. Hier sind unsere Gedanken und Wahrnehmungen,
die wir uns jederzeit leicht bewusst machen können. Das „Unterbewusste" entspricht den Wahrnehmungen und Gedanken, Gefühlen und Erinnerungen,
derer wir uns nur mit einer gewissen
Anstrengung bewusst werden können,
z. B. in einer Psychotherapiesitzung. Das
„Unbewusste" ist eine tiefere Schicht
des Unterbewussten. Hier sind die le-
benssteuernden Systeme und Haltun-
gen „abgelegt". Die tiefste Schicht des
Unbewussten ist das von C. G. Jung beschriebene „kollektive Unbewusste". Seinen Struktur- bzw. Prägungselementen
schrieb Jung wegweisende Bedeutung
im jeweiligen Prozess der Selbstwer-
dung zu, in dessen Verlauf sich die In-
dividualität verfestigt bzw. die Unterschiede zu anderen sichtbar werden. Da
die Kommunikation innerhalb dieser
tiefsten Schicht des Unbewussten durch
Symbole stattfindet, die in allen Kultur-
und Sprachgebieten gleich sind, bezeich-
nete er sie als „kollektiv".

Bioflavonoide
Chemische Stoffgruppe, die in Früchten, wie z. B. Zitronen, Pflaumen, Grape-
fruits, Kirschen, Brombeeren, schwar-
zen Johannisbeeren, aber auch in Buch-
weizen, schwarzem Tee und Kohl enthalten sind. Bioflavonoide zählen zur
Gruppe der Antioxidantien, die im Körper die gefährlichen Freien Radikale
(siehe dort) abfangen.

Biologische Verfügbarkeit
Maß für die Nutzbarkeit bestimmter
Nahrungsbestandteile für den Körper in
Abhängigkeit vom Nahrungsmittel. Eine hohe biologische Verfügbarkeit bedeutet dabei, dass der Körper die Nährstoffe leicht aus der Nahrung herauslö-
sen und für den Stoffwechsel nutzen
kann. So ist z. B. das Eisen aus Fleisch
biologisch besser verfügbar als das aus
Gemüse – was aber nicht zu übermäßigem Fleischverzehr animieren sollte.

Biorhythmus
Ein ausgewogener Tagesrhythmus trägt
viel zu einem gesunden Lebensrhythmus, dem „Biorhythmus", bei, unserer
„inneren Uhr". Im Allgemeinen erreicht
unsere Leistungsfähigkeit zwischen 8.00
und 11.00 Uhr einen Höchstwert, um
dann bis etwa 14.00 Uhr abzusinken.
Etwa zwischen 15.00 und 21.00 Uhr ist
wiederum ein Leistungsanstieg zu ver-
zeichnen. Danach fällt die Kurve steil
ab und erreicht gegen 3.00 Uhr morgens einen Tiefpunkt. Natürlich gibt es
wie in allen Lebensbereichen auch hier
Ausnahmen – die so genannten „Mor-
genmuffel" ebenso wie erklärte „Nacht-
menschen". Wer seinen Biorhythmus
genau kennt, kann ihn als wichtige Pla-
nungshilfe einsetzen. Denn mit Hilfe

des Biorhythmus ist es möglich, die verschiedenen Leistungsschwankungen der persönlichen Leistungsfähigkeit im Voraus entsprechend zu berücksichtigen und dadurch insgesamt eine höhere Effektivität sicherzustellen. Tipp: Entdecken Sie Ihren persönlichen Biorhythmus und berücksichtigen Sie ihn entsprechend. Sie können dadurch den Wechsel zwischen Arbeit und Pause, Spannung und Entspannung besser abstimmen und gewinnen so Vorteile, Ihre Ziele noch besser zu erreichen.

Blutlaktat
Im Blut gelöstes Salz der Milchsäure. Die Messung der Blutlaktatkonzentration unter Belastung ist eine wichtige Methode zur Erfassung der aeroben und anaeroben Kapazität (siehe dort).

Blutzucker
Glukosegehalt des Blutes. Die mit der Nahrung aufgenommenen Kohlenhydrate werden im Verdauungstrakt aufgenommen und verarbeitet, ein Hauptvertreter der dabei entstehenden Stoffe ist Glukose. Bereitstellung und Verarbeitung der Glukose als Energielieferant und Energiespeicher im Körper werden durch einen komplizierten Stoffwechselmechanismus ermöglicht, wobei Glukosebereitstellung und Glukosespeicherung fein aufeinander abgestimmt sind. Praktisch überall, wo im Körper Energie benötigt wird, ist der Zuckerstoffwechsel beteiligt. Ein krankhaft verminderter Blutzuckerspiegel wird als Hypoglykämie (siehe dort) bezeichnet.

Body-Mass-Index (BMI)
Maß für die Normal-, Über- und Untergewichtigkeit. Der BMI errechnet sich nach der Formel Gewicht in Kilogramm durch das Quadrat der Körperlänge in Meter. Die Normalwerte betragen für Frauen 20 bis 24, für Männer 20 bis 25. Ein Übergewicht besteht bei einem BMI über 24 bzw. 25, bei einem BMI über 30 liegt eine behandlungsbedürftige Adipositas (siehe dort) vor.

Brennwert
oder Energieäquivalent bezeichnet den Energiegehalt der unterschiedlichen Nahrungsbestandteile. Je höher der Brennwert, desto größer ist die Energiemenge, die der Körper aus der Verwertung des Nahrungsbestandteils ziehen kann. Üblicherweise wird der Brennwert in Kalorien pro Gramm Nährstoff angegeben. Dieser Wert liegt für Kohlenhydrate und Eiweiße bei 4 kcal/g, für Fette bei 9 kcal/g.

Burnout-Syndrom
Ausgebranntsein, entsteht meist als Resultat von chronischem Stress, der nicht abgebaut wird. Im Sport wird der Begriff benutzt, wenn die Fähigkeiten von Sportlern oder Trainern, schwierige Situationen zu meistern, nicht mehr ausreichend sind.

Bürostress
Bürostress kann seelisch und körperlich krank machen. Wenn die Arbeitsinhalte nicht stimmen, das Betriebsklima schlecht ist und die Arbeit ständig

unterbrochen wird, können sich viele Beschwerden von Migräne über Herz-Kreislauf-Erkrankungen bis zum Burnout-Syndrom (siehe dort) einstellen. Das ermittelte sehr präzise jüngst eine Arbeitsgruppe an der TU Berlin. Vor allem Frauen sitzen an Arbeitsplätzen, wo sie oft die Hälfte der Arbeitszeit damit verbringen, sich nach Unterbrechungen wieder in die jeweiligen Vorgänge hineinzudenken. Diese ständigen Unterbrechungen durch Telefonate, durch unzureichende, fehlerhafte Information, durch technische Probleme, am Faxgerät, am PC oder am Kopierer haben weitreichende Auswirkungen: Arbeitsunlust, innere Kündigung, Fehlzeiten, „Blaumachen" sind häufig die Folge. Weisungsgebundene Beschäftigte sind besonders stressanfällig! Führungskräfte tun gut daran, Eigeninitiative und Eigenverantwortung ihrer Mitarbeiter zu fördern.

Carotinoide
Gelbe und rote Farbstoffe in Pflanzen. Eines der Carotinoide ist Betacarotin (siehe dort), das zu den Antioxidantien zählt. Andere Carotinoide sollen ähnlich günstige Eigenschaften haben.

Cholesterin
Ist ein lebenswichtiger Bestandteil aller Zellen sowie ein Baustein für bestimmte Hormone (die so genannten „Steroidhormone" wie Geschlechtshormone und Adrenalin). Das im Körper befindliche Cholesterin entstammt zwei Quellen: Zum einen wird es mit der Nahrung über tierische Lebensmittel aufgenommen, zum anderen produziert der Körper selbst Cholesterin. Eine langfristig erhöhte Zufuhr oder Produktion von Cholesterin führt über erhöhte Blutcholesterinwerte (so genannte Hypercholesterinämie) zu Ablagerungen in den Wänden der Blutgefäße und zu Arteriosklerose (siehe dort).

Conconi-Test
Der Conconi-Test ist ein leistungsdiagnostisches Verfahren auf der Basis von Herzfrequenzmessungen. Dieser Test wird zur Festlegung der individuellen Belastungsintensitäten im Training und zur Bestimmung der anaeroben Schwelle (siehe dort) eingesetzt. Da die Ergebnisse sportmedizinisch jedoch fraglich sind, wird der Conconi-Test zunehmend durch Laktat-Tests ersetzt.

Cooper-Test
Test zur Bestimmung der aeroben (siehe dort) Ausdauer. Die Aufgabe besteht darin, innerhalb von zwölf Minuten so weit wie möglich zu laufen. Es handelt sich um einen Maximaltest, bei dem der Sportler sich völlig verausgabt. Dieser Lauftest ist für Gesunde geeignet, den Fitnessstand selbst zu überprüfen.

Cunningham-Faulkner'scher-Laufbandtest
Test zur Bestimmung der anaeroben (siehe dort) Ausdauer. Der Sportler läuft bis zur subjektiven Erschöpfung mit einer Geschwindigkeit von 8 Meilen pro Stunde (= 12,8 km/h) auf einem

Laufband mit einem Neigungswinkel von 20 %. Gemessen wird die Zeit bis zur Erschöpfung in Sekunden.

Denkblockaden
Rund 500 Billionen Umschaltstellen zwischen Nervenfortsätzen (Synapsen) regeln den gesamten Informationsfluss in unserem Gehirn. Nur mit ihrer Funktion ist ein geordnetes Denken und Erkennen, ein Lernen und Erinnern möglich. Bei großem Stress, z. B. Angst, Schreck, Hetze, Schmerz, steigen im Gehirn die aufgrund der Stressreaktion ausgeschütteten Hormone übermäßig an, was dazu führt, dass viele Impulse über die Neurotransmitter, die Botenstoffe der Synapsen, nicht mehr weitergeleitet werden und Denkblockaden entstehen. Das sind die Augenblicke, in denen uns auf Biegen und Brechen nichts einfällt, sich ein „Blackout" bei einer Präsentation einstellt usw.

Disstress
Sammelbegriff für schädlichen Stress (das Wort ist aus dem Lateinischen „distingere" = auseinander ziehen abgeleitet), mit dem Begriffe wie Schmerz, Leid, Sorge, Not zusammengefasst werden. Da jeder Mensch auf Stressoren subjektiv reagiert, kann zwischen Disstress und leistungsförderndem Eustress (siehe dort) letztlich nur anhand ihrer Folgen unterschieden werden.

Dominierende Hirnhälfte
Von den beiden Hirnhälften oder Hirnhemisphären ist jeweils diejenige die dominierende, in der sich das Sprachzentrum befindet. Dies ist bei etwa 90 % der Menschen die linke Hirnhälfte. Über die rechte Hirnhälfte werden andere Aktivitäten gesteuert, z. B. motorische Vorgänge, räumliches Sehen, Emotion und Intuition.

Doping
Das Wort stammt von den Kaffern, einer Bevölkerungsgruppe in Südafrika. Mit dem Wort „Dop" bezeichneten sie ein alkoholisches Getränk mit stimulierender Wirkung. Als Doping gilt heute der nach den Regeln verbotene Einsatz von körperfremden oder von physiologischen Substanzen in abnormalen Mengen oder die Anwendung von abnormalen Verfahren zur unfairen, betrügerischen Leistungssteigerung im sportlichen Training und Wettkampf. Welche Substanzen bzw. Verfahren im Einzelnen verboten sind, steht auf der Dopingliste des IOC, die ständig aktualisiert wird.

Dystonie
Störung des Zusammenspiels von Sympathikus und Parasympathikus, wodurch z. B. der Spannungszustand der Muskeln und Gefäße verändert wird. Die so genannte vegetative Dystonie ist eine typische Stresskrankheit, die auf einer Störung der vegetativen Vorgänge beruht.

Elektrolyte
Wasserlösliche Verbindungen, die in elektrisch geladene Teile, so genannte

Ionen, zerfallen. Zu ihnen zählen die verschiedenen Salze. Sie sind im Körper für die Aufrechterhaltung von Zellfunktionen und Flüssigkeitshaushalt zuständig. Das Elektrolyt-Gleichgewicht im Körper ist ein sehr fein abgestimmtes System, das einen gleich bleibenden pH-Wert (den „Säuregehalt" einer Flüssigkeit) und Wassergehalt im menschlichen Organismus garantiert. Zu den Elektrolyten zählen die Ionen z. B. von Natrium, Kalium, Magnesium und Chlor.

Elektrolytgetränke

Getränke, die Elektrolyte enthalten und die im Sport zum Ausgleich von Flüssigkeits- und Elektrolytverlusten durch Schwitzen bzw. zur Verhinderung von Hitzekrämpfen benutzt werden. Das mengenmäßig wichtigste Elektrolyt ist in diesen Getränken das Kochsalz, also Natriumchlorid. Elektrolyte ersetzen jedoch keineswegs den Flüssigkeitsverlust im Körper (Dehydratation). Es muss also auf beides geachtet werden: auf Elektrolyte und ebenso ausreichenden Flüssigkeitsersatz. Ein Verlust von z. B. 2 % des Körpergewichts durch ein Flüssigkeitsdefizit kann immerhin schon zu einer Abnahme der muskulären Leistung um 20 % führen.

Empfohlene Tagesmenge

Richtwert für die täglich dem Körper zuzuführende Menge bestimmter Stoffe. Die empfohlene Tagesmenge und der prozentual enthaltene Anteil werden häufig auf dem Etikett von Nahrungsmitteln angegeben. Die angegebenen

Mengen beziehen sich allerdings auf den Durchschnittserwachsenen und sind somit nur grobe Richtwerte für eine gesunde Ernährung. Individuelle Unterschiede im Nährstoffbedarf, die z. B. von Alter, Geschlecht oder Beruf abhängen, sind dabei im Einzelnen nicht berücksichtigt.

Endorphine

Schmerzstillende, beruhigende oder berauschende Substanzen, die im Gehirn gebildet werden und die in ihrer Wirkung den Opiumderivaten, zu denen z. B. Morphin zählt, ähneln. Sie werden vom Körper bei starkem Stress oder übermäßiger Anstrengung freigesetzt.

Energieäquivalent

oder Brennwert (siehe dort). Maß für den Energiegehalt der Nahrungsbestandteile. Er wird üblicherweise in Kalorien pro Gramm Nährstoff angegeben.

Energiebedarf

Der Energiebedarf ist abhängig von Alter, Gewicht, Geschlecht sowie körperlicher und geistiger Aktivität. In ihren Empfehlungen für die tägliche Nährstoffzufuhr gibt die Deutsche Gesellschaft für Ernährung (DGE) wertvolle Orientierungshilfe (siehe dazu auch Adressteil und Literaturhinweise).

Energiebilanz

Unter diesem Begriff versteht man das Verhältnis von Energie-(Nahrungs-)Aufnahme zum Energieverbrauch, um die Körperfunktionen und -strukturen aufrechterhalten zu können. Eine positive Energiebilanz liegt vor, wenn mehr Energie aufgenommen als durch den Stoffwechsel verbraucht wird, was zu einer Körpergewichtszunahme führt. Zur Reduzierung von Übergewicht ist daher eine negative Energiebilanz wünschenswert, der Zustand, in dem die Energieaufnahme geringer ist als der Energieverbrauch, wodurch es zu einer Gewichtsabnahme kommt.

Energiegetränke

Sportgetränke, die vor allem Glukose (siehe dort) enthalten und die während körperlicher Belastung verbrauchte Energie so rasch wie möglich ersetzen sollen.

Energieumsatz

Die Verwertung der mit der Nahrung zugeführten Energie und deren Nutzung im Stoffwechsel der Körperzellen. Der Energieumsatz wird in Kalorien angegeben und setzt sich aus Grundumsatz (der Energie, die der Körper im Ruhezustand verbraucht) und den zusätzlichen Energieausgaben des Körpers wie beispielsweise bei körperlichen oder geistigen Anstrengungen, bei Kälte, Schwitzen oder Fieber zusammen. Je länger oder anstrengender die körperliche oder geistige Arbeit ist, desto höher ist auch der Energieumsatz. Wenn Sie mit der Nahrung mehr Kalorien zuführen, als Sie durch den gesamten Energieumsatz verbrauchen, wird der Überschuss im Körper gespeichert und führt über einen längeren Zeitraum zu Übergewicht.

Entspannung

Durch Entspannung werden Stress und negative Gefühle wie Spannung, Ärger und Angst abgebaut. Entspannungsübungen wie z. B. die auf Seite 88 f. beschriebene progressive Muskelentspannung werden benutzt, um die erwünschte Entspannung herbeizuführen.

Ermüdung

Die Ermüdung stellt nicht nur die unausweichliche Folge fast jeden Trainings dar, sondern den gewünschten Endzustand. Die Herabsetzung der physischen und psychischen Leistungsfähigkeit äußert sich in einer Diskoordination der Funktionen des Organismus. Es ist der Zustand, den Sie als Trainingsanfänger sehr intensiv erleben werden – auch leichte Trainingsreize werden Ihren untrainierten Körper ungewohnt stark fordern und deshalb ungewohnt stark ermüden. Sobald Sie sich allerdings an das Training gewöhnt haben, sind Sie in der Lage, die Belastungen und die nachfolgende Ermüdung so zu dosieren, dass die Müdigkeit in Form einer wohligen Entspannung und nicht in körperlicher Erschöpfung spürbar wird. Durch eine entsprechende Dosierung des Trainingsreizes ermüden Sie nicht, sondern erholen sich. Sie beginnen Ihr Training noch etwas müde und gestresst, beenden es aber vitalisiert und entspannt!

Ernährungskreis

Der Ernährungskreis dient als Hilfe zur optimalen Auswahl Ihrer Lebensmittel.

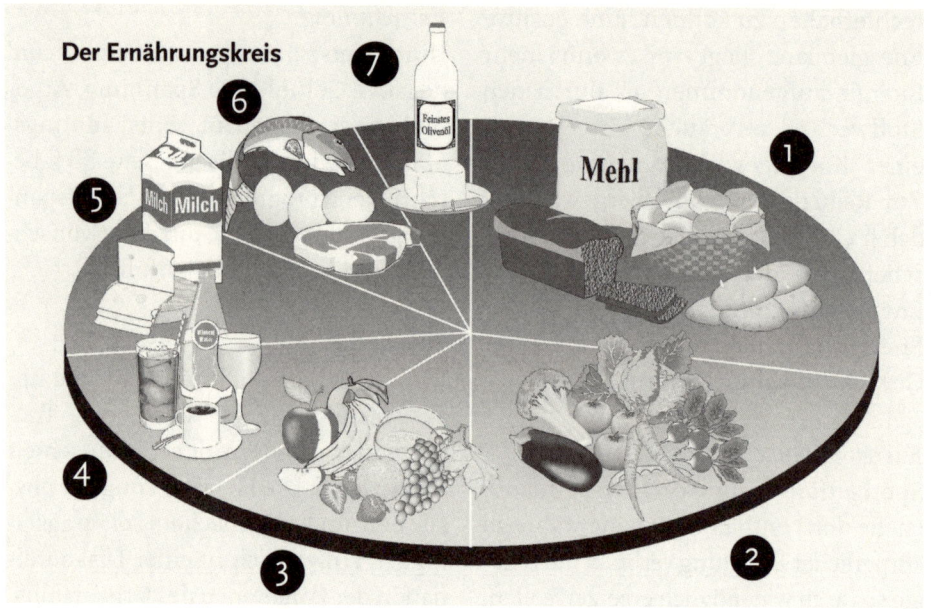

Der Ernährungskreis

Bevorzugt sollte aus den Gruppen 1 bis 5 ausgewählt werden. Von den Lebensmitteln aus den Gruppen 6 und 7 sollte weniger verzehrt, die Nahrungsmittel aus der Gruppe 6 sollten konsequent abgewechselt werden. Da Omega-3-Fettsäuren (siehe dort) Schutzfunktion haben, ist Seefisch zu bevorzugen.

Eustress
Abgeleitet aus dem Griechischen „eu" = gut wird damit positiver Stress bezeichnet. Er ist sozusagen die Würze des Lebens, die positive Reaktion auf Stressoren, die mit der Erwartung von Erfolg, Freude und Begeisterung zusammenhängen. Seine vitalisierende Wirkung verspüren Sie auch, wenn Sie negativen in positiven Stress verwandelt haben.

Fahrtspiel
Trainingsform mit Geschwindigkeitswechsel nach individuellem Bedarf. Das Fahrtspiel in seiner relativ unstrukturierten Form wird gern anstelle des hochstrukturierten Intervalltrainings eingesetzt, um Abwechslung zu erreichen. Es wird auch durchgeführt, um die aerobe und anaerobe Kapazität zu verbessern.

Feldversuch
Wissenschaftliches Experiment, das unter natürlichen Bedingungen durchgeführt wird.

Freie Radikale
Atome oder Molekülbruchstücke, die ein freies Elektron besitzen. Sie reagieren extrem schnell mit anderen Stoffen und sind deshalb nur schwer nachzu-

weisen. Nachweisbar sind aber die Folgen ihrer Einmischung in den Stoffwechsel und die Schäden, die sie dort verursachen. Sie entstehen in körpereigenen Prozessen wie beim Sauerstoff-Umsatz und bei Entzündungen. Äußere Einflüsse wie Strahlung (Sonne, Höhenstrahlung, UV-Licht), Rauchen, Ozon, Insektenbekämpfungsmittel und bestimmte Arzneimittel führen ebenfalls zur Entstehung von freien Radikalen. Sie werden durch Antioxidantien im Körper abgefangen und unschädlich gemacht. Wichtig ist deshalb eine ausreichende Zufuhr dieser antioxidativen Stoffe (wie z. B. bestimmte Vitamine) mit der Nahrung.

Funktionsgymnastik
Körper- und Bewegungsübungen, die den natürlichen Aufbau und die Funktion unseres Bewegungsapparates berücksichtigen und durch Wirbelsäulen- und Gelenk schonende Ausführungen der Gesunderhaltung dienen.

Gefäßsystem
In der Fachsprache als vaskuläres System bezeichnet zum Transport von Flüssigkeiten, das aus dafür spezialisierten Organen und Geweben aufgebaut ist. Spezielle Gefäßsysteme sind das Herz-Kreislauf-System, fachsprachlich das kardiovaskuläre System, aber auch das Lymphgefäßsystem.

Glukagon
In der Bauchspeicheldrüse gebildetes Hormon, das Zuckerreserven im Körper mobilisiert und den Blutzucker ansteigen lässt.

Glukose
Einfachzucker, der als direkter Energielieferant im Körper genutzt wird. Nur wenige Nahrungsmittel enthalten reine Glukose, der Körper erhält die benötigte Menge durch die Aufspaltung von Stärke und Tafelzucker bei der Verdauung. Der Glukosespiegel im Blut, der Blutzuckerspiegel, wird durch die Hormone Insulin und Glukagon geregelt.

Glykogen
Speicherform der Glukose im Körper. Bei erhöhtem Energiebedarf werden die Glykogenreserven rasch ins Blut abgegeben und lassen den Blutzuckerspiegel ansteigen.

Grenzerfahrungen
Seltene Momente höchsten Glücks und vollständiger Erfüllung. Grenzerfahrungen kann ein Sportler im Augenblick der Verwirklichung seiner optimalen Leistung haben. Sportler berichten, dass sie in diesem Bewusstseinszustand gewissermaßen neben sich stehen und dabei höchstes Glücksgefühl erleben. Die physiologische Basis solcher Grenzerfahrungen ist bisher wissenschaftlich noch nicht geklärt (siehe auch „Runner's High").

Grundumsatz
Verwertung und Umsatz körpereigener Energie im Nüchtern- und Ruhezustand. Er wird in Kalorien angegeben

und hängt von Alter, Geschlecht, Körperlänge und Körpergewicht ab. Der Energieverbrauch durch körperliche und geistige Aktivitäten ist im Grundumsatz nicht enthalten.

Hämatokrit
Volumenanteil der roten Blutzellen, ausgedrückt als prozentualer Anteil am Gesamtblut. Seit den Olympischen Spielen 1988 in Calgary ist bekannt, dass Sportler unerlaubt EPO (Erythropoietin) einsetzen, um den Hämatokritwert und damit die maximale Sauerstoffaufnahmefähigkeit (VO_{2max}) und Ausdauerleistung zu erhöhen, denn EPO steuert die Neubildung der dafür entscheidenden Anzahl roter Blutkörperchen (Erythrozyten), das Blut wird dicker. Das gesundheitliche Risiko des Gedopten besteht darin, dass er bei erhöhter Eindickung (Viskosität) des Blutes und in Kombination mit dauerleistungsbedingter Herzfrequenzverlangsamung (Bradykardie) einen Gefäßverschluss(erleidet.

Hämoglobin
Roter Blutfarbstoff, der für den Transport des Sauerstoffs aus der Lunge in den Körper zuständig ist.

HDL-Cholesterin
Spezifische Transportform des wasserunlöslichen Cholesterins im Blut; zuständig für den Cholesterinrücktransport und die Entsorgung der Peripherie von freiem Cholesterin; definiert über die Größe der Transportpartikel (klein

bzw. dicht, High-Densitiy-Lipoprotein, HDL): erhöhtes HDL-Cholesterin zählt als Schutzfaktor („gutes" Cholesterin), abgesenktes HDL-Cholesterin (unter 40 mg/dl) als Risikofaktor in der Entstehung der Arteriosklerose und des Herzinfarkts.

Hecheln
Der hohe Atemantrieb, der zu dieser Atemform führt, ist gekennzeichnet von Sauerstoffmangel in den Geweben sowie einer anaeroben Energiebereitstellung (siehe auch „anaerobe Schwelle" und „Hyperventilation").

HF_{max}
Sportmedizinisch übliche Abkürzung für den Begriff „maximale Herzfrequenz", kann in einem standardisierten Belastungstest gemessen werden. Entscheidender als die HF_{max} ist die jeweilige Herzfrequenz (HF) auf einer definierten Belastungsstufe, d. h. bei vorgegebener Intensität (HF_{rel}, relative Herzfrequenz, Herzfrequenzanstieg); die HF_{rel} ist ein Maß und damit ein Beurteilungskriterium für die körperliche

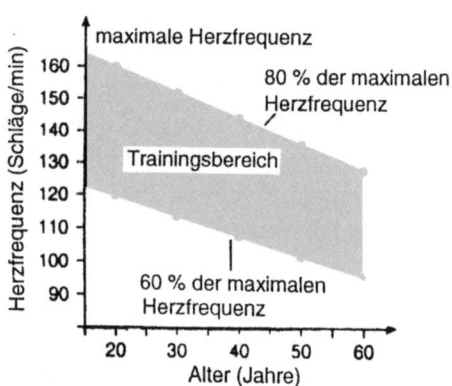

Leistungsfähigkeit, insbesondere für die Ausdauerleistungsfähigkeit.

Homöostase
Fähigkeit des Körpers, trotz aller äußeren Veränderungen stabil zu bleiben und das Gleichgewicht seiner Funktionen aufrechtzuerhalten. Homöostase kann man daher auch als „Beharrungskraft" bezeichnen.

Hypertonie
Besser: arterielle Hypertonie, bezeichnet den hohen Blutdruck, also dauerhafte Werte im oberen Bereich (systolisch) von mehr als 160 mm Quecksilbersäule (Hg) und im unteren Bereich (diastolisch) von mehr als 95 mm Hg. Der Blutdruck ist in vielen Fällen eine Folge der Gefäßwandverkalkung, der Verhärtung und Verdickung der Gefäßwand. Hierdurch verliert das Blutgefäß seine Elastizität, das Herz muss mit höherer Arbeit und höherem Druck den Blutfluss aufrechterhalten; zudem besteht die Gefahr, dass verkalkte Gefäße dem erhöhten Druck an schwachen Stellen nicht standhalten. Es kommt zu Schlaganfall und Hirnblutung.

Hyperventilation
Übersteigerte Atmung (Ventilation) durch Zunahme von Atemtiefe und Atemfrequenz. Vor explosiven Belastungen, wie z. B. vor einem Sprint, ist Hyperventilation theoretisch von Vorteil, da hierdurch mehr Sauerstoff an das Hämoglobin gebunden werden kann. Der Atemantrieb wird dadurch vermindert.

Hypoglykämie
Zustand eines krankhaft verminderten Blutzuckerspiegels, der meist phasenweise auftritt. Da Zucker die Hauptnahrung des Gehirns ist, treten bei Hypoglykämie oft Kopfschmerzen, Schwindelgefühle oder abnormale Verhaltensweisen wie z. B. Wutausbrüche auf. Ursachen sind häufig falsche Ernährung, ungelöste seelische Probleme, beginnender Diabetes oder Mineralstoffmangel.

Hypotonie
Zu niedriger Blutdruck, der die Folge z. B. von starkem Flüssigkeitsverlust oder einer Blutung sein kann.

Integriertes Entspannungstraining
Anwendung von drei Techniken zur Entspannung und Reduktion von Erregung:
- Erlernen einer muskulär entspannenden Technik (Progressive Muskelrelaxation, siehe Seite 88 ff.);
- Erwerb suggestiver Techniken wie das autogene Training (siehe Seite 87 f.);
- Aneignung meditativer Fähigkeiten (Beeinflussung der Wahrnehmung und Konzentration, siehe Seite 87 f.).

Atemübungen, psychotherapeutische Maßnahmen und die Behandlung psychosomatischer Störungen führen zu einer Weiterentwicklung des Entspannungstrainings.

Intervalltraining
Trainingssystem, mit dem innerhalb einer Trainingseinheit jeweils Belastun-

gen (Arbeitsintervalle) mittlerer bis hoher Intensität mit Perioden geringer Belastung (Erholungsphasen) regelmäßig abwechseln.

Isometrik
Wird auch als „unsichtbare Gymnastik" bezeichnet, weil sie ohne größeren Aufwand und überall unauffällig durchführbar ist. Dabei spannt man bestimmte Muskelgruppen kurz an und lässt wieder locker, so vor allem Arm-, Bein-, Fuß-, Bauch- und Gesäßmuskulatur. Durch häufige Wiederholungen im Flugzeug oder ICE können so Durchblutungsstörungen vermieden und die Muskulatur fit gehalten werden.

Kardiorespiratorische Ausdauer
Begriff für die Leistungsfähigkeit des Herz-Kreislauf-Systems, wird entschieden beeinflusst durch die Herzgröße, die Herzfrequenzregulation und die Fähigkeit der Muskulatur, unter Körperarbeit Sauerstoff aufzunehmen und Energieträger (Glukose, Fettsäuren) zu verbrennen (siehe auch „HF_{max}" und „$VO_{2\,max}$").

Kardiovaskuläre Leistungsfähigkeit
Fähigkeit von Herz- und Blutgefäßen, die Muskulatur unter Belastung ausreichend mit Brennstoffen und Sauerstoff zu versorgen.

Koenzyme
Chemische Stoffe, die zusammen mit Enzymen Stoffwechselprozesse beschleunigen. Koenzyme können Vita-

mine sein oder enthalten. Koenzym A beispielsweise, das im Kohlenhydrat- und Fettstoffwechsel eine Rolle spielt, enthält Pantothensäure.

Kohlenhydrat-Elektrolyt-Getränk
Sportgetränke, die sowohl Elektrolyte als auch Kohlenhydrate für die Energiebereitstellung enthalten.

Komplexe Kohlenhydrate oder Polysaccharide
Sammelbegriff für Stärke und Ballaststoffe. Sie unterscheiden sich von den Zuckern durch ihren komplexen Aufbau.

Konditionierung
Fachbegriff für Verhaltensänderungen und Verstärkungen, die durch ein Trainingsprogramm erzielt werden.

Koronar
Anatomischer Begriff, zu den Herzkranzgefäßen gehörig.

Laktat
Salz der Milchsäure im Blut. Unter körperlicher Belastung werden bei geringer Intensität niedrige Laktatwerte von 2 bis 4 mmol erreicht, unter maximalen anaeroben Belastungen, wie z. B. beim 400-m-Lauf, können Laktatwerte bis zu 20 mmol erreicht werden.

Laktatanalyser
Messgerät zur automatischen Bestimmung des Laktats in einer Blutprobe aus dem Ohrläppchen oder der Fingerspitze.

Das Gerät sollte nur von medizinisch geschultem Personal bedient werden.

Laktose
Milchzucker, der aus Glukose (siehe dort) und Galaktose besteht und im Dünndarm aufgespalten wird.

Laufschuhe
Der Schuh ist für das Laufen der wichtigste Ausrüstungsgegenstand. Das kann gar nicht häufig genug betont werden. Laufen Sie daher nie in Tennisschuhen oder gar in Gymnastik-„Schläppchen", rangieren Sie „alte Latschen" aus. Damit Sie in der Angebotsvielfalt die richtige Wahl treffen, helfen Ihnen gute Tipps von erfahrenen Läufern oder die Laufschuhtests in Spezialmagazinen, auf die Sie beim Kauf achten sollten. Bei einem guten Fachverkäufer, der sich Ihre alten Lauf- oder Ihre Straßenschuhe ansieht, um die Besonderheiten Ihrer Fußstellung zu erkennen, sind Sie in besten Händen.

LDL-Cholesterin
Spezifische Transportform des wasserunlöslichen Cholesterins im Blut; ursächlich für die Versorgung der Peripherie mit Cholesterin; definiert über die Größe der Transportpartikel (geringe Dichte, Low-Density-Lipoprotein, LDL); erhöhtes LDL-Cholesterin zählt als Risikofaktor in der Entstehung der Arteriosklerose und des Herzinfarkts („böses" Cholesterin). Zur besseren Unterscheidung von HDL-Cholesterin (siehe dort), dem „guten" Cholesterin, dient

Laien der Merksatz: LASS DAS LIEBER.

Maximale aerobe Leistungsfähigkeit
Die maximale aerobe Leistungsfähigkeit wird auch als maximale Ausdauerleistungsfähigkeit und maximale Sauerstoffaufnahme bezeichnet. Maximale Menge (V) an Sauerstoff (O_2), die der Luft entnommen, zu den Organen transportiert und dort verwertet werden kann. Sie ist identisch mit der maximalen Sauerstoffmenge, die durch große Muskelgruppen während einer Belastung mit zunehmender Intensität bis zur Erschöpfung verbraucht werden kann. Durch ein Ausdauertraining kann die maximale Ausdauerleistungsfähigkeit um etwa 15 bis 20 % verbessert werden. Bei austrainierten Athleten im Ausdauerbereich kann die maximale Sauerstoffaufnahme sogar den doppelten Wert gegenüber Untrainierten erreichen.

Maximale Herzfrequenz
Höchstmögliche Herzfrequenz, die während einer maximalen Belastung erreicht werden kann. Die maximale Herzfrequenz dient häufig zur Bestimmung der Trainingsherzfrequenz. Sie kann direkt im Versuch ermittelt werden, wie z. B. im Rahmen einer Leistungsdiagnostik. Oft kommen allgemeine Formeln zum Einsatz, etwa die Formel 220 minus Lebensalter in Jahren, die ausdrückt, dass die Maximalfrequenz mit zunehmendem Alter abnimmt. Hierbei handelt es sich allerdings nur um eine Näherungsgleichung mit einer Fehler-

breite von etwa 10 %. Deshalb gilt als akzeptierte Formel bei Gesunden mit Normalgewicht die Formel, wie sie auf Seite 107 erläutert ist.

Maximale Sauerstoffaufnahme (VO$_{2max}$)
Siehe „Maximale aerobe Leistungsfähigkeit".

Mentales Training
Geistige Vorstellung, wie eine bestimmte Leistung bzw. sportliche Technik durchgeführt werden soll, verbunden mit entsprechend geistigem Training (siehe auch „Autosuggestion" und „Visualisierung") dieser Vorstellung.

Metabolische Fitness
Begriff zur Beschreibung der im Organismus ablaufenden Stoffwechselprozesse, vorrangig in Bezug auf die Bereitstellung von Sauerstoff und Energieträgern für die arbeitende Muskulatur; eine gute metabolische Fitness schließt somit ein gutes Stoffwechselprofil (siehe dort), eine gute aerobe Kapazität mit ein; bei zu hohem Körperfettanteil, aber auch durch Überernährung, Fehlernährung und Inaktivität kann es zu Störungen in der metabolischen Fitness kommen, die das Auftreten von Stoffwechsel-Riskofaktoren begünstigen, z. B: Altersdiabetes, Fettstoffwechselstörungen.

Muskeltonus
Normaler Zustand eines Muskels, der die Bereitschaft des Muskels „ausdrückt",
auf einen Reiz (siehe dort) mit einem Sichzusammenziehen (Kontraktion) zu reagieren.

Nährstoffe
Sammelbegriff für die mit der Ernährung (Lebensmittel wie auch Nahrungsergänzungen) zugeführten Einzelstoffe; die Nährstoffe werden unterteilt in die Makro-Nährstoffe (Kohlenhydrate, Fette, Eiweiß), Mikro-Nährstoffe (Mineralstoffe, Spurenelemente, Vitamine) und sekundären Nährstoffe (sekundäre Pflanzenstoffe, Ballaststoffe). Eine ausgewogene und vielseitige Ernährung sichert die Zufuhr aller Makro-, Mikro- und sekundärer Nährstoffe. Abweichungen vom empfohlenen Nährstoffprofil (einseitige Ernährung, überwiegend tierische und sehr fettreiche Lebensmittel) beeinträchtigen die sportliche Leistungsfähigkeit und begünstigen das vorzeitige oder vermehrte Auftreten von Risikofaktoren wie z. B. Herz-Kreislauf-Erkrankungen.

Nahrungsaufnahme
Achten Sie vor allem im Alltagsstress, darauf, dass Ihre Mahlzeiten nie zum puren Kalorientanken entarten. Machen Sie das Essen möglichst häufig zu einer Achtsamkeitsübung, die nebenbei auch Ihrer Regeneration zugute kommt und ein Stück Lebensqualität ist (siehe nebenstehende Abbildung).

Omega-3-Fettsäuren
Fettsäuren, die vor allem in Seefisch, manchen Fischölen und Leinsamenöl

enthalten sind. Sie wirken antiarterio-
sklerotisch und reduzieren dadurch das
Herzinfarktrisiko. „Fisch gegen Herzinfarkt" ist daher ein guter Slogan, der
auch einer wissenschaftlichen Über-
prüfung standhält.

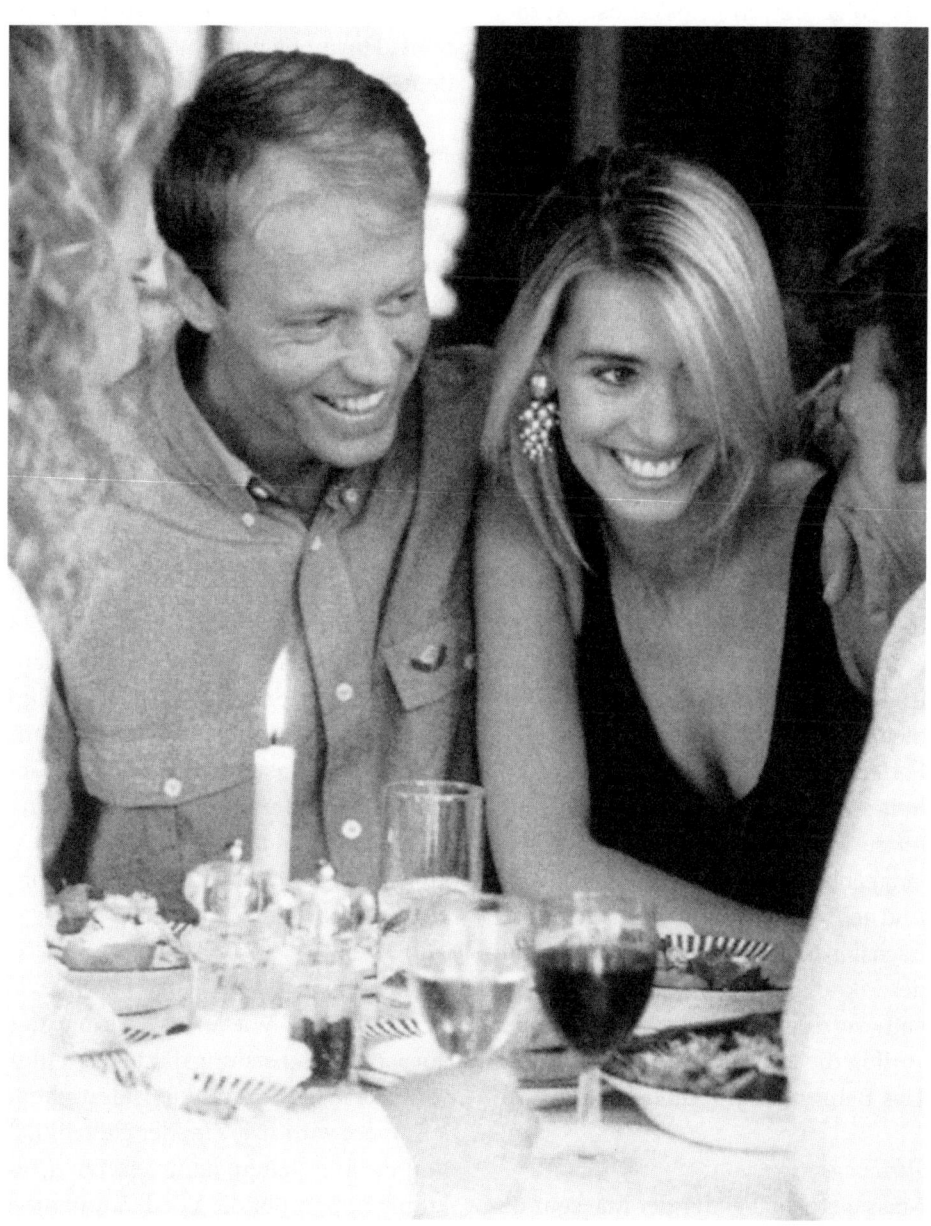

*Machen Sie das Essen zu einer Achtsamkeitsübung! Ohne Zeitdruck und in geselliger Runde zu essen
ist auch ein Stück Lebensqualität.*

Periphere arterielle Verschlusskrankheit
Im Volksmund wird diese Störung auch als „Schaufensterkrankheit" bezeichnet. Als Folge der Arteriosklerose werden Füße und Beine nicht mehr ausreichend durchblutet. Die Muskeln leiden unter Sauerstoffmangel, besonders wenn sie beansprucht werden, und die daraus folgenden Stoffwechselstörungen führen zu Schmerzen, Zellschäden und sogar zu Zelluntergang. Der Name „Schaufenster" beschreibt die Folgen dieser Erkrankung: Die Patienten können nur noch kurze Wegstrecken, meist weniger als 100 m, gehen, bevor sie durch die entstehenden krampfhaften Schmerzen zum Stehenbleiben gezwungen werden. Wenn der Sauerstoffbereich für die Beinmuskulatur zurückgeht, lassen auch die Schmerzen nach. Beim Weitergehen steigt der Sauerstoffbedarf erneut an, die Schmerzen setzen wieder ein, und der Patient muss wieder stehen bleiben. Typischerweise bewegt sich ein Patient, der unter der Verschlusskrankheit leidet, stückweise von Schaufenster zu Schaufenster, betrachtet diese so lange, bis seine Schmerzen nachlassen, und geht dann ein kurzes Stück bis zum nächsten Schaufenster. Im Endstadium der Erkrankung ist die Durchblutung so stark verringert, dass kaum noch Sauerstoff in die Muskeln gelangt. Die Folge: Das Bein muss amputiert werden.

Petrissage
Massageform, bei der der Masseur den Muskel umfasst und dann kräftig durchknetet.

Plasma
Flüssigkeit, die mehr als die Hälfte des Blutes ausmacht. Im Plasma wird eine ganze Reihe von Stoffen, wie z. B. Proteine, Hormone und Antikörper, durch den Körper transportiert.

Prävention
Vorbeugung. Im medizinischen Sinn Vermeidung von beeinflussbaren Risikofaktoren mit dem Ziel, die Entstehung einer Erkrankung zu verhindern. Bezogen auf Herz-Kreislauf-Erkrankungen bedeutet dies z. B. Senkung des LDL-Cholesterins, Raucherentwöhnung, Abbau von Übergewicht und Bewegungsmangel.

Pulsfrequenz
Zahl der pro Minute über die Schlagadern (Arterien) ablaufenden Druckwellen, die sich an oberflächlich verlaufenden Arterien wie der Halsschlagader oder der „Puls"-Schlagader am Handgelenk tasten lassen. Beim Gesunden sind Puls- und Herzfrequenz identisch, bei Herz-Kreislauf-Erkrankungen können beide Frequenzen voneinander abweichen.

Rehabilitation
Bestmögliche Wiederherstellung der körperlichen Leistungsfähigkeit eines verletzten bzw. erkrankten Menschen. Im Sport wird das Ziel der Rehabilitation darin gesehen, dem verletzten/erkrankten Sportler die Wiederaufnahme von Training und Wettkampf zu einer Zeit zu ermöglichen, die unter Berück-

sichtigung individueller Bedingungen so kurz wie möglich sein sollte.

Reiz
Unter Reiz versteht man physiologisch jeden Faktor innerhalb oder außerhalb eines Organismus, der über einen Rezeptor (siehe dort) Gruppen von lebenden Zellen aktiviert. Dies führt entsprechend zur Verhaltensänderung eines Organismus.

Rezeptor
Ein Rezeptor ist eine Zelle oder Zellgruppe, die auf einen Reiz (siehe dort) reagiert. Die Rezeptoren ermöglichen so dem Körper, bestimmte Änderungen der inneren und äußeren Umwelt zu registrieren.

Risikoprofil
Summe der persönlichen Risikofaktoren, wie z. B. Rauchen, Übergewicht, Bluthochdruck, Cholesterinerhöhung. Die Kombination mehrerer Risikofaktoren erhöht das Risiko für die Entstehung von Arteriosklerose, Herzinfarkt und Schlaganfall ganz beträchtlich. Risikofaktoren führen zwar nicht immer zur Entwicklung einer Herz-Kreislauf-Erkrankung, aber sie erhöhen die Wahrscheinlichkeit, dass eine solche Erkrankung auftritt. Verschiedene Risikofaktoren können aufeinander einwirken und sich gegenseitig verstärken.

Rückkopplung
Feedback – im Sport die Information, die einem Athleten während oder nach seiner Aktivität mit dem Ziel gegeben wird, ihm eine Bewertung seines Erfolgs bzw. Versagens zu ermöglichen. Diese Form der Rückkopplung wird von vielen Sportlern und auf der Führungsebene als wichtiger Faktor beim Erlernen von Fertigkeiten gesehen.

Runner's High
Ausdruck für das Hochgefühl beim Laufen, aber auch bei anderen intensiven körperlichen Belastungen, das als Folge einer vermehrten Ausschüttung von Endorphinen (siehe dort) gesehen wird.

Seitenstechen
Ein zu hohes Anfangstempo kann bei Laufanfängern zu Seitenstechen führen, ebenso ein zu voller Magen, eine schwache Bauchmuskulatur oder falsche Atmung. Das alles lässt sich ändern.

Spinning
Um Abhilfe gegen die Monotonie zu schaffen, wie sie sich schon mal während des Trainings auf dem Hometrainer, der Rolle usw. einstellen kann, hat sich dieses sportliche Indoor-Radeln, Spinning, mehr und mehr durchgesetzt. Beim Spinning wird diese Monotonie durch das Training mit Musik und in der Gruppe genommen. Es ist für Anfänger wie Fortgeschrittene gleichermaßen geeignet. Spinning verbindet in besonderer Weise die Vorteile des Individualsports, nutzt aber dazu die Stärke der Gruppendynamik und die motivierende Atmosphäre des Gruppentrainings.

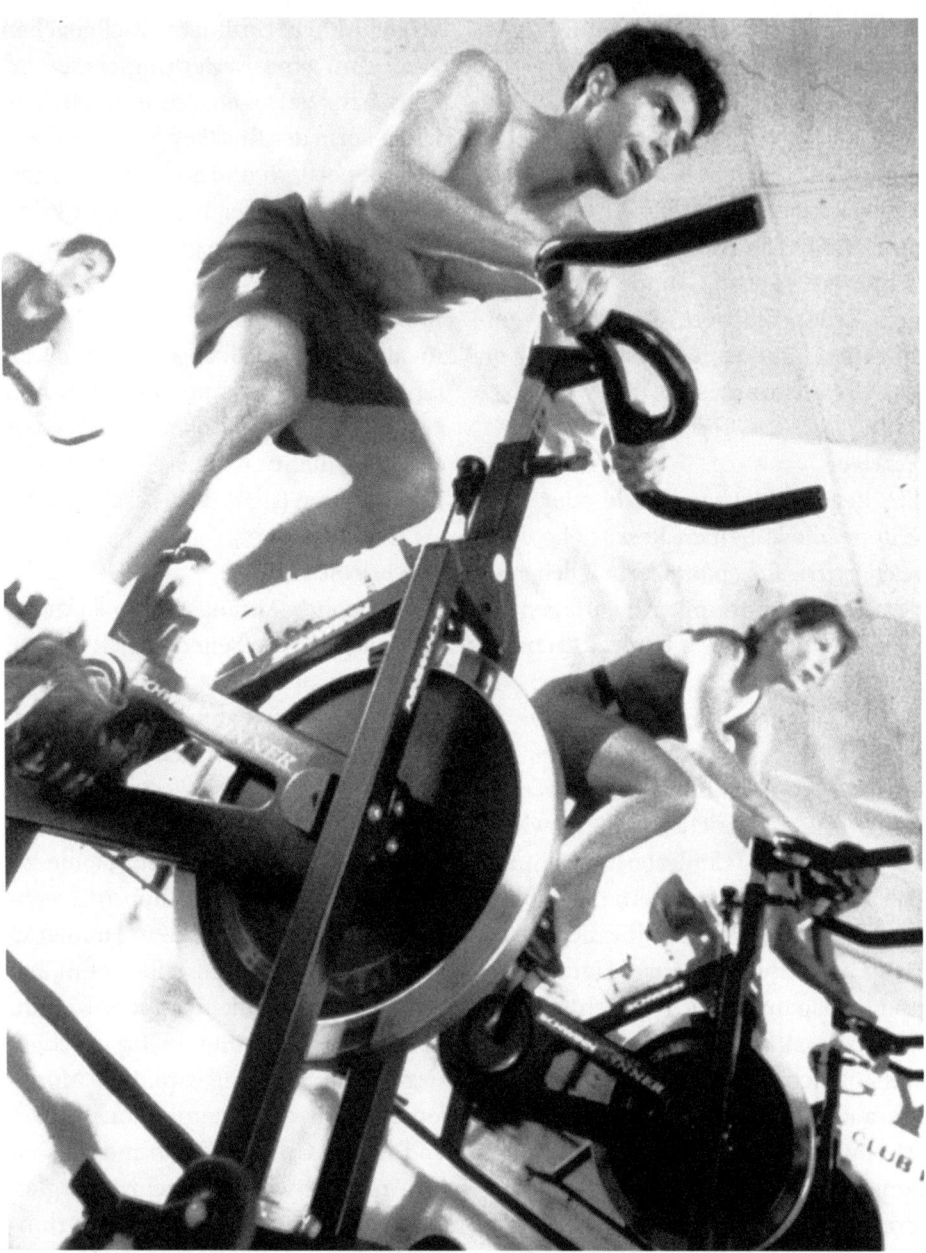

Spinning ist mehr als Indoor-Cycling im Fitness-Studio. Es ist ein Gelenk schonendes, intensives Herz-Kreislauf-Training in der Gruppe zu Musik, ebenso hervorragend für Technikübungen im Winter geeignet. Für Spinning gibt es unterschiedliche Kurse: Ausdauerkurse, Intervalltraining, simulierte Rennen, so genannte Race-Days, Erholungskurse und vieles mehr. Mithilfe des regelbaren Belastungswiderstands lässt sich jedes gewünschte Streckenprofil simulieren.

Spirometer
Gerät zur Messung der Volumina, die im Zuge der Atmung (Ventilation) ein- bzw. ausgeatmet werden.

Spirometrie
Messung der Atmung (Ventilation).

Spurenelemente
Mineralstoffe, die der Körper in winzigen Mengen benötigt. Zu den Spurenelementen gehören u. a. Jod, Eisen, Zink, Selen und Mangan.

Stoffwechsel oder Metabolismus
Alle chemischen und physikalischen Prozesse, die im Körper stattfinden, um ihn funktionstüchtig und am Leben zu erhalten. Grundsätzlich werden zwei Arten von Stoffwechselprozessen unterschieden: zum einen die Aufspaltung komplexer Stoffe in einfache Bestandteile, um Energie zu gewinnen (Katabolismus), zum anderen der Aufbau komplexer Stoffe aus einfachen Bestandteilen zur Energiespeicherung und zum Zellwachstum (Anabolismus).

Stoffwechselprofil
Gesamtheit der im Organismus ablaufenden natürlichen Auf-, Um- und Abbauvorgänge, die unser Leben und entsprechend das dafür notwendige Leben der Zellen unserer verschiedenen Organsysteme wie Herz, Gehirn, Leber, Niere, Muskulatur ermöglichen. Mit zunehmendem Alter, zu hohem Körperfettanteil, aber auch durch Überernährung, Fehlernährung und Inaktivität

kann es zu Störungen im Stoffwechsel kommen, die das Auftreten von Stoffwechsel-Risikofaktoren entsprechend begünstigen, z. B. Altersdiabetes, Fettstoffwechselstörungen.

Stretching
Methode für muskuläre Dehnungsübungen, wörtlich übersetzt Dehnung. Dehnungsübungen der Muskulatur werden zur Verbesserung der Beweglichkeit (Flexibilität) durchgeführt.

Substitutionsgetränk
Kohlenhydrat- bzw. mineralhaltiges Getränk zum Ersatz von Energie bzw. Elektrolyten nach Belastung (siehe auch „Elektrolyt"- und „Energiegetränke").

Superkompensation
Bezeichnung für ein Grundprinzip der physiologischen Trainingsanpassung, um den Organismus nach der Belastung für eine erneute Belastung der gleichen Art besser vorzubereiten. Man entlädt z. B. durch harte Trainingseinheiten im Schwimmen, Laufen oder Radfahren drei bis vier Tage vor dem Wettkampf die „Kohlenhydratspeicher", um so eine verstärkte Einlagerung von Glykogen (siehe dort) vor dem Wettkampf zu erzielen. Superkompensation wird daher auch unter der Bezeichnung „Kohlenhydratloading" durchgeführt (siehe auch „Tapering").

Tagesenergieumsatz
Er setzt sich aus dem Grundumsatz (siehe dort) und den zusätzlichen Ener-

gieausgaben für körperliche und geistige Aktivität und dem Einfluss zusätz-
licher Faktoren wie Kälte zusammen.

Tapering
Bezeichnung für die „Zuspitzung" der
Leistung für den Wettkampf. Die Ge-
samtbelastung im Training – Umfang
und Intensität – werden verringert, damit der Sportler ausreichende Möglichkeiten erhält, sich aktiv von allen Trai-
ningsbelastungen zu erholen und Energiereserven für den Wettkampf aufzubauen. Am besten mit Trainern oder
wettkampferprobten Athleten abstimmen, denn ein falsches Verhalten in
dieser Zeit kann den Trainingserfolg einer gesamten Vorbereitungsphase zunichte machen.

Trainingsherzfrequenz
Bezeichnung für die Herzfrequenz unter körperlicher Belastung, die zu einem maximalen Trainingseffekt führt.
Für ihre Ermittlung gibt es einige Regeln. Am häufigsten wird von 60 bis
80 % der maximalen Herzfrequenz
(siehe dort) ausgegangen. Sie hängt
ferner von der Art der körperlichen Belastung sowie dem individuellen Leis-
tungszustand ab. Bei einem anaeroben
Training müssen höhere Herzfrequen-
zen von bis zu 95 % des individuellen
Maximums über relativ kurze Perioden
durchgehalten werden, bei einem aeroben Training (siehe dort) niedrigere Herz-
frequenzen über längere Zeitdauer. Für
Untrainierte gilt jeweils der untere Bereich der angegebenen Bandbreite. Wer

nicht mehr ganz gesund ist, sollte seinen Arzt nach dem Optimum der Belastung fragen.

Trainingsintensität
Bezeichnung für die Höhe der Trainingsbelastung. Nach dem so genannten Überlastprinzip muss ein Training
– in Verbindung mit einer individuellen Leistungsdiagnostik – intensiv genug sein, um eine überdurchschnittli-
che Anstrengung und damit eine Verbesserung der körperlichen Leistungsfähigkeit zu bewirken.

Übertraining
Trainingsumfang, der zu Überlastungsschäden führen kann und/oder der die
Regenerationsfähigkeit in den Erholungsphasen überfordert.

Vaskuläres System
Gefäßsystem (siehe dort).

Ventrikel
Bezeichnung für die beiden Herzkam-
mern, die paarig unter den Vorhöfen
angelegt sind. Der rechte Ventrikel erhält sauerstoffarmes Blut aus dem rechten Vorhof und pumpt es in die Lungen
weiter. Der linke Ventrikel erhält sauer-
stoffreiches Blut aus den Lungenvenen
bzw. dem linken Vorhof. Er pumpt es
zur Versorgung des Körperkreislaufs
in die Hauptschlagader.

Visualisierung
Form des mentalen Trainings, mit der
man sich eine genaue Vorstellung (Bild)

davon macht, wie ein bestimmter Bewegungsablauf oder eine bestimmte Tätigkeit durchgeführt werden soll. Im Wettkampf z. B. profitiert der Athlet dann von so genannten assoziativen Strategien, indem er seine Aufmerksamkeit z. b. beim Laufen auf Körperfunktionen wie Atmung, Armschwung und Schrittlänge konzentriert oder beim Radfahren das Bild der Pleuelstangen einer Lokomotive vor Augen hat, die sich gleichmäßig stark bewegen. Visualisierung dient der Motivation und Konzentration.

VO_{2max}

Maximale Sauerstoffaufnahme. Siehe dazu „Maximale aerobe Leistungsfähigkeit".

Wille

Der Wille versetzt uns in die Lage, starke Gegenkräfte wie z. B. Ermüdung und andere Leistungshemmnisse zu überwinden und unser Energiepotenzial je nach Willensantrieb entsprechend zu nutzen. Der Willensantrieb resultiert aus der Willenskraft, die dazu befähigt, ein bestimmtes Leistungsniveau zu stabilisieren oder zu steigern. Mithilfe der Willenskraft sind bestimmte Ziele (siehe dort) umso erfolgreicher zu realisieren, je klarer die Zielvorstellungen sind.

Ziele

Ziele setzen Zielbewusstsein und Zielplanung voraus. Ohne diese Planung bzw. ein Zielbewusstsein kann niemand effektiv und kein Unternehmen produktiv arbeiten. Ziele müssen daher in klare Absichten gefasst und in präzisen Formulierungen ausgedrückt werden. Außerdem muss unser Tun auf ein bestimmtes Ziel und seine Erfüllung hin ausgerichtet sein. Geschieht dies nicht, bleibt es lediglich bei einem Vorsatz.

Nützliche Adressen

Deutschland

AMS Autoren- und Medienservice,
Sportmarketing und Referentenagentur
Postfach 21
79275 Reute i. Br.

Beratungsgruppe für Ernährung,
Umwelt und Sport e. V.
Gartenstraße 8
86570 Inchenhofen

Benediktinerabtei Neresheim
Meditationskurse Zen und
christliche Spiritualität
Klosterhospiz
Ulrichsberg
73450 Neresheim

Berufsverband Deutscher
Yogalehrer e. V.
Heinrich-Grob-Straße 48
97250 Erlabrunn

Bundeszentrale für gesundheitliche
Aufklärung
Ostmerheimer Straße 220
51109 Köln

Coach Company
Frank Riehle
Habsburgerstraße 35
79104 Freiburg i. Br.

Deutsche Adipositas-Gesellschaft
Blumenweg 1
89294 Oberroth

Deutsche Gesellschaft
zur Bekämpfung von
Fettstoffwechselstörungen und
ihren Folgeerkrankungen
DGFF (Lipid-Liga)
Waldklausenweg 20
81377 München

Deutsche Gesellschaft für
Ernährung e. V. (DGE)
Godesberger Allee 18
53175 Bonn

Deutsche Herzstiftung e. V.
Vogtstraße 50
60322 Frankfurt am Main

Deutscher Sportärztebund (Deutsche
Gesellschaft für Sportmedizin e. V.)
Bergheimer Straße 118
69115 Heidelberg

Deutscher Verband für Gesundheitssport und Sporttherapie e. V.
Wiener Weg 1 a
50858 Köln

Deutsches Zentrum für Altersfragen
Manfred-von-Richthofen-Straße 2
12101 Berlin

Förderverein für Yoga
Weidener Straße 3
81737 München

Gesellschaft für Ernährungsphysiologie
Eschborner Landstraße 22
60489 Frankfurt am Main

Gesellschaft für Gehirntraining e. V.
Postfach 1420
85560 Ebersberg

Haus St. Benedikt
St.-Benedikt-Straße 3
97072 Würzburg

Hubert-Schwarz-Zentrum
Ungerthal 2
91186 Büchenbach

Institut für Prävention und Diagnostik
Im Gewerbepark D 50
93059 Regensburg

International Shao Lin Institute
Reutlinger Straße 22
65205 Wiesbaden

Medizinische Universitätsklinik
Prävention, Rehabilitation &
SportMedizin
Hugstetter Straße 55
79106 Freiburg i. Br.

proformance-Institut
für Leistungsoptimierung
Löhdorferstraße 22
42699 Solingen

Resonanz-Zentrum (DL)
Collinistraße 28
68121 Mannheim

Run Fit Fun GmbH
Herbert Steffny
Kapellenweg 29
79822 Titisee

UGB Verband für Unabhängige
Gesundheitsberatung e. V.
Kepler Straße 1
35390 Gießen

VFED e. V.
Verein zur Förderung der gesunden
Ernährung und Diäthetik e. V.
Postfach 1928
52021 Aachen

Verein Spirituelle Wege e. V.
Am Sonnenberg 5
97078 Würzburg

Yoga-Schule Augsburg
Dr. med. Peter Konopka,
Internist, Sportmediziner, Yogalehrer
Haspinger Straße 4
86165 Augsburg

Zen und Kontemplation
auf dem Sonnenhof
Holzinshaus 1
79677 Aitern

Österreich

Ärzteforschung für Entspannungs-
techniken und Naturheilverfahren
Eschenbachgasse 3
A-5020 Salzburg

Österreichische Gesellschaft
für Akupunktur
und Aurikulotherapie
Huglgasse 1–3
A-1150 Wien

Österreichische Gesellschaft
für Bioenergetik
Schubertgasse 2
A-1090 Wien

Gesellschaft der Mayr-Ärzte e. V.
A-9092 Maria Wörth-Dellach

Österreichische Ärztegesellschaft
für Manuelle Medizin
Speisinger Straße 109
A-1134 Wien

Österreichische Gesellschaft für
Ernährung
Zaunergasse 1–3
A-1030 Wien

Österreichischer Herzverband
Hauptverband
Henndorferstraße 10
A-5201 Seekirchen

Verein für Yogafreunde
Schmidgasse 2
A-1080 Wien

Schweiz

Atemschule Wolf
Wildenrainweg 20
CH-5200 Brugg

Madras Yoga University
Seilerstraße 24
CH-3011 Bern

Schweizerische Ärztegesellschaft
für Akupunktur und
Chinesische Medizin
Hus am Sportplatz
CH-8134 Adliswil

Schweizerische Herzstiftung
Schwarztorstraße 18
Postfach 368
CH-3000 Bern 14

Schweizerische Vereinigung für
Ernährung
Vernstraße 135
CH-3052 Zollikofen

Literaturverzeichnis

Das in diesem Buch vermittelte Hintergrundwissen basiert auf zuverlässigem Quellenmaterial. Dazu zählen vorwiegend Bücher, die Praxistauglichkeit besitzen. Auf die Nennung von Fachpublikationen für die theoretisch-wissenschaftliche Diskussion im Fitnessbereich wurde verzichtet, ebenso auf fremdsprachige Beiträge für den akademischen Bereich.

Aaken, E. v.: Programmiert für hundert Lebensjahre, Celle 1978

Apor, P. u. a. (Hrsg.): Fit und gesund, München 1990

Asgodom, S.: Leben macht die Arbeit süß, München 2002

Becker, H.-O./Schenten, D.: Sich selbst und andere bewegen, Offenbach 1995

Bendlin, K.: Die Niederlage wurde zu meinem größten Lehrmeister. In: Publik-Forum extra, Oberursel 2001

Bendlin, K.: Fitness für Manager, Düsseldorf 1987

Bloss, H. A.: Topfit durch Bewegung, München 1993

Boden, M. A.: Die Flügel des Geistes, München 1992

Boeckh-Behrens, W.-U./Buskies, W.: Fitness-Krafttraining. Die besten Übungen und Methoden für Sport und Gesundheit, Reinbek 2000

Bös, K.: Schlank, fit und gesund durch Walking, München 1995

Cantieni, Benita: Lauf los! ... aber richtig, München 2001

Carper, J.: Nahrung ist die beste Medizin. Sensationelle Erkenntnisse über die Heilstoffe in unseren Lebensmitteln, Düsseldorf 1997

Corazza, V. u. a. (Hrsg.): Kursbuch Gesundheit, Köln ³1997

Csikszentmihaly, M.: Lebe gut! Stuttgart 1999

Cube, F. v.: Lust an Leistung. Die Naturgesetze der Führung, München 1999

Decker, F.: Mind Fitness. Mentalgestaltung und Mentalberatung, Südergellersen 1992

DGE – Deutsche Gesellschaft für Ernährung e. V.: Empfehlungen für die Nährstoffzufuhr, Frankfurt a.M. 2000

Eberspächer, H.: Ressource Ich. Der Ökonomische Umgang mit Stress, München ²2002

Frank, G.: Ab heute lebe ich gesund! Frankfurt a. M. 2001

Freitag, D.: Einfach leben! Der natürliche Weg zu Gesundheit, Gelassenheit und Lebensfreude, Berlin/München 2002

Freiwald, J.: Aufwärmen im Sport, Reinbek 1991

Hamm, M.: Vital Food, Berlin/München 1999

Hamm, M.: Schlank und gesund ohne Diät, München 1997

Hill, N.: Wunder, die Sie selbst vollbringen, Genf 1987

Höhler, G.: Die Sinn-Macher, München 2002

Hottenrott, K.: Trainingssteuerung im Ausdauersport, Ahrensburg 1993

Hottenrott, K.: Ausdauertraining, Lüneburg 1994

Kellner, H.: Konflikte verstehen, verhindern, lösen. Konfliktmanagement für Führungskräfte, München 2000

Kempf, H.-D.: Die Herzschule, Reinbek 2000

Kempf, H.-D./Schmelcher, F./Ziegler, Chr.: Trainingsbuch Thera-Band®, Reinbek 2000

Keul, J./Hamm, M.: Die richtige Fitness-Ernährung, Heidelberg 1998

Knebel, K.-P.: Funktionsgymnastik, Reinbek 1994

Konopka, P.: Richtig Rennrad fahren, München 41998

Konopka, P.: Spaß am Bike, München 1991

Konopka, P.: Sporternährung. Leistungsförderung durch vollwertige und bedarfsangepasste Ernährung, München 1988

Krämer, H./Zobel, K.: Marathon, Reinbek 1995

Krystek, U./Link, J. (Hrsg.): Führungskräfte und Führungserfolg, Wiesbaden 1995

Kubowitsch, K.: Power Coaching. Wie Sie sich besser vermarkten und mehr Einfluß im Unternehmen gewinnen, Wiesbaden 1995

Löhr, J./Pramann, U.: Einfach mehr vom Leben. Anleitung für Glück und Erfolg, München 2000

Merz, H.-R.: Die außergewöhnliche Führungspersönlichkeit, Grüsch 1987

Oberbeil, K.: Bodyfood. Durch Powernahrung Kraft, mentale Stärke und neue Energie, München 2001

Oberbeil, K.: Fit durch gesunde Ernährung, München 1994

Peters, Th. J./Austin, N.: Leistung aus Leidenschaft, Hamburg 1986

Reiß, M./Pfeiffer, U. (Hrsg.): Leistungsreserven im Ausdauertraining, Berlin 1991

Reschke, M./Schaack, H.-H.: Laufen. Vom Jogging zum Marathon, Berlin 1998

Richter, K.: Meditation und Laufen, Paderborn 1995

Rost, R. (Hrsg.): Ernährung, Fitness und Sport, Berlin/Wiesbaden 1997

Schaar, B./Platen, P.: Inlineskating, Reinbek 2000

Scharnagl, H.: Der Triathlon-Trainer. Die besten Programme (für Ausdauersportler im mittleren und höheren Lebensalter – Triathlon als Gesundheitssport), Reinbek 2001

Scharnagl, H.: Geistig aktiv und vital bleiben. Wie mentale Stärke und körperliche Aktivität das Altern verzögern. In: Fit und gesund auch ab 50, Heidelberg 1999

Schieffer, A.: Führungspersönlichkeit. Eine praxisorientierte Untersuchung für den deutschsprachigen Raum, Bamberg 1997

Schramm, E. u. a.: Sportschwimmen, Berlin 1987

Schuhn, J. u. a.: bodyfeeling. Toll in Form, Köln 1997

Schwarz, H.: Power of Mind, München 2002

Senser, A.: Bauch, Beine, Po. Workout mit dem Thera-Band®, Berlin/München 2002

Sepac, R.: Erfolgreich durch Mentaltraining, München 1991

Sollmann, U.: Management by Körper, Zürich 1993

Steffny, H.: Walking. Der Ausdauersport für optimale Fitness, München 2001

Steffny, H./Pramann, U.: Perfektes Marathontraining. Von Jogging bis Marathon, München 2001

Steffny, H./Pramann, U.: Perfektes Lauftraining, München 1998

Steffny, M.: Die schönsten Marathonstrecken in aller Welt, Berlin 1992

Steffny, M.: Marathon-Training, Mainz 1991

Sternberg, R. J.: Erfolgsintelligenz, München 1990

Vester, F.: Leitmotiv vernetzes Denken, München 1988

Weber, A.: Seelisches Wohlbefinden durch Laufen, Paderborn 1995

Wurzel, B.: Gehirnjogging mit autogenem Training, München 2000

Zintl, F.: Ausdauertraining, München 1994

Register